Abdul Kader Martini

Wolfgang Daecke

Traumatologische Handchirurgie

Abdul Kader Martini
Wolfgang Daecke

Traumatologische Handchirurgie

Mit einem Beitrag von Karin Blumenthal-Friedrich und Annina Zboril

Mit 163 Abbildungen

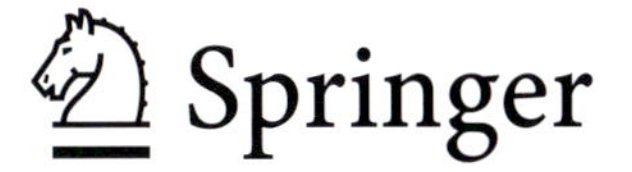

Prof. Dr. med. Abdul Kader Martini
SeegartenKlinik
Adenauerplatz 4/1
69115 Heidelberg

Prof. Dr. med. Wolfgang Daecke
Klinikum der Johann-Wolfgang Goethe-Universität
Orthopädische Universitätsklinik Friedrichsheim gGmbH
Marienburgstraße 2
60528 Frankfurt am Main

ISBN 978-3-642-00987-7 Springer-Verlag Berlin Heidelberg New York

Bibliografische Information der Deutschen Nationalbibliothek
Die Deutsche Nationalbibliothek verzeichnet diese Publikation in der Deutschen Nationalbibliografie; detaillierte bibliografische Daten sind im Internet über http://dnb.d-nb.de abrufbar.

Springer Medizin
Springer-Verlag GmbH
Ein Unternehmen von Springer Science+Business Media
springer.de

Planung: Dr. Gertrud Volkert, Kathrin Nühse, Dr. Fritz Kraemer, Heidelberg
Projektmanagement: Hiltrud Wilbertz, Heidelberg
Lektorat: Kathrin Nühse, Büro für Wissensvermittlung Mannheim
Zeichnungen: Emil Wolfgang Hanns, Gundelfingen
Coverabbildung: Prof. Dr. A.K. Martini, Heidelberg
Einbandgestaltung: Erich Kirchner, Heidelberg
Satz: TypoStudio Tobias Schaedla, Heidelberg

SPIN 12466597

Gedruckt auf säurefreiem Papier 106/2111 wi – 5 4 3 2 1 0

Vorwort

Nach der erfolgreichen Veröffentlichung des ersten Bandes »Orthopädische Handchirurgie«, der sich mit den klassischen, nicht akuten Erkrankungen, Deformitäten und Fehlbildungen der Hand befasst, wird nun der zweite Band über die Handverletzungen und deren Folgen vorgelegt.

Die Hand und das Handgelenk werden sehr oft bei der Arbeit, im Haushalt und beim Sport verletzt. Die Erstversorgung ist für die spätere Handfunktion, Arbeitsfähigkeit und Lebensqualität der Patienten entscheidend. Ein hoher Anteil der akuten Verletzungen wird nicht in einer Spezialabteilung versorgt; vielmehr werden Mediziner verschiedener Fachrichtungen in der Praxis und den Ambulanzen mit derartigen Fällen konfrontiert. Für diese Kollegen soll das Buch ein fachgerechter Berater sein.

Fast alle Verletzungsformen der anatomischen Strukturen der Hand werden besprochen. Die dargestellten Operationstechniken und Empfehlungen sind praxisbezogen und haben sich in jahrzehntelanger Tätigkeit bewährt. Die durchgängige Gliederung der einzelnen Themen erleichtert Ihnen das Nachschlagen: Prinzip der Operation, Indikationen bzw. Kontraindikationen, Kommentar, Technik, Komplikation, Nachbehandlung und Ergebnisse.

Die OP-Technik steht in diesem Arbeitsbuch im Vordergrund. Aussagekräftige Abbildungen illustrieren die einzelnen Operationsschritte, die im Text ausführlich und schrittweise erklärt werden. Um Sie vor Fehlern oder Komplikationen zu bewahren, wurde auf die Darstellung von Gefahrenstellen großer Wert gelegt. Tipps und Tricks sowie der Hinweis bzw. die Darstellung alternativer Verfahren runden die Informationen ab. In dem knappen Literaturverzeichnis finden Sie grundlegende, meist neue Arbeiten oder Nachschlagwerke. Weil die Nachbehandlung für den Operationserfolg maßgeblich ist, wurde ein Kapitel mit den wichtigsten Prinzipien der Ergo- und Physiotherapie zugefügt.

Unser besonderer Dank gilt Herrn E.W. Hanns, der die eindrucksvollen Zeichnungen in bewährter Weise ausgeführt hat. An dieser Stelle möchten wir auch Frau Wilbertz, Frau Nühse und Herrn Schaedla aus dem Springer-Verlag danken. Sie haben dafür gesorgt, dass das Buch in dieser Qualität erscheinen konnte.

Möge dieses Buch eine ähnliche Akzeptanz und Verbreitung finden wie der erste Band, der Wissensvermittlung dienen und letztendlich zum Wohle unserer Patienten beitragen.

Heidelberg im Herbst 2010
A.K. Martini und W. Daecke

Inhaltsverzeichnis

Autorenverzeichnis

Karin Blumenthal-Friedrich
BG-Unfallklinik Ludwigshafen
Ergotherapie
Ludwig-Guttmann-Straße 13
67071 Ludwigshafen

Prof. Dr. med. Wolfgang Daecke
Klinikum der Johann-Wolfgang Goethe-Universität
Orthopädische Universitätsklinik Friedrichsheim gGmbH
Marienburgstraße 2
60528 Frankfurt am Main

Prof. Dr. med. Abdul Kader Martini
SeegartenKlinik
Adenauerplatz 4/1
69115 Heidelberg

Annina Zboril
BG-Unfallklinik Ludwigshafen
Ambulantes Rehazentrum (Physiotherapie)
Ludwig-Guttmann-Straße 13
67071 Ludwigshafen

Abkürzungsverzeichnis

2PD	2-Punkte-Diskrimination
A.	Arterie
a.p.-Aufnahme	anterior-posterior-Aufnahme
A1 – A6	Bezeichnung der Ringbänder
ACIS	A. circumflexa ileum superficialis
AIA	A. interossea anterior
AIP	A. interossea posterior
CT	Computertomografie
DIP-Gelenk	distales Interphalangealgelenk
DISI	dorsiflected intercalated segment instability
DMA	dorsale Metakarpalarterie
ECU	M. extensor carpi ulnaris
EDC	M. extensor digitorum
ED-Sehne	Sehne des M. extensor digiti minimi
EI-Sehne	Sehne des M. extensor indicis
FCR-Sehne	Flexor carpi radialis-Sehne
GMI	graded motor imagery programm
K-Draht	Kirschner-Draht
LA	Lokalanästhesie
LC DCP-Platte	less contact dynamic compression plate
Lig.	Ligamentum
LT-Band	Lig. lunotriquetrum
M.	Muskel
MBO	medizinisch-beruflich orientierte Rehabilitation
MCP-Gelenk	Metakarpophalangealgelenk
MHK	Mittelhandknochen
MRT	Magnetresonanztomografie
MTT	Medizinische Trainingstherapie
N.	Nerv
PIP-Gelenk	proximales Interphalangealgelenk
R.	Ramus
RU-Gelenk	Radioulnargelenk
SL	scapholunär
SL-Band	Lig. scapholunatum interosseum
TENS	Transkutane Elektrische Nervenstimulation
TFCC	Triangular fibrocartilage complex
V.	Vene
VW	Verbandswechsel

Untersuchung bei frischen Handverletzungen

1.1 Anamnese

Zeit, Ort und Unfallhergang müssen grundsätzlich dokumentiert werden. Wichtig sind die Einzelheiten des Unfallmechanismus; sie können Hinweise auf die Verdachtsdiagnose und die weiteren notwendigen, speziellen Untersuchungen geben.

Das weitere diagnostische und therapeutische Vorgehen wird in erster Linie von der Art der Schädigung bestimmt. Offene, verschmutzte oder Bisswunden bedürfen einer antibiotischen Abdeckung und erfordern eine kurzfristige Kontrolluntersuchung nach der Erstversorgung.

Spritzpistolenverletzungen müssen frühzeitig und ausgiebig revidiert werden, um eine chemische Schädigung und Nekrose der tiefen anatomischen Strukturen zu verhindern.

Bei Stichverletzungen müssen die Funktionen der Sehnen und Nerven überprüft werden.

Quetschverletzungen auch ohne Frakturen verursachen ein starkes Ödem und Durchblutungsstörungen. Prophylaktische Maßnahmen wie Entlastungsschnitte können notwendig sein.

Auch sind weitere Informationen zu erfragen wie: Beschwerden, Ausfallerscheinungen, frühere Verletzungen, Erkrankungen oder Operationen der betroffenen Hand und der Extremität, Stoffwechselkrankheiten, Dauermedikation (insbesondere von Blutverdünnungsmitteln), Tetanusimpfung, Nikotin- und Alkoholabusus.

1.2 Klinische Untersuchung

- Bei offenen Verletzungen hat die Untersuchung unter aseptischen Bedingungen zu erfolgen.
- Die Untersuchung sollte schonend vorgenommen werden, damit keine zusätzlichen Schmerzen entstehen.
- Die Hand wird ohne Betäubung und ohne Blutsperre untersucht, um Sensibilität, Motorik und Durchblutung genau zu beurteilen.
- Bei Kindern und unkooperativen Patienten wird die Handfunktion mittels einzelner Tests geprüft, z.B. mit dem Tenodesetest oder der Kompression der Beugemuskulatur zur Überprüfung der Beugesehnenfunktion (▶ Abschn. 1.2.3). Im Zweifel sollte eher für eine Revision entschieden werden.
- Dokumentation des Befundes gegebenenfalls fotografisch.

1.2.1 Inspektion

Schon die Inspektion kann zur Verdachtsdiagnose führen.

- Art und Lokalisation der Wunde erlauben einen Rückschluss auf verletzte Strukturen und müssen dokumentiert werden.
- Schwellung, Rötung, Hämatom, Fremdkörper, Durchblutungsstörung.
- Formveränderung, Achsen- und Drehfehlstellung.
- Spontane Stellung der Finger: Streckhaltung bei Verletzung der Beugesehnen.

1.2.2 Palpation

- Hauttemperatur, Prüfen der Durchblutung durch das Pulstasten und kapilläre Reflexe.
- Druckschmerz und Ausdehnung, Kapselschwellung und Gelenkerguss werden erfasst. Die Sensibilität wird durch Streichen der Haut grob geprüft.
- Ein pelziges Gefühl bei passender Wundlokalisation ist ein Grund für die operative Revision!

1.2.3 Funktionsprüfung

Zur ersten Orientierung werden Faustschluss und -öffnung geprüft. Bei Einschränkung, auffälliger Fehlstellung und Deformierung werden Gelenk- und Sehnenfunktion einzeln geprüft.

- **Handgelenk:** Die passive Beweglichkeit des Gelenkes wird in allen Richtungen vorsichtig und möglichst schmerzfrei überprüft. Dabei wird auf Instabilitäten, Klickphänomene und abnorme Abweichungen geachtet. Bandverletzungen der Handwurzel werden häufig übersehen. Gelenkerguss, Weichteilschwellung und Schmerz können die genaue Untersuchung erschweren oder unmöglich machen.
  Ein Klaviertastenphänomen des Ellenkopfes spricht für eine Instabilität des distalen RU-Gelenks. Das Hervorspringen des Ellenkopfes bei Pronation und Supination des Unterarmes ist bei

extremer Instabilität sichtbar und weist auf Zerreißung des TFCC und/oder der Membrana interossea (Essex Lopresti) hin.

- **Fingergelenke:** Die seitliche Aufklappbarkeit wird bei Verdacht auf Verletzung des Seitenbandes im Vergleich zur gesunden Seite überprüft. Die abnorme Überstreckbarkeit eines Fingergelenkes spricht für einen Riss der palmaren Platte, evtl. mit Ruptur der Beugesehne.
- **Beugesehnen:** Beim Vorliegen eines adäquaten Traumas wird die Funktion der Beugesehnen einzeln geprüft. Die Profundussehnen werden bei fixierten Mittelgelenken, die Superfizialissehnen bei Fixation der Nachbarfinger in Streckstellung geprüft.
  Bei Teilruptur der Sehne bleibt die Beugung kraftlos, die Beugung gegen Widerstand wird wegen Schmerz abgebrochen.
- **Strecksehnen:** Die Verletzung der Strecksehnen erfordert eine exakte Untersuchung. Der Funktionsausfall ist aufgrund der anatomischen Besonderheit der Strecksehnen nicht immer eindeutig. Nur bei voller Streckung auch gegen Widerstand ist eine Verletzung der Strecksehne auszuschließen.

1.3 Bildgebende Diagnostik

- **Röntgen:** Bei Verdacht auf Knochen- und Gelenkbeteiligung erfolgt die Röntgenuntersuchung in zwei Ebenen. Unter Umständen sind Spezialeinstellungen und zusätzliche Aufnahmen erforderlich. Nur der verletzte Teil sollte geröntgt werden, Handgelenk oder Finger und nicht die ganze Hand. Eine schlechte Aufnahme muss wiederholt werden.
  Bei Verdacht auf Kahnbeinbruch wird das Handgelenk zusätzlich schräg radial aufgenommen.
  Bei Verdacht auf eine Bandverletzung werden gehaltene bzw. Funktionsaufnahmen durchgeführt. Zur Diagnostik der SL-Bandruptur erfolgt die a.p.-Aufnahme des Handgelenkes unter Faustschluss und Kippung der Röhre um 10° nach ulnar. Das Os capitatum drängt Kahnbein und Mondbein auseinander. Der SL-Gelenkspalt erscheint weiter als 3 mm.
- **Kernspintomografie:** Diese Untersuchung ist indiziert bei Verdacht auf Verletzung des Diskus bzw. des TFCC und eignet sich zur Darstellung von Knorpel- und Bandschäden am Handgelenk. Ergussbildung und Knochenödem geben weitere Hinweise auf die Pathologie. Die dynamische Untersuchung oder die Kombination mit einer Arthrografie sind weitere Möglichkeiten zur Darstellung von Bandverletzungen des Karpus.
- **Computertomografie (CT):** Sie ist angezeigt bei Trümmerfrakturen mit Gelenkbeteiligung und bei einem instabilen Bruch des Kahnbeines.
- **Sonografie:** Mit einem kleineren Schallknopf 7,5-10 MH2 können Sehnenrupturen und Defektgröße festgestellt werden. Die dynamische Untersuchung ist in dieser Hinsicht wertvoll. Sie kann eventuelle Verwachsungen und einen Erguss darstellen. Auch beim Skidaumen kann mithilfe der Sonografie eine Interposition der Adduktoraponeurose zwischen dem Seitenband und dessen Ansatzstelle (Stener-Effekt) festgestellt werden.

Literatur

Nigst H, Scharizer E (Eds) (1991) Untersuchung der Hand. Hippokrates Stuttgart

Reicher MA, Kellerhouse LE (1990) MRI of the Wrist and Hand. Raven Press New York

Schmitt R, Lanz U (Eds) (1996) Bildgebende Diagnostik der Hand. Hippokrates Stuttgart

OP-Planung

2.1 Zeitpunkt der Operation

- Offene Handverletzungen sollten so früh wie möglich versorgt werden, jedoch nicht unter allen Umständen. Die 6 h-Grenze hat keine Gültigkeit.
- Bei mangelhafter Infrastruktur bietet die frühsekundäre, aber korrekte Versorgung bessere Ergebnisse als eine erzwungene, nicht adäquate Frühoperation. Selbst abgetrennte Anteile können bei guter Konservierung (kühl und trocken) mit Erfolg nach 8-12 h replantiert werden. Die Qualität der Erstversorgung ist für die Wiederherstellung der Funktion entscheidend.

2.2 Versorgung vor der Operation

- Verletzte Gefäße nicht abklemmen. Ein Kompressionsverband ist ausreichend.
- Abgerissene oder gequetschte Anteile nicht entfernen. Sie können für die Wiederherstellung brauchbar sein.
- Bei offenen verschmutzten oder kontaminierten Verletzungen ist die Gabe eines Breitbandantibiotikums i.v. zweckmäßig.
- Röntgen der Hand.

Aufgrund der genauen Untersuchung und Diagnosestellung wird die Operation geplant:
Aufwand, Instrumente, Dauer, Implantate, Transplantate und Lagerung werden festgelegt.

2.3 Narkose

- Bestimmung der Narkosefähigkeit und Narkoseart mit dem Anästhesisten.
- Die **Plexusanästhesie** wird oft aus verschiedenen Gründen bevorzugt:
  Der Patient ist häufig nicht nüchtern und er kann nach der Operation das Krankenhaus verlassen.
- Bei schweren Verletzungen wird ein Katheter zur postoperativen Analgesie und für die Leitungsanästhesie eingelegt, die bei den meisten Handverletzungen ausreichend ist. Unruhige und ängstliche Patienten können zusätzlich sediert werden.
- Verabreichung von schmerzstillenden Mitteln.

2.4 Aufklärung des Patienten

- Besprechung des Befundes mit dem Patienten über die Vorgehensweise und die Verletzungsfolgen.
- Die Aufklärung beinhaltet die Risiken, Komplikationsmöglichkeiten und die weiteren Aussichten für die Handfunktion, Behandlungsdauer und anschließende Arbeitsfähigkeit.

2.5 Laboruntersuchung

- Neben dem Blutbild wird der Gerinnungsstatus untersucht.
- Weitere Untersuchungen sind von der Anamnese abhängig, wie z.B. Diabetes oder Immunschwäche.

2.6 Zeitliches Vorgehen

- Bei Mehrfachverletzungen kann nach der Stabilisierung von Schock und vitaler Gefährdung die Versorgung einer verletzten Hand oft gleichzeitig mit anderen Maßnahmen erfolgen.
  Die globale Versorgung sämtlicher verletzten Strukturen wird bevorzugt, da sie dem Patienten Zeit und weitere Eingriffe erspart. Bei Schwierigkeiten fällt die Entscheidung für das etappenweise Vorgehen.
- In der hierarchischen Rangfolge beim operativen Vorgehen beginnt man zunächst mit der Stabilisierung des Skelettes. Bei Gefäßverletzungen und der Gefährdung der Blutversorgung erfolgt als nächster Schritt die Gefäßnaht. Zunächst wird die Arterie versorgt, wenn sich die Venen nach Öffnung der Blutsperre füllen, werden sie anastomosiert. Da der Wundverschluss das oberste Ziel für die ungestörte Heilung ist, wird dieser Schritt grundsätzlich in Betracht gezogen. Bleibt nach Anfrischen der Wundränder bzw. nach dem Entfernen nicht mehr durchbluteter

Anteile ein Defekt, wird eine Lappenplastik durchgeführt.

- Bei Quetschverletzungen, wo die Vitalität der Haut nicht sicher beurteilt werden kann, wird die Hand verbunden und nach 1-2 Tagen erneut revidiert. Wegen der zu erwartenden Ödeme werden Entlastungsschnitte mit Spaltung der Faszien, des Karpaltunnels und der Guyon-Loge durchgeführt.
- Sehnen und Nerven können bei knapper Zeit oder bei Vorliegen anderer Hindernisse (z.B. große Defekte, nicht geeignete Instrumente bzw. Mannschaft) sekundär versorgt werden. Der geplante Eingriff erfolgt dann, wenn die Wundheilung reizfrei abgeschlossen ist und die lokalen und allgemeinen Voraussetzungen erfüllt sind.

Literatur

Buck-Gramcko D, Hoffmann R, Neumann R (Eds) (1993) Der handchirurgische Notfall. Hippokrates Stuttgart

Merle M, Dautel G, Rehat St. (Eds) (1997) Chirurgie der Hand Bd 1: Der Notfall. Thieme Stuttgart, New York

Hautdefektdeckung

Der primäre Wundverschluss an der Hand ist eine conditio sine qua non und bietet den besten Schutz für die Vitalität tiefer Strukturen. Selbst wenn die endgültige Versorgung dieser Strukturen zu einem späteren Zeitpunkt vorgesehen ist oder wenn mehrere Eingriffe erforderlich sind, ist eine gute Weichteildecke die Voraussetzung dafür.

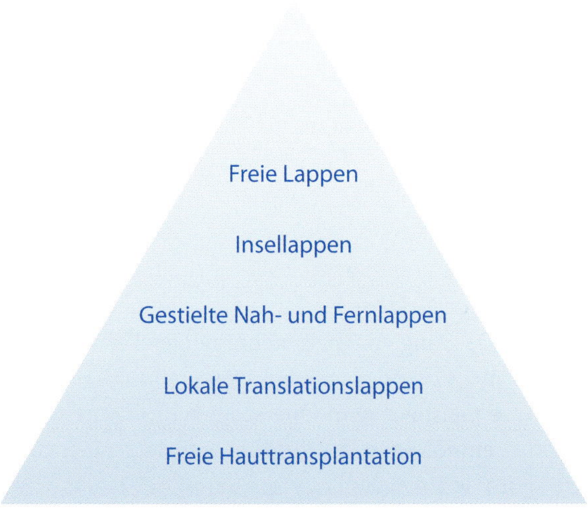

Beim Vorliegen eines Weichteildefektes ist die **primäre Defektdeckung** anzustreben.

Alle Deckungstechniken müssen im Detail bekannt sein, um die geeignete Methode zu wählen.

Die wichtigsten Voraussetzungen für eine komplikationsfreie Heilung sind das ausgedehnte Débridement, Reinigung der Wunde und Anfrischen der Hautränder. Sämtliche nekrotischen oder ischämischen Anteile müssen entfernt werden. Erst danach kann das Ausmaß des Weichteilschadens genau festgestellt werden.

Bei der **Wahl der Deckungsmethode** müssen mehrere Faktoren berücksichtigt werden:
- Lage, Tiefe und Größe des Defektes,
- Zustand der benachbarten Finger oder der Haut in der Umgebung,
- der Wundgrund und
- die funktionellen Erfordernisse.

Auch ästhetische Aspekte werden beachtet. Selbstverständlich muss der Operationsaufwand im Verhältnis zum Alter, Allgemeinzustand und dem zu erwartenden Funktionsgewinn abgewogen werden.

Gewählt wird der einfachste Eingriff, der zum Ziel führt.

Folgende Deckungsmöglichkeiten stehen – in Reihenfolge zunehmenden Operationsaufwandes, Schweregrades und besonderen Kenntnissen – zur Verfügung:
- freie Hauttransplantation
- lokale Translationslappen
- gestielte Nah- und Fernlappen
- Insellappen
- freie Lappen mit mikrochirurgischem Gefäßanschluss

Freie Lappen
Insellappen
Gestielte Nah- und Fernlappen
Lokale Translationslappen
Freie Hauttransplantation

3.1 Freie Hauttransplantation

Prinzip

Das freie Hauttransplantat wird in den ersten Tagen per Diffusion vom Wundgrund versorgt. Deshalb ist ein gut durchblutetes Transplantationslager die Voraussetzung für das Überleben des Transplantates. Ein Abheben des Transplantates durch ein Hämatom führt ebenfalls zur Nekrose.

Zur Deckung von ausgedehnten Defekten oder der Entnahmestelle eines Lappens werden **Spalthauttransplantate** meist aus dem Oberschenkel mit einem Dermatom entnommen. Je dünner das Hauttransplantat ist desto leichter heilt es ein. Solche Transplantate werden zur Deckung von Defekten mit schlechtem Untergrund gewählt, wie bei chronischen Ulzera oder nach einer Infektion.

Dünne Hauttransplantate sind weniger belastbar, nicht elastisch und haben eine stärkere Schrumpfungstendenz. Sie verwachsen mit der Unterlage und eignen sich kaum für die Hand. Dickere Spalthauttransplantate (etwa 2/3 der Dermis) sind qualitativ besser. Die Entnahme hinterlässt oft großflächige hypertrophe auffällige Narben.

Vollhauttransplantate sind, was den Untergrund angeht, anspruchsvoller. Sie sind aber elastisch und belastungsfähig.

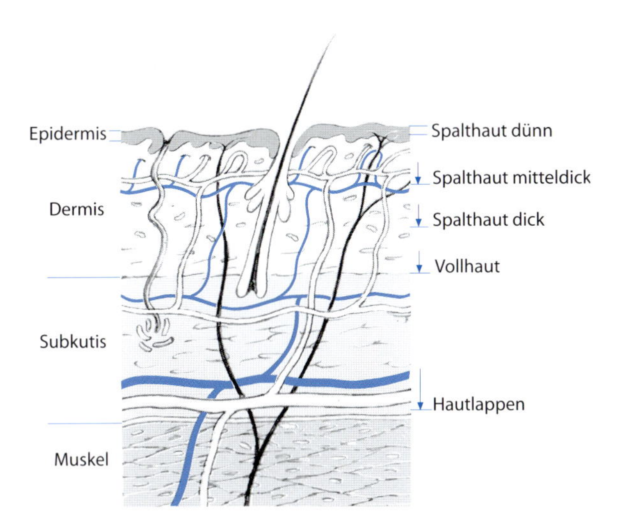

Indikation

- Hautdefekte beuge- oder streckseitig der Finger und Hand mit gut durchblutetem Wundgrund.
- Zur Deckung des Hebedefektes eines Hautlappens.
- Zur Korrektur von instabilen Narben.
- Bei dermalen Kontrakturen.

Kommentar

Für die Hand sind **Vollhauttransplantate** am besten geeignet. Sie führen zu besseren funktionellen und ästhetischen Ergebnissen.

Die **Entnahmestelle** wird primär verschlossen und hinterlässt eine feine, kaum auffällige Narbe. Ein Farbunterschied zur umgebenden Hautdecke bleibt oft zurück. Für die Versorgung von beugeseitigen Defekten sollen die Transplantate nicht behaart sein. Als Entnahmestellen bieten sich die Leiste, Ellenbeuge, Innenseite des Oberarmes und Handgelenksbeugeseite an.

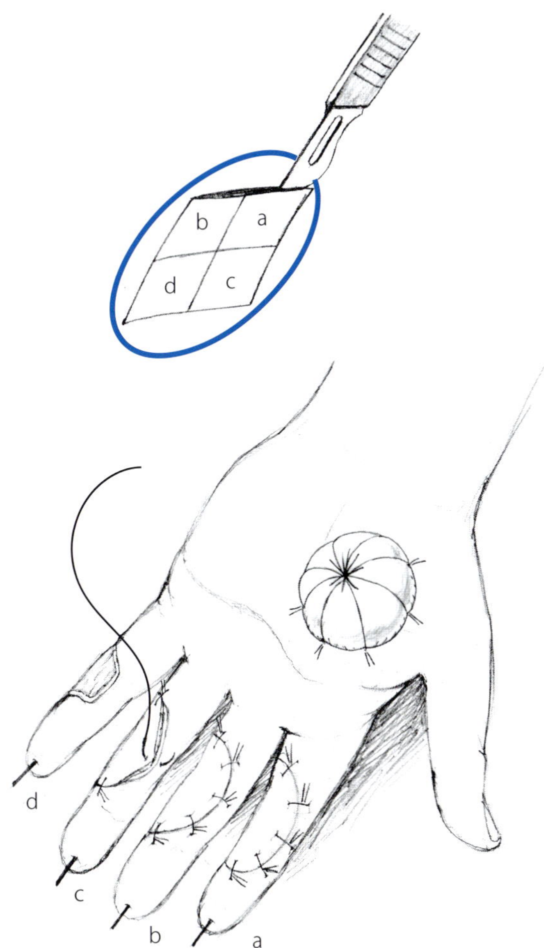

Technik

- Die Entnahmestelle muss abhängig von der Transplantatsgröße bestimmt werden. Die Hautbehaarung wird dabei berücksichtigt. Die Hautentnahme kann in LA erfolgen.
- Zeichnen des Transplantates anhand einer Schablone vom Defekt auf die Entnahmestelle. Das Transplantat muss nicht größer als der Defekt sein. Zum besseren Wundverschluss wird die Entnahmestelle als Ellipse gezeichnet.
- Umschneiden des Transplantates. Die Transplantatspitze wird mit einem Einzinkerhaken angehoben und die Haut mit dem Skalpell abgehoben.
- Das subkutane Fettgewebe wird vom Transplantat entfernt.
- Das Transplantat wird mit 5 x 0 Prolene fortlaufend in den Defekt eingenäht. Eine subtile Blutstillung des Wundgrundes ist erforderlich. Spülung von Hämatom und Wundsekret.
- Der Hebedefekt kann primär schichtweise verschlossen werden, eventuell mit intrakutaner Naht.
- Hebt sich das Transplantat vom Wundgrund ab (konkave Form), so wird ein Überkopfverband angelegt, um das Transplantat auf den Wundgrund zu drücken und den Hohlraum zu beseitigen. Dicke 2 x 0 Eckfäden werden angelegt und über einer sterilen Schaumstoffpolsterung zusammengeknöpft.

Komplikationen

- Transplantatverlust infolge von Hämatombildung unterhalb des Transplantates oder bei ungeeignetem Wundgrund.
- Verwachsungen mit den Sehnen, falls das Peritendineum fehlt.

Nachbehandlung

Ruhigstellung für 10 Tage, dann erfolgt der erste Verbandswechsel. In dieser Zeit ist das Transplantat eingeheilt und es kann mit der Mobilisation begonnen werden.

Ergebnisse

Im Laufe der Zeit bekommen die Transplantate eine ausreichende Sensibilität und es bildet sich subkutanes Fettgewebe, sodass eine gute Verschieblichkeit resultiert. Die Transplantate zeigen normale Struktur aber bleiben durch Farbunterschiede von der Umgebung auffällig.

3.2 Lokale Lappen

Prinzip

Defektdeckung mit ortsständiger Haut und subkutanem Fettgewebe. Die Blutversorgung des Lappens wird entweder durch die Gestaltung im Verhältnis Länge zu Breite von 3 zu 1 (»**random pattern flaps**«), oder durch definierte Blutgefäße (»**axial pattern flaps**«) gesichert. Die axial versorgten Lappen können wesentlich länger sein und – entweder mit oder ohne einen schmalen Hautstiel – als Insellappen entnommen werden. Im letzteren Fall wird der Gefäßstiel mit der umgebenden Gleitschicht freigelegt und mobilisiert.

Indikation

- Tiefe Weichteildefekte im Bereich der Finger, des Daumens, des Handrückens und des Handgelenkes, wenn ein freies Hauttransplantat nicht angezeigt ist oder nicht zum Ziel führt.
- In erster Linie, um die Form wiederherzustellen, bei freiliegenden Sehnen oder Knochen, und wenn sekundäre Eingriffe geplant sind. Voraussetzung ist die Unversehrtheit des defektumgebenden Areals.
- Zur Vertiefung der Zwischenfingerräume z.B. bei Syndaktylie.
- Zur Korrektur von unphysiologischen Narben.

Kommentar

Lokale oder Nahlappen sind die am häufigsten angewendete Art der Lappenplastik im Handbereich. Zahlreiche Varianten ermöglichen die Defektdeckung in fast allen Regionen der Hand. Diese Lappen führen zu einem guten funktionellen und ästhetischen Ergebnis, weil sie die ortsständige Gewebequalität haben, wie Farbe, Dicke, Elastizität und eventuell Sensibilität.

Die Auswahl solcher Lappenplastiken hängt in erster Linie von der Defektgröße und Lokalisation ab. Die Entnahmestelle kann je nach Größe primär verschlossen oder mit einem freien Hauttransplantat gedeckt werden.

Technik

In den nächsten Kapiteln werden die verschiedenen häufig angewandten Lappenplastiken beschrieben.

Komplikationen

Durchblutungsstörung des Lappens und die resultierende Nekrosegefahr sind die schwersten Komplikationen. Dadurch wird nicht nur das Ziel der Defektdeckung nicht erreicht, sondern der Schaden durch die Lappenentnahme vergrößert.

Um diese **Komplikation** zu vermeiden, sind folgende Regeln unbedingt zu beachten:
- Das Verhältnis Länge zu Breite bei Verschiebelappen von 3 : 1 ist nicht zu überschreiten.
- Gewebeschonendes Vorgehen insbesondere beim Präparieren des Gefäßstieles. Die Gefäße dürfen nicht freigelegt werden. Die umgebende Gleitschicht bleibt erhalten.
- Der Gefäß- bzw. Lappenstiel darf nicht geknickt oder verdreht werden.
- Exakte Blutstillung und gute Drainage, um eine Hämatombildung zu verhindern.
- Sicherstellung der Lappendurchblutung nach Lappenhebung durch Öffnen der Blutleeresperre.
- Spannungsfreie Naht.
- Zeigt der Lappen eine mangelhafte Blutversorgung, empfiehlt es sich den Lappen in seiner Entnahmestelle wieder einzunähen. Dadurch erholt sich der Lappen und die Gefäße im Stiel werden zahlreicher und kaliberstärker (Lappenautonomisierung). Der Lappen kann dann nach einigen Tagen transferiert werden.
- Bei venöser Stase frühzeitige Applikation von Blutegeln.

Nachbehandlung
- Regelmäßige und engmaschige Überwachung der Lappenperfusion.
- Ruhigstellung: etwa 5-10 Tage bis die Wunde stabil und die freie Hauttransplantation in der Entnahmestelle fest werden.
- Ab der 3. Woche Bewegungsübungen, Narbenmassage und evtl. Sensibilitätstraining.
- Korrigierende Eingriffe am Lappen oder an der Entnahmestelle erst nach 3-4 Monaten.

Alternative Technik
- Freie Hauttransplantation bei bestimmten Voraussetzungen.
- **Fingerkuppenverletzungen in der Zone 1** können konservativ mit **adhäsiven Verbänden** behandelt werden. Durch die Epithelisation und Wundretraktion bildet sich eine formschöne und sensibel versorgte Fingerkuppe. Nach der Wundreinigung und ausreichendem Débridement wird die Klebefolie angelegt und eine Woche belassen. Danach wird ein Verband mit Kortikoidsalbe verwendet, um das weitere Gewebewuchern zu beenden und die Epithelisation zu fördern. Verbandswechsel 3-mal die Woche. Keine Ruhigstellung. Eine passagere Hyperästhesie kann durch Desensibilisationsmaßnahmen behandelt werden.

3.3 Fernlappen

Prinzip
Die Fernlappen werden entweder aus dem Unterarm entnommen und gefäßgestielt transplantiert (Radialislappen ▶ Abschn. 3.7.2-, Interosseuslappen ▶ Abschn. 3.7.4- und Ulnarislappen ▶ Abschn. 3.7.3 oder aus anderen weiter entfernten Regionen).

Ein typisches Beispiel hierfür ist der Leistenlappen. Zahlreiche Lappen können frei mit mikrochirurgischem Gefäßanschluss transplantiert werden, ggf. als »composite graft« mit Muskeln, Sehnen, oder Knochen.

Indikation
Ausgedehnte und tiefe Defekte, bei denen lokale Lappenplastiken nicht mehr ausreichen.

Kommentar
Diese Lappenplastiken bedürfen großer Erfahrung und Übung in der plastischen und Mikrochirurgie. Sie ermöglichen eine gute Versorgung selbst bei schweren und komplizierten Verletzungen.

Das Transplantat kann je nach Bedarf in verschiedenen Formen entnommen werden: als Faszien-, Fasziokutan-, Myokutan- oder Osteokutanlappen; oft sind spätere Korrekturen erforderlich.

Der Lappen bleibt meist optisch auffällig und die Sensibilität fehlt. Der Hebedefekt ist meist erheblich.

Literatur
Berger A (ed)(1997): Plastische Chirurgie – Handchirurgie. Breitner Chirurgische Operationslehre Band XIV 2. Auflage. Urban & Schwarzenberg München Wien Baltimore
Dautel G (1997) Hautdeckung. In: Merle M, Dautel G, Rehat S (eds): Chirurgie der Hand Bd 1 der Notfall PP 73-171. Thieme Stuttgart New York
Gilbert A, Masquelet A, Hentz VR (1992) Pedicle Flaps of the Upper Lib. Martin Dunitz
Masquelet A, Gilbert A (1998) Atlas der Lappenplastiken in der Chirurgie der Extremitäten. Enke Stuttgart

Oberlin Ch, Bastian D, Gréant P, Touam Ch, Bhatia A (1998) Pedicled Flaps for coverage of the limbs: Expansion Scientifique Puplications Paris
Weber U, Greulich M, Sparmann M (eds) (1993) Orthopädische Mikrochirurgie. Thieme Stuttgart New York
Wilhelm K, Putz R, Hierner R, Giunta RE (1997). Lappenplastiken in der Handchirurgie. Urban & Schwarzenberg München Wien, Baltimore

3.4 Fingerkuppendefekte

3.4.1 VY-Plastik und Modifikationen

Palmare VY-Plastik nach Tranquilli-Leali

Prinzip

Es handelt sich um eine neurovaskuläre Dehnungslappenplastik, bei der die Endäste der beugeseitigen Gefäßnervenbündel des Fingers die nervale und vaskuläre Versorgung gewährleisten (»axial pattern flap«). Die Entnahmestelle kann nach Verschiebung des V-förmigen Lappens primär verschlossen werden (Y).

Indikation

Amputationsverletzung des Fingerendgliedes in der Zone II, zwischen der Lunula und der Endphalanxspitze mit freiliegendem Knochen. Die Lappenplastik eignet sich bei queren oder schräg nach dorsal verlaufenden Defekten.

Sie ist kontraindiziert bei Quetschverletzungen oder bei schräg nach palmar neigender Amputationsfläche.

Der Fingernagelrest sollte erhalten bleiben, solange eine gute und ausreichende knöcherne Unterlage für das Nagelbett gewährleistet ist. Bei der Amputation in Höhe der Lunula empfiehlt sich die primäre Entfernung der gesamten Nagelmatrix. Die VY-Plastik kann bei jeder quer verlaufenden Amputationsverletzung bis zum Grundglied verwendet werden. Zur Korrektur eines Krallennagels kann die palmare Haut mit dieser Operationstechnik verlängert werden. Ebenfalls kann durch diese Hautplastik eine empfindliche Narbe im Bereich der Fingerspitze ersetzt werden.

Kommentar

Die Operation ist relativ einfach und ermöglicht eine gute Weichteildeckung der Fingerspitze. Das kosmetische und funktionelle Ergebnis ist in der Regel sehr gut mit Erhaltung der Sensibilität. Die Voraussetzung ist, dass bei der Mobilisation des Lappens die Nervenendäste geschont werden. Die Endäste der Gefäße und Nerven verlaufen im subkutanen Fettgewebe der Pulpa. Hier finden sich auch Bindegewebssepten, die die Haut mit dem Knochen bzw. mit der Beugesehnenscheide verbinden. Diese Septen werden durchtrennt, um den Lappen zu mobilisieren. Die Verwendung einer Lupenbrille bei der Präparation ist sicherlich vorteilhaft. Der Lappen kann um höchstens 8 mm verschoben werden.

Technik

- Oberst-Anästhesie und Fingerblutleere.
- Reinigung der Wundfläche, Entfernung von Knochensplittern oder Knochenspitzen, Glättung der Wundränder und Markierung des Lappens. Zwei Eckpunkte liegen seitlich des Wundrandes nah dem Fingernagel. Die Spitze des Dreiecks liegt in der Mitte der Endgelenkbeugefalte.
- Nur die Haut wird mit dem Messer geschnitten. Das subkutane Fettgewebe mit den Endästen der Nerven und Gefäße wird mit der Präparierschere durch Spreizbewegungen mobilisiert. Der Lappen wird distal mit einem Haltefaden vorsichtig nach distal gezogen.
- Die bindegewebigen Septen zwischen Subkutis und Knochen bzw. Beugesehnenscheide sowie im Wundbereich werden unter Kontrolle der Lupenbrille und unter Schonung der Nerven-Gefäß-Äste mit der Präparierschere durchtrennt.
- Der Lappen ist jetzt mobil. Eröffnung der Blutleere und Blutstillung. Prüfung der Lappendurchblutung. Zwei 4 x 0 Ecknähte fixieren den Lappen am Fingernagel. Der Lappen wird mittels einer dünnen Kanüle am Knochen fixiert, dadurch kann auf die periphere Naht des Lappens mit dem Nagelbett verzichtet werden. Naht der Entnahmestelle mit 5 x 0 Hautfaden. Die beiden Schrägschnitte können mit wenigen feinen Nähten adoptiert werden.
- Zeigt der Lappen eine mangelnde Durchblutung, so werden einzelne Hautnähte zur Druckentlastung entfernt. Bessert sich die Durchblutung nicht, so kann der Knochen um wenige Millimeter gekürzt werden. Auf jeden Fall soll die Hautnaht spannungsfrei sein.

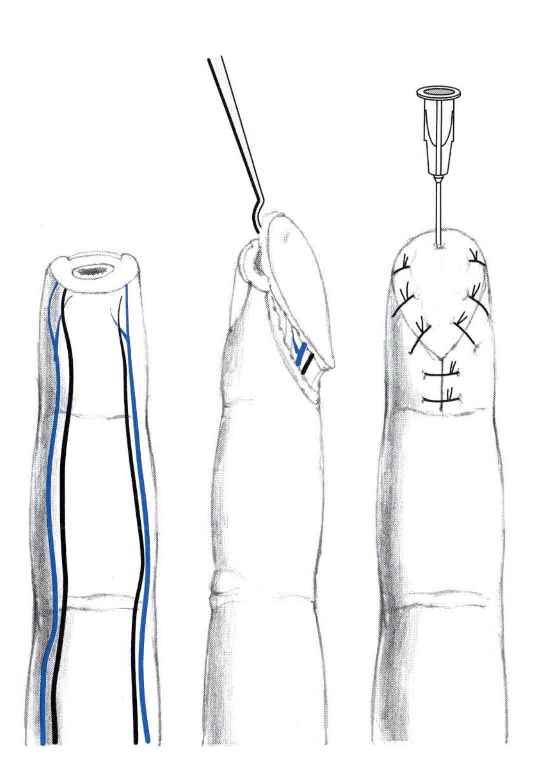

Komplikationen

- Werden die Gefäßäste beschädigt oder erfolgt die Naht unter großer Spannung, so ist die Gefahr der Hautnekrosen zu groß und der Schaden ist größer als vorher.
- Bei Durchtrennung der Nervenäste kommt es zur Sensibilitätsstörung im Lappenbereich und zur Berührungsempfindlichkeit im Narbenbereich (kleine Neurome).
- Wird der Lappen mit großer Zugspannung am Nagelbettrand vernäht, so entwickelt sich ein Krallennagel.

Nachbehandlung

- Ganz lockerer Verband mit Fettgaze. Alufingerschiene mit überstehendem Ende als Schutz für eine Woche.
- Die Kanüle wird mit den Fäden 2 Wochen postoperativ entfernt.

Ergebnisse

Bei subtiler Technik bleibt die Sensibilität erhalten. Die Struktur und Kontur der Fingerkuppe wird wiederhergestellt. Das ästhetische Ergebnis ist in der Regel sehr gut. Die Seitenschnitte sind später kaum sichtbar.

Alternative Technik

- Liegt die Amputation weiter proximal, kann die Lappenspitze problemlos auf der Beugeseite des Mittelgliedes nach proximal verlagert werden. Zur Erweiterung der Mobilisationsstrecke können die beiden palmaren Gefäßnervenbündel frei präpariert und das gesamte subkutane Gewebe durchtrennt werden. Der Insellappen mit seinem Gefäßstiel kann um etwa 10 mm nach distal verschoben werden (**Modifikation nach Atasoy**).

- Bei einer schrägen Amputationsfläche nach radial oder ulnar wird die erhaltene Haut nach Begradigung der Knochen zur Defektdeckung verwendet. Reicht diese nicht aus, so kann auf der kurzen Seite ein seitlicher VY-Lappen mobilisiert werden.

Literatur

Atasoy E et al. (1970) Reconstruction of the amputated fingertip with a triangular volar flap. A new surgical procedure. J Bone Jt surg. 52 – A: 921-926.
Dumontier Ch, Dubert T (2002) Salvage of the nail in distal finger amputation. Techniques in Hand and Upper Etremity Surgery 6: 73–85
Gellis M, Pool R (1977) Tow point discrimination distances in the normal hand and forearm: Application of various methods of fingertip reconstruction. Plast Reconstr. Surg 59: 57–63.
Tranquilli-Leali E (1935) Riconstruzione dell'apice delle falangi ungueali Mediante autoplastica volare peduncolata per scorrimento. Infort Traum Lavoro 1: 186–193

Laterale VY-Plastik nach Kuttler

Prinzip

Es werden ein oder zwei dreieckförmige Hautlappen von beiden Seiten des Fingerendgliedes zur Deckung eines Kuppendefektes mobilisiert. Die Dehnungslappen enthalten die Endäste der digitalen Gefäße und Nerven.

Indikation

Die Modifikation ist angezeigt bei einer transversal verlaufenden Fingerkuppenamputation bei kräftigen Fingern, wenn eine palmare VY-Plastik nicht ausreicht.

Die Lappenplastik eignet sich besonders bei schräg nach palmar oder seitlich verlaufenden Defekten.

Ebenso zur sekundären Korrektur von vorbestehenden Kuppendeformitäten.

Bei einem zu einer Seite schräg verlaufenden Defekt ist die Mobilisation eines lateralen Lappens ausreichend.

Kommentar

Die seitlichen Lappen können im Vergleich zu den palmaren weiter verschoben werden. Dadurch können größere Defekte gedeckt werden. Zur Schonung des Gefäß-Nerven-Stieles ist die Verwendung einer Lupenbrille sehr hilfreich. Von Nachteil ist die Narbe in der Mitte der Fingerkuppe.

Technik

- Oberst-Anästhesie und Fingerblutleere.
- Die distale Lappenbasis besteht aus dem lateralen Drittel des Wundrandes. Der dorsale Schrägschnitt verläuft etwa 1-2 mm vom Nagelfalz entfernt nach proximal. Die palmare Begrenzung der Lappenbasis liegt am Übergang vom mittleren zum lateralen Drittel des Wundrandes. Die Dreiecksspitze kann bis zur Mitte des Mittelgliedes nach proximal verlagert werden.
- Die Präparation des Lappens erfolgt wie bei den palmaren Lappen. Vorsichtiges Freilegen des palmaren Gefäß-Nerven-Bündels, dann Durchtrennung der bindegewebigen Verbindungen zwischen Pulpa und Periost. Diese sind dorsalseitig relativ kräftig und begrenzen die Verschiebbarkeit des Lappens.
- Da die Blutversorgung des Lappens von palmar gewährleistet ist, können die dorsalen Verbindungen komplett durchtrennt werden.

- Eröffnung der Blutleere und Beurteilung der Durchblutung der Lappen.
- Die Lappen werden mit feinen Adaptationsnähten über der Fingerkuppe miteinander vernäht. Eine geringe Nachresektion des Knochens kann erforderlich sein, um eine spannungsfreie Naht zu erreichen. Der Hebedefekt wird locker verschlossen.

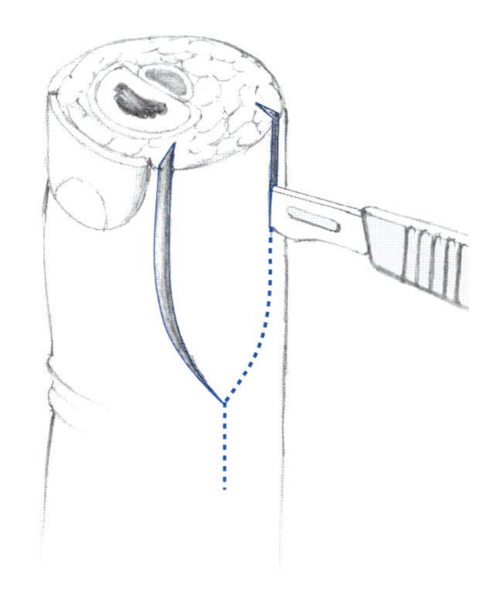

Komplikationen

Sorgfältige Präparation und Schonung des Gefäß-Nerven-Bündels, um Sensibilitätsstörungen oder Teilnekrosen zu vermeiden. Bei insuffizienter Lappenperfusion werden einzelne Hautnähte entfernt und/oder der Knochen nachreseziert.

Nachbehandlung

Lockerer Verband mit Tüllgaze und Ruhigstellung für 1 Woche.

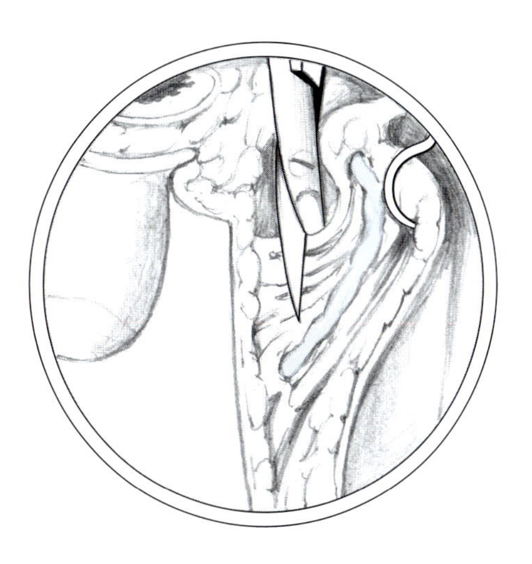

Ergebnisse

Gute Wiederherstellung der Kuppenform. Die Gefahr der Krallennagelbildung ist gering. Die Sensibilität bleibt erhalten.

Alternative Technik

Der laterale Lappen kann als Insellappen am palmaren Gefäß-Nerven-Bündel gestielt werden (**Modifikation nach Segmüller**). Dadurch gewinnt der Lappen mehr Mobilität, bis zu 15 mm.

Literatur

Kutler W (1947) A new method for finger tip amputation J Amr. Med. ASS 133: 29-30

Segmüller G (1976) Modifikation des Kutler-Lappens: Neurovaskuläre Stielung. Handchir. Mikrochir. Plast. Chir. 8: 75-76.

Watson PAM, Wallace Wa (1976) The use of locally based triangular skin flaps for the repair of fingertip injuries. Hand 8: 54-58

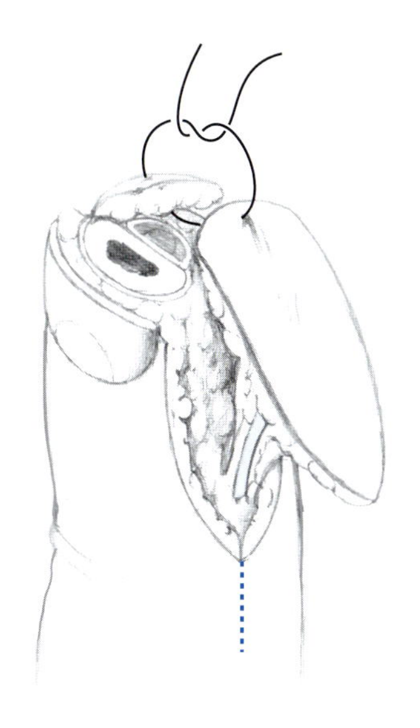

3.4.2 Palmarer Dehnungslappen nach Moberg

Prinzip

Deckung eines Kuppendefektes mit ortsständiger, sensibel versorgter Haut durch Verschiebung der an beiden Gefäßnervenbündeln gestielten beugeseitigen Haut des Daumens/Fingers.

In Anbetracht der großen Bedeutung normaler Sensibilität bei größtmöglicher Daumenlänge ermöglicht diese Lappenplastik die beste Versorgung von Amputationsverletzungen des Daumenendgliedes.

Indikation

- Bei queren, palmar schräg verlaufenden Amputationsdefekten des Daumenendgliedes. Insbesondere bei größeren Defekten, bei denen die Grenzen eines VY-Lappens erreicht sind.
- Der Lappen kann genauso zur sekundären Korrektur verwendet werden, z.B. zur Beseitigung von empfindlichen Narben oder zur Korrektur eines Krallennagels.
- Bei Quetschverletzungen sowie bei Bewegungseinschränkung des Daumenendgelenkes kommt diese Operationsmethode nicht in Betracht.

Kommentar

Der palmare Dehnungslappen (»extended palmar advancement flap«) kommt in erster Linie bei Daumenkuppenverletzungen zur Anwendung.

Der Lappen wird auch von anderen Autoren (Macht u. Watson, Snow) für die Fingerkuppendefekte verwendet. Die streckseitige Haut der Finger wird überwiegend von den nach dorsal abzweigenden Ästen der palmaren Gefäße versorgt. Die Durchtrennung dieser Äste bei der Mobilisation des Lappens kann zu Hautnekrosen führen.

Die Blutversorgung der kürzeren dorsalen Haut des Daumens ist vergleichsweise unproblematisch. Die Operationstechnik ist einfach und die Blutversorgung des Lappens ist sicher. Die identische Hautqualität ermöglicht die Wiederherstellung einer fast normalen Daumenkappe aus ästhetischer und sensibler Sicht.

Technik

- Plexusanästhesie und Oberarmblutleere.
- Reinigung der Wunde und sparsames Anfrischen der Wundränder. Zwei mediolaterale Hautschnitte vom Wundrand bis zur Grundgelenksbeugefalte. Der Lappen samt Fett und Gefäß-Nerven-Bündeln wird von distal nach proximal mobilisiert.
- Ablösung des Lappens von der Sehnenscheide und Durchtrennung der nach dorsal ziehenden

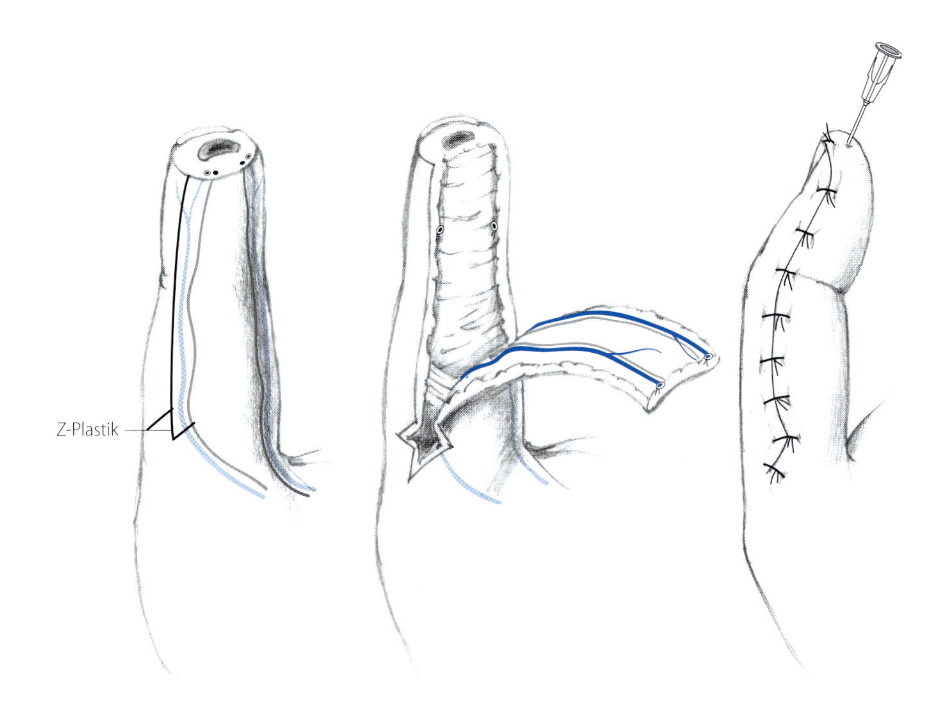

Seitenäste (**Cave:** nicht am Finger, hier müssen diese insbesondere im Bereich des Mittelgliedes geschont werden, um Hautnekrosen zu vermeiden). Beide beugeseitigen Gefäß-Nerven-Bündel verbleiben im Lappen und werden beim Heben des Lappens immer wieder kontrolliert.

- Überprüfung der Lappenlänge: bei gebeugtem Endgelenk muss der Lappenrand den Nagel spannungsfrei leicht überschreiten. Eine leichte Entlastung und geringe Verlängerung kann durch eine Z-Plastik im Bereich der Lappenbasis erreicht werden. Auf jeden Fall muss eine zu große Spannung des Lappens vermieden werden, ansonsten besteht die Gefahr der Durchblutungsstörung und der Bildung eines Krallennagels.
- Reicht die Dehnung nicht aus, so kann eine der weiteren Varianten (s.u.) durchgeführt werden.
- Eröffnung der Blutleere, Sicherstellung der Blutversorgung des Lappens. Zwei Ecknähte im lateralen Nagelwallbereich (4 x 0 Nylon). Lockere Adaptationsnähte der seitlichen Wunden. Das distale Lappenende wird zur Entlastung am Knochen mit einer dünnen Kanüle fixiert.

Komplikationen

- Die Gefahr einer Teilnekrose des Lappens ist aufgrund der guten Blutversorgung sehr gering.
- Bewegungseinschränkung des Endgelenkes, kann beim Vorliegen einer Arthrose zurückbleiben.
- In seltenen Fällen wird eine Instabilität der Pulpa beobachtet, mit einer Rollbewegung der Haut auf der knöchernen Unterlage. Zur Verhinderung bzw. zur Korrektur dieses Phänomens wird die Kutistransplantation als Polster empfohlen (Arons). Ein Koriumstreifen aus der Ellenbeuge wird auf der Knochenfläche mit resorbierbaren Nähten fixiert. Der Lappen wird darüber gelegt.
- Bei Naht des distalen Lappenrandes am Nagelbett führt der Zug am Lappen zur Krallennagelbildung. Der Lappen muss spannungsfrei den Defekt decken. Auf die Nähte mit dem Nagelbett kann verzichtet werden.

Nachbehandlung

- Lockerer Verband mit Fettgaze, Sicherung der Beugestellung des Daumenendgelenkes mittels einer dorsalen Schiene.
- Nach 2 Wochen Entfernen der Kanüle und der Hautnähte. Eine Woche später Beginn mit Streckübungen des Daumenendgelenkes.

Ergebnisse

Es wird eine ausgezeichnete Kuppenform mit normaler Sensibilität erreicht.

Alternative Technik

Zur Verlängerung der Verschiebestrecke kann die Schnittführung V-förmig im Thenarbereich im Sinne des Insellappens erweitert werden:

- Der proximale Anteil des Lappens wird von der Muskelfaszie abgelöst. Nach Verschiebung des Lappens nach distal kann der Spenderbezirk im Thenarbereich im Sinne von Y geschlossen werden (**Dellon**).

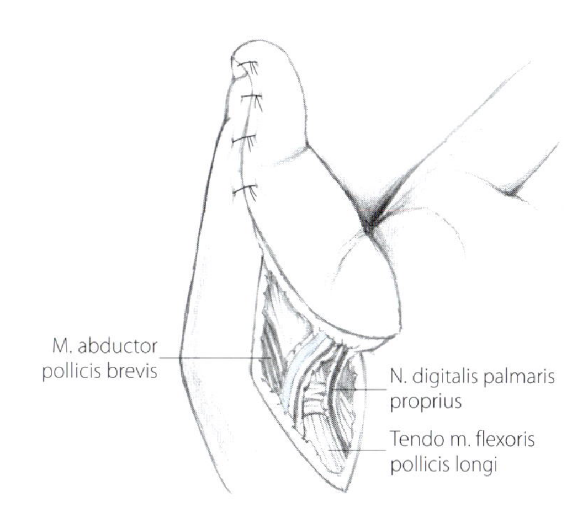

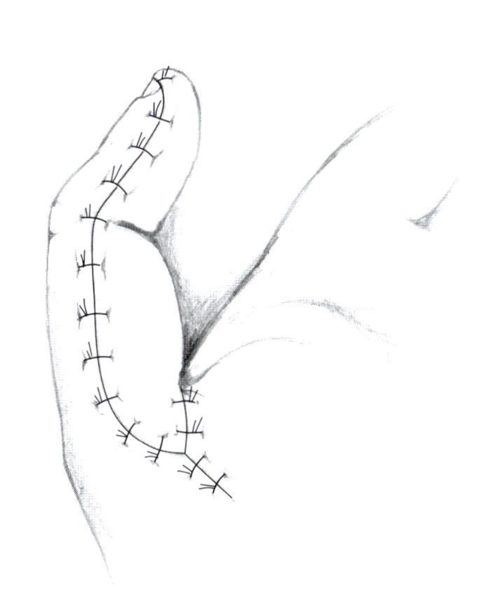

Eine weitere Möglichkeit bietet die Technik von **O'Brien**:

- Der Hautlappen wird in Höhe des Grundgliedes quer durchtrennt und bleibt an beiden Gefäß-Nerven-Bündeln im Sinne eines Insellappens gestielt. Um den venösen Rückfluss zu gewährleisten, bleibt die Gleitschicht um das Gefäß-Nerven-Bündel erhalten. Durch eine weitere Mobilisation des Gefäßstiels nach proximal kann die Verschiebestrecke des Lappens weiter vergrößert werden.

Bei noch größeren Defekten kommt der Insellappen oder der Kreuzfingerlappen in Betracht. Bei diesem heterodigitalen Lappen bleibt die Sensibilität gestört.

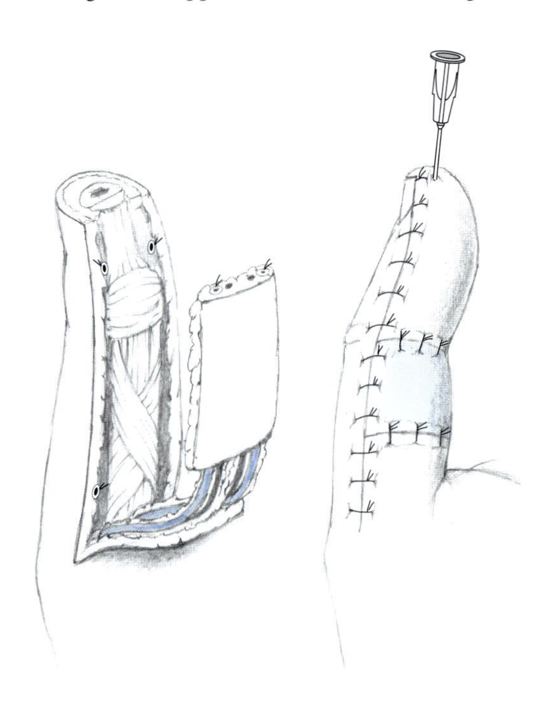

Literatur

Arons E et al. (1970) Reconstruction of the amputated fingertip with a triangular volar flap. A new surgical procedure. J Bone Jt Surg 52 – A: 921-926.

Dellon AL (1983) The extanded palmar advancement flap. J Hand Surg 5: 372-376

Elliot D (2004) Specific flaps for the thumb. Techniques in Hand an Upper Extremity Surgery 8 : 198-211

Macht SD, Watson K (1980) The Moberg volar advancement flap for digital reconstruction. J Hand Surg 5 : 372-376

Moberg E (1964) Aspects of sensation in reconstructive surgery of the upper limb. J Bone Jt Surg. 46-A: 817-825,

O'Brien B McC (1968) Neurovascular island pedical flap. An assessment for terminal amputation and digital scars. Britisch J Plast Surg 21: 258-261.

Snow JW (1967) The use of a volar flap for repair of fingertip amputations. A preliminary report. Plast Reconstr. Surg. 40: 163-168.

3.4.3 Kreuzfingerlappen nach Cronin

Prinzip

Stiellappenplastik ohne genaue Zuordnung zu den versorgenden Gefäßen (»random pattern flap«). Verwendet wird die dorsale Fingerhaut zur Deckung von größeren Hautdefekten der Beugeseite oder der Kuppe des benachbarten Fingers bzw. des Daumens. Die Entnahmestelle wird mit freier Hauttransplantation gedeckt und der Lappenstiel wird nach Einheilung (ca. 2 Wochen) durchtrennt. Durch die Beugung des verletzten Fingers bleibt die Entnahmestelle variabel.

Indikation

- Palmare große Weichteildefekte im Bereich des Mittel- und Endgliedes mit freiliegenden Knochen und/oder Sehnen.
- Schräge Amputationsverletzungen mit Kuppendefekten.
- Korrektur von Beugekontrakturen durch starke Vernarbung oder Schrumpfung der Haut (Verbrennung, Dupuytren).
- Kontraindikationen sind: Verletzung des potenziellen Spendefingers, Durchblutungsstörungen und Gelenkschäden mit Bewegungseinschränkung.

Kommentar

Die Operation ist aufgrund der erforderlichen Versorgung des Spenderbezirkes relativ aufwendig. Für den Patienten bedeutet dies eine 2-wöchige Fixation des verletzten Fingers an seinem Nachbarfinger und einen erneuten Eingriff zur Lappendurchtrennung.

Der Lappen ist zuverlässig und die Ergebnisse sind zufriedenstellend.

Von Nachteil ist die mangelhafte Sensibilität im Lappenbereich. In der Regel bekommt der Lappen nach etwa 1 Jahr eine Schutzsensibilität mit 2 PD von ca. 10 mm. Die behaarte dorsale Haut auf der Greiffläche ist gewöhnungsbedürftig. Um diese beiden Nachteile zu vermeiden, sind Modifikationen entwickelt worden. Der Kreuzfingerlappen bleibt dennoch ein klassischer und sicherer Lappen zur Deckung größerer Defekte im Bereich des Mittel- und Endgliedes.

Technik

- Plexusanästhesie und Oberarmblutleere.
- Der Weichteildefekt wird gereinigt und die Wundränder angefrischt.

- Auswählen des Spendefingers. In der Regel wird der längere Nachbarfinger gewählt. Um die Spenderstelle genau zu markieren, wird der verletzte Finger in der zu erwartenden Position gehalten und eine für den Patienten bequeme Stellung bestimmt. Die gesamte Streckseite kommt zur Entnahme in Betracht. Eine Schablone vom Hautdefekt mit einem 3-4 mm Stiel wird angefertigt. Markierung des Lappens anhand der Schablone und der Immobilisationsposition.

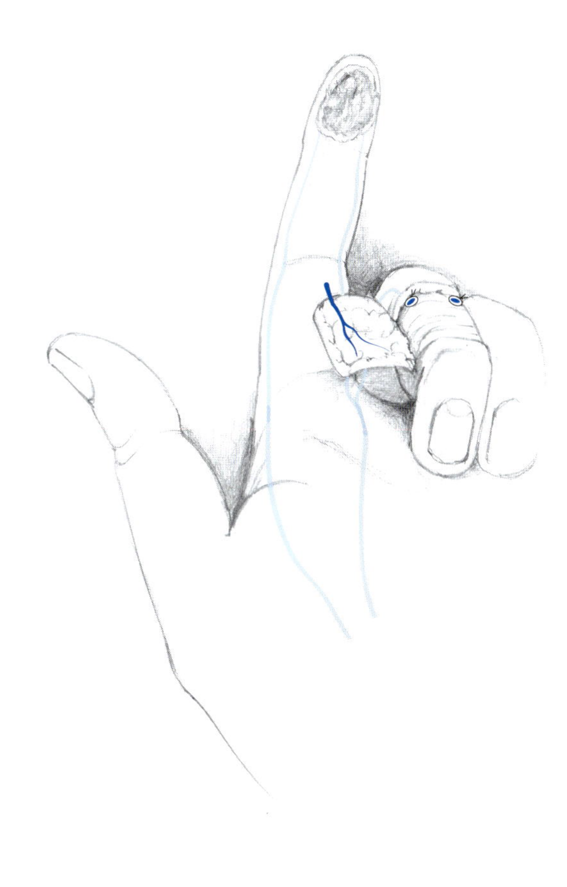

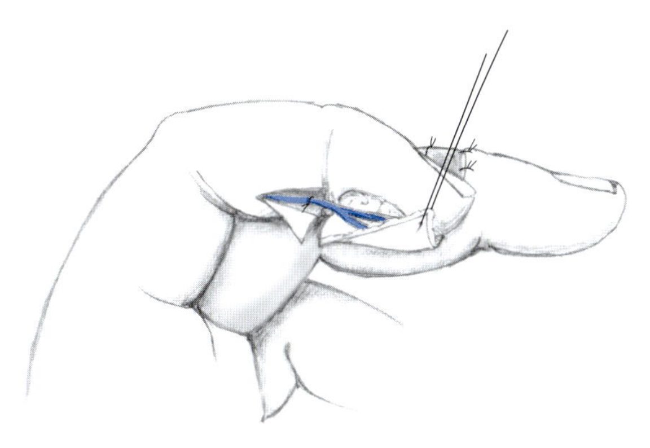

- Der Lappen soll zu allen Seiten eine Reserve von 2-3 mm mehr als der Defekt haben. Die Lappengröße sollte das Verhältnis Länge/Breite von 3/1 nicht überschreiten. Der Lappen kann proximal, distal oder seitlich gestielt werden. In der Regel umfasst der Lappen die gesamte Fingerbreite und darf die Mediolaterallinie nicht überschreiten.
- Der Lappen wird umschnitten und zum verletzten Finger hin präpariert. Die Venen werden koaguliert und durchtrennt. Das Fettgewebe wird mit entnommen. Die Gleitschicht über der Sehne (Peritendineum) bleibt unbedingt erhalten – als Lager für die freie Hauttransplantation.
- Eröffnung der Blutleere und Blutstillung. Beurteilung der Lappendurchblutung.
- Deckung der Entnahmestelle mit dem Lappenstiel mit einem Vollhauttransplantat aus der Leiste oder der Ellenbeuge.
- Zur Naht des Lappens beginnt man am besten mit der Naht des Vollhauttransplantates am Wundrand. Lockere Naht des Lappens. Sicherung der Fingerposition mit einer 3 x 0 Naht, die beide Finger miteinander verbindet.

Komplikationen

- Abriss oder Dislokation des Lappens bei unzureichender Sicherung der Immobilisationsposition. Schon in der Aufwachphase aus der Narkose können heftige und unkontrollierte Bewegungen der Finger großen Schaden verursachen.
- Durchblutungsstörung bei Kompression des Lappenstiels.
- Hämatombildung mit der Gefahr der Hautnekrose (Blutstillung).
- Verwachsen des Hauttransplantates mit der Strecksehne (Gleitschicht).

Nachbehandlung

- Lockerer Verband mit Fettgaze und dünne Mulleinlage zwischen den fixierten Fingern. Ruhigstellung auf einer palmaren Zweifingergipsschiene für eine Woche.
- 2–3 Wochen postoperativ erfolgt die Durchtrennung des Lappenstiels in Lokalanästhesie. Die überflüssige Haut vom Lappenstiel wird abgetragen, eine Wundnaht ist nicht erforderlich.

Ergebnisse

Der Lappen ist stabil und belastungsfähig. Die Entnahmestelle bleibt äußerlich auffällig und der Lappen für eine relativ lange Zeit asensibel.

Bei der sensiblen Variante wird eine 2 PD von 3-5 mm je nach Alter und Lokalisation erreicht. Diese Modifikation ist für die Versorgung von Kuppendefekten vorteilhaft.

Alternative Technik

Folgende Varianten des Crossfingerlappens werden bei speziellen Indikationen empfohlen:

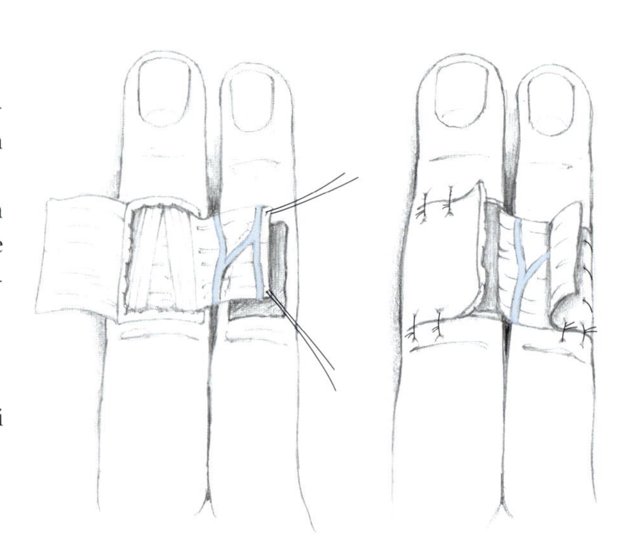

Sensible Variante (Berger und Meissl)

- Sie eignet sich zur Deckung von größeren Kuppendefekten, insbesondere des Zeigefingers oder des Daumens.
- Beim Heben des Lappens wird der dorsale ulnare Hautnerv durch einen Längsschnitt weiter freigelegt und ein etwa 15–20 mm Nervenstiel gewonnen. Beim verletzten Finger wird der palmare radiale Digitalnerv frei präpariert und zur Nervennaht vorbereitet.
- Nach Deckung der Lappenentnahmestelle mit Vollhauttransplantat wird der Lappen im Defekt mit Ecknähten fixiert. End-zu-End-Nervennaht in mikrochirurgischer Technik und vollständiges Einnähen des Lappens. Da die Nervennaht auf der freien Lappenseite liegt, besteht keine Gefahr der Nervenverletzung bei der Durchtrennung des Lappenstiels.
- Die Operationstechnik ist anspruchsvoll und setzt Erfahrung in der Mikrochirurgie der peripheren Nerven voraus.

Reverser Kreuzfingerlappen (Pakiam)

- Diese Lappenplastik eignet sich zur Deckung von Weichteildefekten der Fingerstreckseite, wenn Sehnen oder Knochen freiliegen und wenn sekundäre Eingriffe geplant sind.
- Bei dieser Lappenform wird der Lappen aus dem streckseitigen subkutanen Gewebe gebildet und dient als Transplantatlager für ein freies Hauttransplantat.
- Präparation des Lappens: Unter Kontrolle der Lupenbrille wird nur die Haut von der Seite des verletzten Fingers beginnend bis zur Mediolaterallinie von subkutanem Gewebe abpräpariert, ähnlich eines Vollhauttransplantates. Mobilisation des eigentlichen Subkutislappens von der defektabgewandten auf die defektzugewandten Seite. Der Subkutislappen wird in den Defekt eingenäht. Die Spenderstelle wird primär mit der ortsständigen Haut verschlossen.
- Der Subkutislappen wird mit einem freien Vollhaut- oder Spalthauttransplantat gedeckt.

Palmarer Kreuzfingerlappen (Iselin)

- Der Lappen wird in erster Linie zur Deckung von Weichteildefekten im Bereich der Daumenkuppe angewandt.
- Als Entnahmestelle eignet sich am besten das Mittelfingermittelglied.
- Der Lappenstiel wird je nach Defektform gewählt, radialseitig bei geradem oder schräg nach dorsal verlaufendem Defekt oder ulnarseitig bei beugeseitigem Defekt. Die beugeseitigen Gefäß-Nerven-Bündel des Spendefingers bleiben intakt.
- Die Operationstechnik und Nachsorge erfolgen wie oben beschrieben.
- Von Nachteil ist die schlechte Sensibilität im Lappenbereich. Deshalb ist diese Art der Versorgung nicht die erste Wahl. Der palmare Dehnungslappen nach Moberg (► Abschn. 3.4.2) ist in dieser Hinsicht die bessere Lösung. Weitere Möglichkeiten bieten der Insellappen von Finger (► Abschn. 3.4.5) oder der Lappen aus der Streckseite des Zeigefingergrundgliedes nach Foucher (► Abschn. 3.4.6).

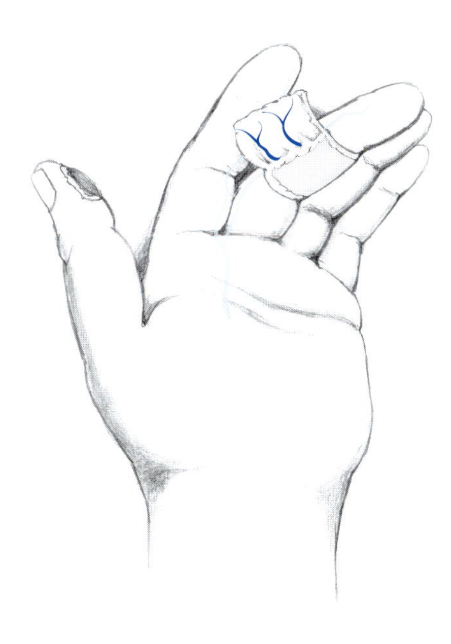

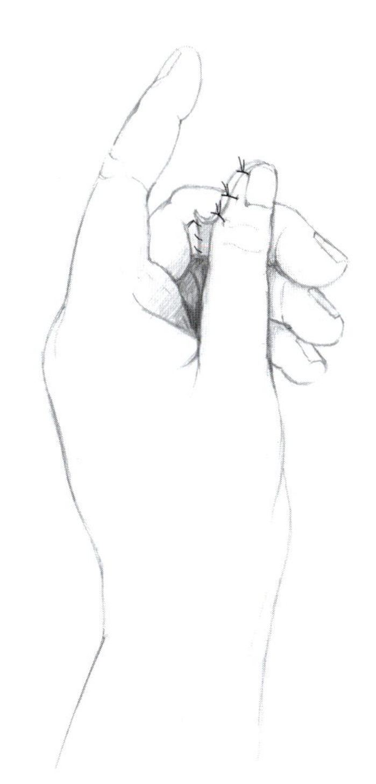

Literatur

Braga-Silva J (2005) Anatomic basic of dorsal finger skin cover. Techniques in Hand and Upper Extremity Surgery 9: 134-141
Berger A, Meissl G (1975) Innervated skin grafts and flaps for restoration of sensation to anaesthetic areas. Chir. Plast. 3:33
Cronin TD (1951) The cross-finger-flaps. A new method of repair. Amer J Surg 17: 419-425
Iselin M (1955) Chirurgie de la Main. Masson Paris
Pakiam IA (1978) The reversed dermis flaps. Br J Plast Surg 31: 131-135

3.4.4 Thenarlappenplastik

Prinzip

Stiellappenplastik ohne definierte arterielle Versorgung (»random pattern flaps«). Wird zur Deckung von Kuppendefekten der Finger verwendet und ist angezeigt, wenn eine lokale Lappenplastik (wie VY) aus irgendeinem Grund nicht in Betracht kommt.

Indikation

Ausgedehnter Pulpadefekt des Zeige- und Mittelfingers, Voraussetzung ist eine gute Beweglichkeit der Fingergelenke.

Kommentar

Im Prinzip ähnelt diese Lappenplastik der des Kreuzfingerlappens; die zu erwartende Sensibilität ist dieselbe. Von Vorteil ist die bessere Hautqualität als Kuppenersatz. Die Thenarhaut wird integriert und ist kaum bemerkbar. Die Entnahmestelle ist weniger störend als beim Kreuzfingerlappen. Problematisch ist die notwendige extreme Beugestellung des Fingers für 2-3 Wochen.

Grundsätzlich handelt es sich hierbei um ein relativ sicheres Verfahren mit sehr gutem ästhetischem Erfolg ohne großen technischen oder zeitlichen Aufwand.

Technik

Gatewood beschrieb diese Lappenplastik 1926. Seit dieser Zeit sind mehrere Modifikationen entwickelt worden, mit dem Ziel die Entnahmestelle möglichst außerhalb der Greiffläche zu lokalisieren und primär zu schließen. Wir verwenden die **Technik von Dellon**:

- Nach Anfrischen der Wundränder wird eine Schablone vom Defekt und Lappenstiel angefertigt. Positionieren des Fingers, wobei der Kuppendefekt durch Beugung des Fingers sowie Opponieren und Adduzieren des Daumens, etwa der radialen Seite des Daumengrundgelenkes gegenübergestellt wird. Mithilfe der Schablone wird der Lappen markiert.
- Der Lappenstiel liegt proximal, damit dieser nicht so stark abknickt. Der Lappen wird von distal nach proximal von der Muskelfaszie abpräpariert. Zwei kleine seitliche Erweiterungsschnitte nahe der Lappenbasis. Durch Mobilisation der Wundränder kann die Entnahmestelle primär verschlossen werden.
- Der Lappen wird jetzt in den Defekt eingenäht und die Position des Fingers wird mittels einer festen Naht der Fingerspitze mit dem Thenar gesichert.

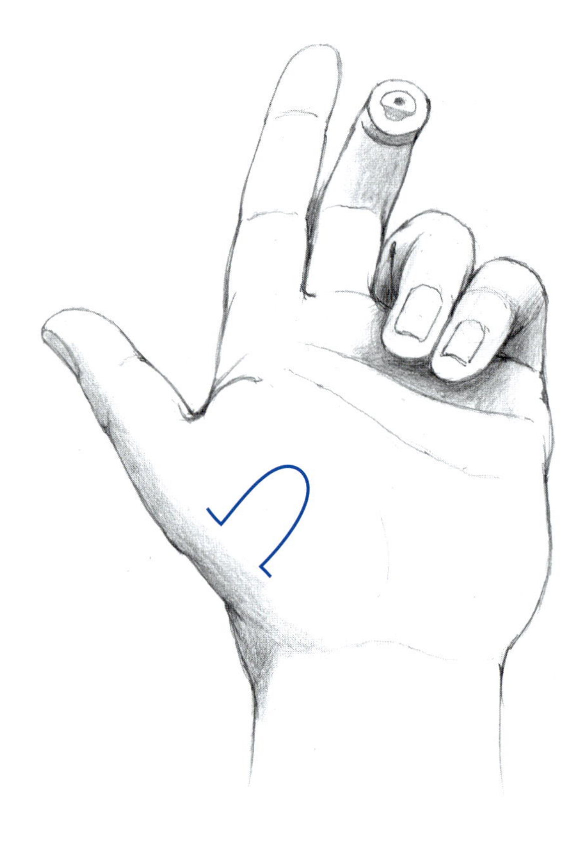

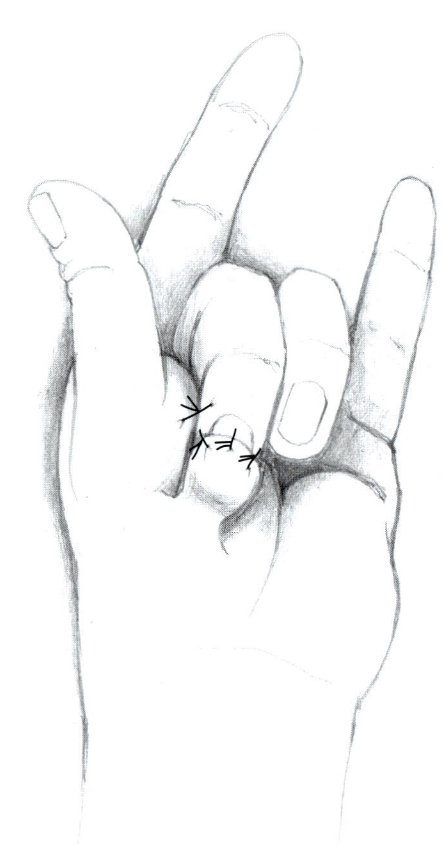

Komplikationen

- Ohne Sicherung der Immobilisationsstellung kann der Lappen durch unkontrollierte Bewegung abgerissen werden.
- Die Gefahr der Nekrose ist gering, solange das Verhältnis Länge zu Breite von 3/1 nicht überschritten wird.
- Beugekontraktur bei Vorliegen von Gelenkschäden.
- Krallennagelbildung bei Naht des Lappens am Nagelbett unter Spannung.

Nachbehandlung

- Dorsale Alufingerschiene für den gebeugten Finger für 2 Wochen.
- Lappentrennung in Lokalanästhesie 2-3 Wochen postoperativ. Ein Teil des Lappenstiels kann eventuell zur Korrektur und Entlastung der Entnahmestelle verwendet werden.

Ergebnisse

Der Thenarlappen bringt bei Wiederherstellung von Kuppendefekten ein normales Aussehen, auch die Sensibilität ist ausreichend, natürlich ohne taktile Gnosis.

Alternative Technik

Kreuzfingerlappen oder homodigitaler Insellappen.

Literatur

Dellon AL (1983) The proximal inset thenar flap for fingertip reconstruction. Plast. Reconstr. Surg 72: 698-702

Gatewood J (1926) A plastic repair of finger defects without hospitalization. J Amer Med ASS 87: 1479

3.4.5 Insellappen nach Littler

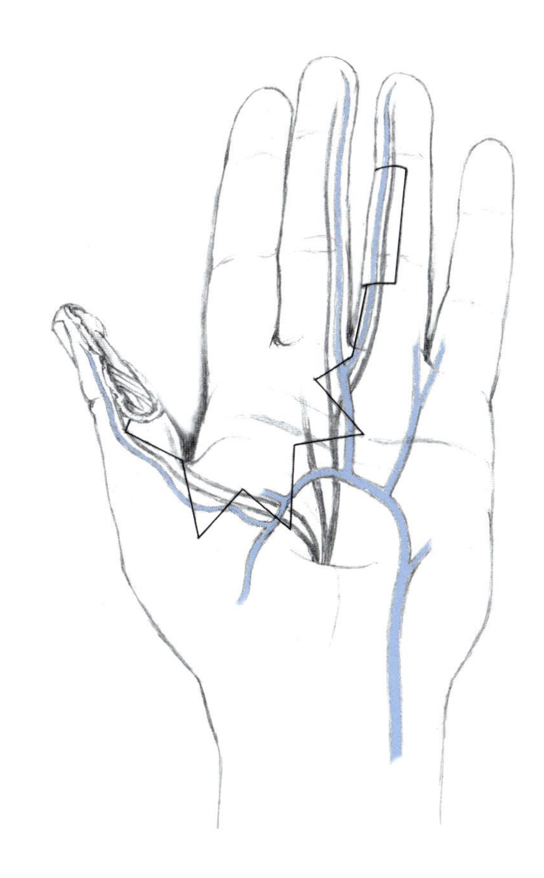

Prinzip

Unter dem Begriff »Insellappen« werden Hautlappen zusammengefasst, die rundherum umschnitten werden, und nur an einem Gefäßbündel an ihrem Ursprung gestielt bleiben. Bei Entnahme des dazugehörigen Nervs kann die Sensibilität des Lappens erhalten werden. Die Blutversorgung des Lappens ist durch die in den Lappen axial verlaufenden Gefäße gewährleistet (»axial pattern flap«).

Indikation

- Große Defekte im Bereich der Greiffläche des Daumens und der Finger. Der Insellappen ist durch seine Sensibilität und große Mobilität für diese Verletzungen bestens geeignet.
- Der Lappen kann sowohl für die akute Versorgung als auch zur späteren Korrektur von empfindlichen Narben eingesetzt werden.

Kommentar

Die Operation ist relativ aufwendig, aber sicher. Eine besonders schonende Präparation des Gefäßstieles ist Bedingung für den Erfolg. Das Gefäß-Nerven-Bündel darf nicht skelettiert werden, eine gewisse Gleitschicht muss erhalten bleiben.

Zwei **Nachteile** belasten diese Operationsmethode:

1. Verlust der Sensibilität im Spenderbezirk.
2. Man spürt bei Berührung des Lappens die Entnahmestelle. Eine zerebrale Umorientierung tritt selten auf. Deshalb wird empfohlen, den Inselnerv mit dem Empfängernerv End-zu-End zu vernähen. Dabei muss man einen Sensibilitätsverlust des Lappens für eine gewisse Zeit in Kauf nehmen. Aus diesen Gründen wird die Versorgung mit einem Lokallappen, z.B. Dehnungslappen, bevorzugt. Ein homodigitaler Lappen ist prinzipiell besser als ein heterodigitaler Lappen.

Technik

Der klassische heterodigitale Lappen von Littler (1953) wird von der ulnaren Seite der Ringfingerkuppe zur Versorgung von Daumenkuppendefekten entnommen. Wir bevorzugen dagegen die radiale Seite des Ringfingermittelgliedes oder die ulnare Seite des Mittelfingers als Spender aufgrund der nervalen Versorgung (N. medianus) und um die Fingerkuppe intakt zu lassen. Die Lappengröße kann die gesamte Fingerseite umfassen und die Greiffläche des Daumens decken.

- Plexusanästhesie und Oberarmblutleere, Lupenbrille.
- Reinigung der Wunde und Anfrischen der Wundränder.
- Mittels einer Schablone wird die Größe und Form des Lappens auf die radiale Seite des Ringfingermittelgliedes übertragen. Der Lappen sollte 3–4 mm größer als der Defekt sein.
- Umschneiden des Lappens und zick-zack-förmige Schnittführung auf der Beugeseite des Fingergrundgliedes und in der Hohlhand.
- Mobilisation des Lappens von distal nach proximal. Der Lappenrand wird gehoben, das Gefäß-Nerven-Bündel wird frei präpariert.
- Unterbindung und Durchtrennung der Gefäße in Höhe des distalen Lappenrandes. Der Nerv wird etwa 2 mm proximal davon durchtrennt. Fixation des distalen Lappenrandes mittels zweier Haltefäden. Mobilisation des Lappens samt Gefäß-Nerven-Bündel.

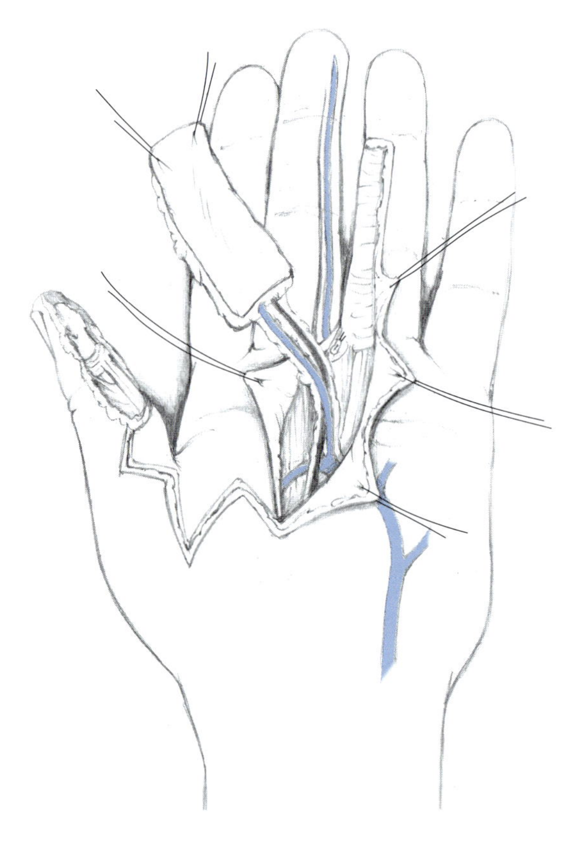

- Weiteres Freilegen und Mobilisation des Gefäß-Nerven-Bündels weit in der Hohlhand. Das umliegende Fettgleitgewebe bleibt um den Gefäßstiel erhalten.
- Um einen ausreichenden Schwenkradius zu erreichen, muss die A. digitalis propria zum benachbarten Finger legiert und durchtrennt werden. Die weitere Präparation erfolgt bis zum Handbogen. Der gemeinsame Nerv wird interfaszikulär mikrochirurgisch gespalten. Es ist darauf zu achten, dass die Verlagerung des Lappens zum Daumen spannungsfrei möglich ist.
- Zick-zack-förmiger Hautschnitt von der Hohlhand bis zum proximalen Defektrand. Mobilisation der Haut und Vorbereitung einer Rinne zur Aufnahme des Lappenstiels.
- Eröffnung der Blutleere und Blutstillung. Beurteilung der Lappendurchblutung.
- Verlagerung des Lappens und Einnähen in den Defekt. Der Hautschnitt wird nach Einlegen von Silikondrainagen locker vernäht, um Druck auf den Lappenstiel zu vermeiden.
- Die Entnahmestelle wird mit Vollhauttransplantat gedeckt.

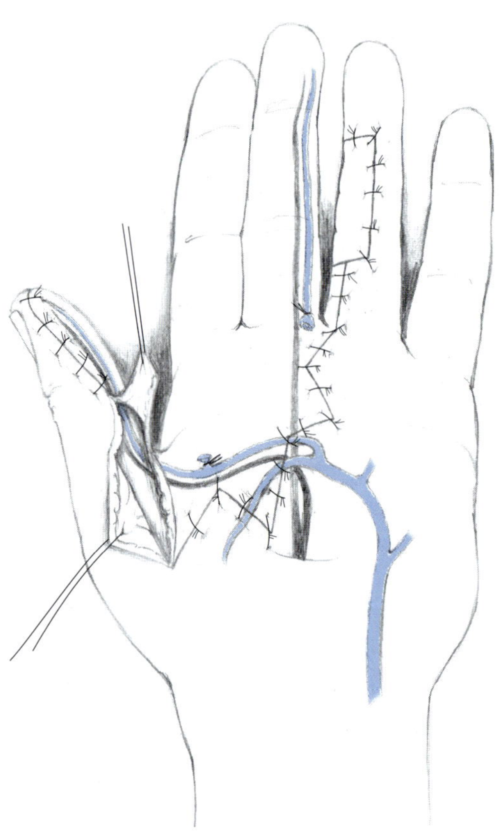

Komplikationen

- Durchblutungsstörung des Lappens durch Kompression oder Torsion des Lappenstiels. Die Gefahr ist besonders groß bei Untertunnelung des Daumenballens, Hämatombildung, massiver Schwellung oder Beugestellung des Daumens.
- Neurombildung ist selten.
- Eine Überempfindlichkeit der Narbe kann vorkommen. Eine Deckung mit behaarter Haut ist auf Dauer unangenehm.

Nachbehandlung

- Lockerer Verband mit Fettgaze, Ruhigstellung mit einer dorsalen Gipsschiene für eine Woche, Hochlagerung.
- Am ersten Tag bleibt der Lappen nur mit einer Mullkompresse gedeckt – zur wiederholten Kontrolle der Blutversorgung.
- Sensibilitätstraining nach Wundheilung. Belastung nach 3 Wochen.

Ergebnisse

Das Hauptproblem des Insellappens ist die Umorientierung der Sensibilität vom Spender- zum Empfängergebiet. Diese kann über Propriozeptoren nach Monaten gewonnen werden oder aber ausbleiben. Deshalb wird empfohlen, den Daumennerven mit dem Nerv des Transplantates mikrochirurgisch End-zu-End zu verbinden, entweder primär in derselben oder sekundär in einer weiteren Sitzung.

Alternative Technik

- Dehnungslappen nach Moberg (▶ Abschn. 3.4.2)
- Foucher-Lappen (▶ Abschn. 3.4.6)
- Kreuzfingerlappen (▶ Abschn. 3.4.3)

Literatur

Adani R et al (2005) The reverse heterodigital neurovascular island flap for digital pulp reconstruction. Techniques in Hand and Uppe Extremity Surgery 9: 91-95

Coninck de A (1975) Transplantation hétérodigitale avec reinervation locale. Acta Orthop Belg 41: 170-176

Foucher G et al. (1981) La technique du »débranchment-rébranchment« du lambeau en ilot pédiculé. Ann Chir 35: 301-303

Foucher G, Sammut D (1991) Indications in the management of fingertip injuries. In: Foucher G (ed) Fingertip and nailbed injuries. Churchill Livingsstone Edingburgh: 129-139.

Littler JV (1953) The neurovascular pedicle method of digital transposition for reconstruction of the thumb. Plast Reconstr Surg 12: 303-319

3.4.6 Foucher-Lappen

Prinzip

Insellappen aus der Streckseite des Zeigefingergrundgliedes mit einem relativ großen Schwenkradius zur Deckung von beuge- oder streckseitigen Defekten des Daumens oder der 1. Kommissur.

Hilgenfeldt entwickelte 1950 eine Verschiebelappenplastik mit dem gleichen Ziel, die aufgrund der axialen guten Blutversorgung eine überdimensionierte Länge besitzt.

Der Lappen ist sensibel versorgt (R. superficialis, N. radialis). Der Nerv kann mit dem Empfängernerv mikrochirurgisch zusammengenäht werden, um eine ortsständige Sensibilisierung des Lappens zu erreichen.

Indikation

- Ausgedehnte Weichteildefekte im Bereich des Daumens streck- oder beugeseitig oder im Bereich der 1. Kommissur. Als Therapie der zweiten Wahl kann die sensible Lappenplastik zur Rekonstruktion der Daumenkuppe eingesetzt werden.
- Zur Beseitigung einer Adduktions- oder Beugekontraktur des Daumens, und bei Syndaktylietrennung der Löffelhand ist dieser Lappen in der Technik von Hilgenfeldt sehr hilfreich.

Kommentar

Der Sensibilitätsverlust im Spenderbereich ist bei dieser Lappenplastik von geringer Bedeutung im Vergleich zum Insellappen nach Littler, dafür ist die Hautqualität schlechter (**Cave:** behaarte Haut).

Der Lappen wurde erstmals von Hilgenfeldt als Stiellappen konzipiert. Holevick (1963) verwendete einen schmalen Hautstreifen mit den Gefäßen als Lappenstiel in einer Art »Fähnchenlappen«. Foucher verzichtet auf jeglichen Hautstiel im Sinne eines »Insellappens«. Die Hebung des Insellappens ist sicher anspruchsvoll, dafür hat der Lappen eine größere Reichweite.

Technik

- Plexusanästhesie und Oberarmblutleere.
- Reinigung und Ausschneiden des Defektes. Anfertigen einer Schablone.
- Der Lappen kann die gesamte Streckseite des Zeigefingermittel- und Grundgliedes umfassen und reicht bis zur medialen Grenze oder sogar beugeseitig bis zu den palmaren Gefäß-Nerven-

Bündeln. Mithilfe der Schablone und unter Berücksichtigung der Stiellänge für eine spannungsfreie Verlagerung wird die Lokalisation und Größe des Lappens bestimmt und markiert. Der Lappen sollte etwa 3-4 mm größer als der Defekt sein.

- Der Lappen wird erst distal und seitlich umschnitten. Anheften des distalen Randes an zwei Haltefäden und Abpräparieren des Lappens von der Streckaponeurose. Gefäße und Fettgewebe werden mitentnommen. Das Peritendineum bleibt auf der Streckaponeurose. Die Mobilisation erfolgt bis zur Lappenbasis unter Beobachtung der Gefäße und Nerven. Es werden möglichst viele Venen mitgenommen. Die lateralen Äste werden koaguliert und durchtrennt.
- Proximaler, zick-zack-förmiger Hautschnitt auf der radialen Seite des 2. Mittelhandknochens bis zur Basis. Der Hautschnitt erfolgt vorsichtig unter Schonung der Gefäße.
- Unter Kontrolle der Lupenbrille freilegen der dorsalen Gefäße der A. metacarpalis dorsalis I mit den begleitenden Venen und des umliegenden Fettgewebes. Hier können anatomische Variationen die Mobilisation bis zum Ursprung von der A. radialis erschweren. Im Bereich des Kopfes des II MHK muss der nach palmar abgehende Ast der A. metacarpalis unterbunden und durchtrennt werden. Im Metacarpalbereich werden die Faszie und der Anteil des M. interosseus dorsalis I mitgenommen, um die A. metacarpalis sicher in den Lappenstiel einzuschließen. Für die Präparation ist eine kurzzeitige Eröffnung der Blutleere hilfreich, dadurch wird die Arterie besser sichtbar.
- Die beiden dorsalen Nerven können mitgenommen werden, insbesondere bei beugeseitigem Defekt.
- Eröffnung der Blutleere und Blutstillung, Beurteilung der Lappenperfusion.
- Der Lappen kann jetzt in den Defekt verlagert werden, entweder durch Untertunnelung der Hautbrücke oder nach Hautinzision. Eine Torquierung oder Kompression des Lappenstils ist zu vermeiden.
- Die Entnahmestelle wird mit einem Vollhauttransplantat gedeckt.
- Falls notwendig kann ein schmaler Knochenspan aus der Phalanx oder aus dem II MHK subkapital als osteokutaner Lappen mitgenommen werden. Die Verbindung zwischen dem Knochen und dem Lappen bzw. dem Lappenstiel darf nicht unterbrochen werden (Brunelli).

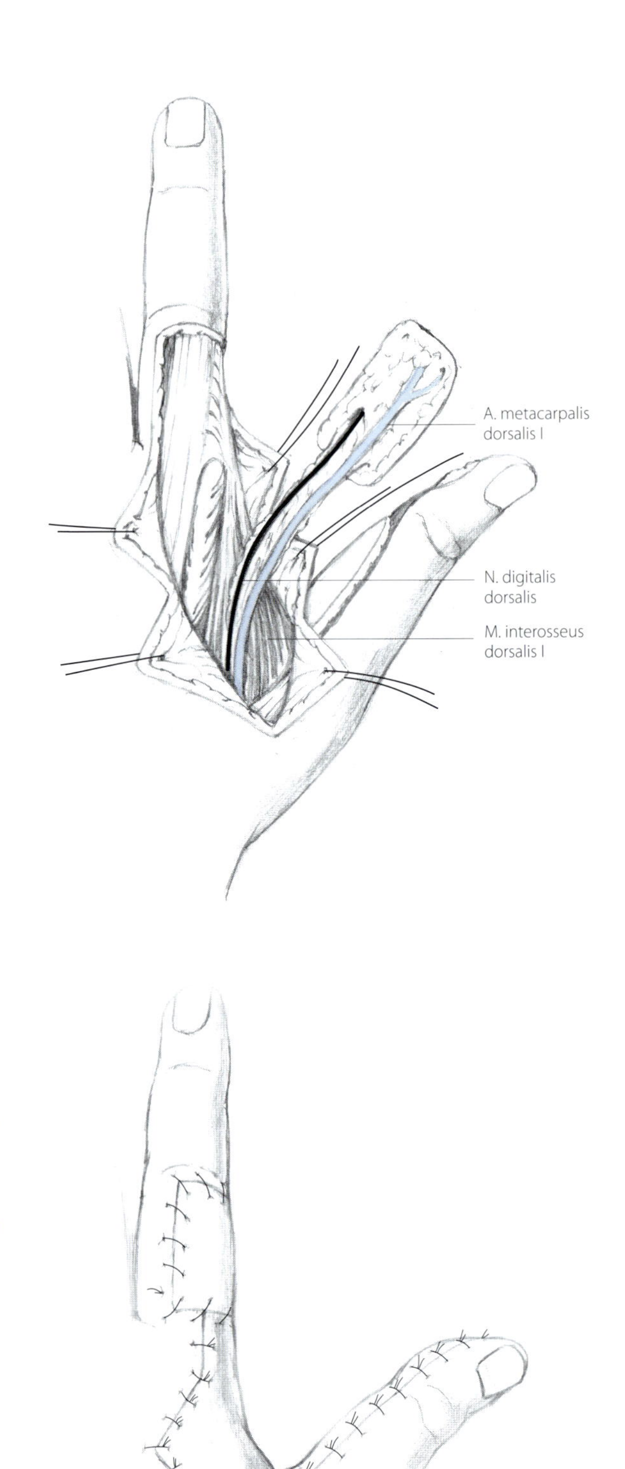

Komplikationen

Die anatomische Variation der A. metacarpalis dorsali I kann Schwierigkeiten bei der Präparation des Lappenstiels verursachen. Entweder ist z.B. die Arterie sehr schwach oder der Abgang liegt weit distal. Bei schlechter Durchblutung des Lappens wird dieser an Ort und Stelle wieder eingenäht und evtl. nach Tagen verlagert (Lappenautonomisierung).

Sekundäre Durchblutungsstörungen durch Kompression des Lappenstiels oder Thrombose können auftreten.

Nachbehandlung

Lockerer Verband mit Fettgaze. Ruhigstellung auf einer palmaren Gipsschiene für eine Woche. Regelmäßige Kontrolle des Lappens, insbesondere in den ersten 3 Tagen.

Ergebnisse

Der gestielte Lappen nach Hilgenfeldt ist zuverlässig und bringt mit entsprechender Breite eine gute Deckung für eine weite Kommissur. Die Entnahmestelle verursacht keine Funktionsstörung. Eine Schutzsensibilität entsteht auch ohne nervalen Anschluss nach 6-12 Monaten.

Der Insellappen hat eine große Reichweite und ermöglicht den sensiblen Hautersatz. Der Hebedefekt ist deutlich kleiner.

Alternative Technik

Verschiebelappen nach Hilgenfeldt:

- Die Lappengröße wird bestimmt. Zur Kommissurbildung wird der Lappen bis zur Mitte des Zeigefingermittelgliedes und bis zu den Endpunkten der Fingergelenksbeugefalten erweitert. Die Seitenschnitte reichen bis zu der Basis des II MHK. Der Lappen wird von distal nach proximal gehoben samt subkutanem Fettgewebe, Gefäßen und Nerven, sowie der Faszie des M. interosseus dorsali I. Am Drehpunkt wird die Faszie eingekerbt zur besseren Mobilisierung. Die Seitenäste werden koaguliert oder legiert und durchtrennt.
- Nach Eröffnung der Blutleere und Blutstillung kann der Lappen verlagert und in den Defekt eingenäht werden.
- Nach Lösung der Adduktionskontraktur kann die Lappenspitze bis zu der Beugeseite des Daumensattelgelenkes reichen.

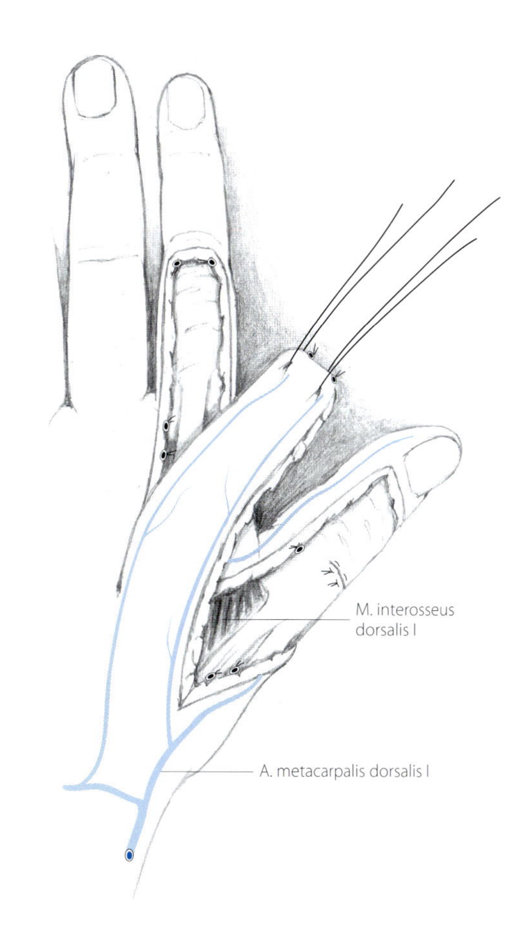

- Ebenfalls ist mit dieser Lappenplastik die Deckung der gesamten Daumen-Streckseite problemlos möglich. Der Spenderbezirk wird mit Vollhauttransplantat gedeckt.

Literatur

Brunelli F. Matoulin C, Saffar P (1992) Description d'un greffo'n osseux vascularisé prélevé au niveau de la téte du deuxieme metacarpien. Ann Chi Main 11: 40-45

Elliot D (2004) Sepecific flap for the thumb. Technique in Hand and Upper Extremity Surgery 8 : 198-211

Foucher G, Brau JB (1979) A new island flap transfer from the dorsum of the index to the thumb. Plast Reconstr Surg 63: 344-349

Hilfenfeldt O (1950) Operativer Daumenersatz und Beseitigung von Greif-Störungen bei Fingerverlust. Enke Stuttgart

Holevich J (1963) A new method of restoring sensibility of the thumb. J Bone Jt Surg. 45 B: 496-502

3.5 Mittelgelenk- und Mittelglieddefekte

3.5.1 Retrograd gestielter homodigitaler Insellappen nach Oberlin

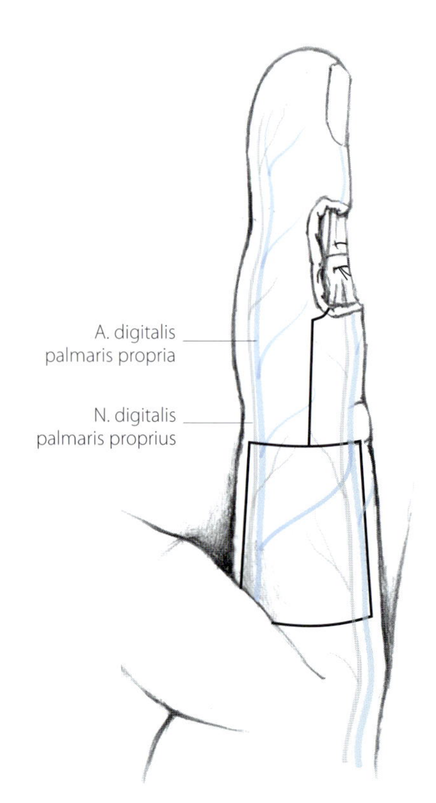

Prinzip

Insellappen aus der Seite des Fingergrundgliedes zur Deckung eines Weichteildefektes im Bereich des Mittelgliedes und Endgelenkes. Die Blutversorgung wird, aufgrund der zahlreichen Anastomosen beider beugeseitigen Arterien im Bereich des Fingerendgliedes retrograd gewährleistet.

Indikation

- Dorsal oder palmar gelegene Weichteildefekte im Bereich des Mittelgliedes und der angrenzenden End- und Mittelgelenke. Der Lappen wird in einer Größe bis zweimal 3 cm entnommen.
- Präoperativ ist ein digitaler Allen-Test erforderlich, um die ausreichende Blutversorgung über die A. digitalis palmaris propria zu überprüfen.

Kommentar

Die Präparation des Lappenstiels erfolgt subtil unter optischer Vergrößerung und bedarf gewisser Erfahrung in mikrochirurgischer Technik. Bei dieser Lappenplastik stört die Entnahmestelle kaum und kein gesunder Finger wird beschädigt. Auch aus ästhetischer Sicht ist der Lappen ausgezeichnet.

Technik

- Plexusanästhesie und Oberarmblutleere.
- Nach Anfrischen der Wundränder wird eine Schablone vom Defekt angefertigt. Die Entnahmestelle ist die laterale Seite des Fingergrundgliedes. Der Lappen wird etwa 3-4 mm größer als der Defekt gezeichnet. Zunächst wird der beugeseitige laterale Schnitt vorgenommen mit Verlängerung nach proximal und distal. Darstellung des Gefäß-Nerven-Bündels außerhalb des Lappens.
- Unter Kontrolle der Lupenbrille werden die Gefäße vom Nerv getrennt. Die Gefäße werden mit der umgebenden Fettschicht mobilisiert.
- Kurze Eröffnung der Blutleere, Einklemmen der Arterie und Prüfen der Durchblutung des Fingers. Erst wenn diese sichergestellt ist, wird der Lappen mobilisiert. Die Präparation erfolgt von dorsal nach palmar und umgekehrt auf die versorgende

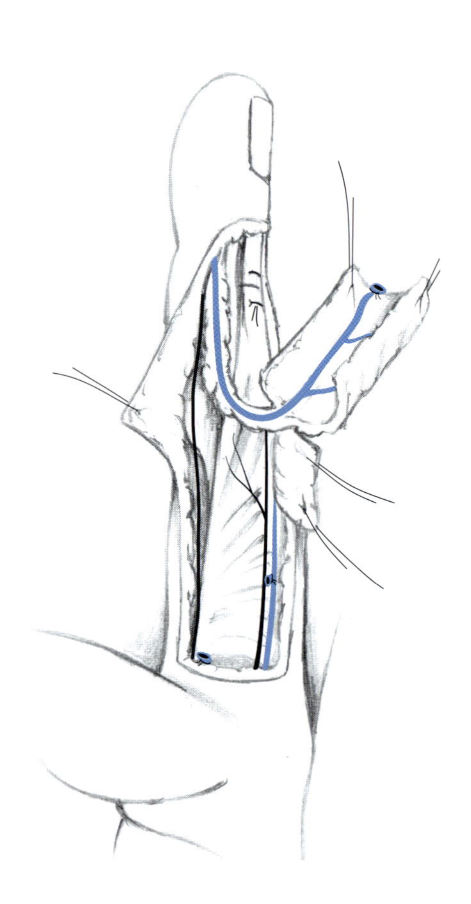

Arterie zu. Schonung des Peritendineums. Die seitlichen Gefäßäste werden koaguliert und durchtrennt.
- Unterbinden und Durchtrennung der Gefäße am proximalen Lappenrand. Mobilisation des Lappens samt der versorgenden Gefäße, von proximal nach distal, unter Schonung des digitalen Nervens.
- Der Gefäßstiel wird samt dem umliegenden Fettgewebe distalwärts mobilisiert bis eine ausreichende Länge erreicht ist. Der Drehpunkt liegt etwa auf halber Strecke zwischen Defekt und distalem Lappenrand. Eine weitere Präparation im Bereich des distalen Drittels des Mittelgliedes ist zu vermeiden, um die Gefäßanastomose nicht zu gefährden.
- Eröffnung der Blutleere und Blutstillung.
- Der Lappen wird in den Defekt geschwenkt. Der Gefäßstiel wird um fast 180° umgeknickt. Sicherstellung der Lappendurchblutung.
- Fixation des Lappens mit wenigen 5 x 0 Nylonnähten. Die Wunde wird im Bereich des Gefäßstieles offen belassen oder nur locker adaptiert, um Druck auf die Gefäße zu vermeiden.
- Der Entnahmedefekt wird mit Vollhauttransplantat verschlossen.

Komplikationen

Teilnekrose bis zum Lappenverlust bei starkem Knick oder Kompression des Gefäßstiels, bzw. durch Thrombose. Außerdem Nekrose der Fingerkuppe bei Zerstörung der Gefäßanastomosen.

Nachbehandlung

Lockerer Verband mit Fettgaze. Fingerschiene für eine Woche. Regelmäßige Kontrolle der Lappenperfusion in den ersten zwei Tagen postoperativ.

Ergebnisse

Die identische Hautqualität ist von Vorteil und bringt ein gutes äußerliches Bild. Eine Schutzsensibilität entsteht nach etwa 4–6 Monaten.

Alternative Technik

- **Kreuzfingerlappen** (► Abschn. 3.4.3). Mit dieser Lappenplastik können solche beuge- oder streckseitigen Defekte gedeckt werden. Die Operationstechnik ist einfacher und sicherer, mit dem Nachteil der Schädigung des gesunden Nachbarfingers.
- **Fähnchenlappen** (► Abschn. 3.5.2): Ebenso wie beim Kreuzfingerlappen wird bei diesem Verfahren der Nachbarfinger als Spender verwendet. Der Lappen wird vom R. dorsalis der A. digitalis palmaris propria versorgt. Der Lappen kann die gesamte dorsale Seite des Fingermittelgelenkes umfassen. Der Lappen kann anti- oder retrograd gestielt gehoben werden. Die Sensibilität kann durch Mitnahme des dorsalen Nervenastes und Anschluss an den palmaren Digitalnerv wiederhergestellt werden.

Literatur

Adami R et al (1995) A reverse vascular autograft finger island flap. A review of 15 cases of the literature. Ann Chir. Main. 44 : 169–181

Büchler U, Frey HP (1988) The dorsal middle phalangeal finger flap. Handchir Mikrochir Plast Chir 20: 230–243

Oberlin C, Sarcy JJ, Alnot JY (1988) Apport artériel cutané de la main. Application à la réalisation des lambeaux en ilot. Ann Chir Main 7 : 122–125

Vögelin E, Büchler U (2001) Retrograde (Neuro) Vascular Island Flaps from the Dorsum of the Finger. Techniques in Hand and Upper Extremity Surgery 5: 78–84

3.5.2 Fähnchenlappen nach Vilain

Prinzip

Ein Transpositionslappen mit einem langem Stiel und definierter Blutversorgung im Sinne vom Axial-Pattern-Typ (»axial flag flap«). Der Lappen hat einen relativ großen Verschieberadius.

Indikation

- Weichteildefekt streck- oder beugeseitig des Grundgliedes und des Mittelgelenkes.
- Außerdem zur Erweiterung und Korrektur des Zwischenfingerraumes. Diese Lappenplastik ist indiziert, wenn homodigitale oder Kreuzfingerlappen nicht ausreichen oder nicht in Betracht kommen.
- Bei Schädigung einer der palmaren Arterien ist die Fähnchenlappenplastik kontraindiziert.

Kommentar

Der Lappen ist vielseitig anwendbar. Die Präparation des Lappenstiels ist anspruchsvoll und erfolgt unter optischer Vergrößerung. Der Lappen kann aus demselben verletzten Finger (homodigital) oder aus dem benachbarten Finger (heterodigital) entnommen werden. Die Verbindung beider Finger ist weniger störend als bei dem Kreuzfingerlappen aufgrund des langen Lappenstiels. Zur Vermeidung dieser Verbindung ist es möglich, den Lappen als Insellappen am Gefäßstiel zu mobilisieren.

Der dorsale Nerv kann als Transplantat verwendet werden – zur Überbrückung eines beugeseitigen Nervendefektes und dadurch zur Wiederherstellung der Sensibilität der Fingerkuppe.

Technik

- Plexusanästhesie und Blutsperre, damit die Gefäße besser sichtbar bleiben. Die dorsalen Venen des Fingergrundgliedes werden vorher auf der Haut markiert.
- Bestimmung der Lappengröße und -form mittels einer Schablone und Bestimmung der Entnahmestelle aus demselben oder aus den benachbarten Fingern unter Berücksichtigung des Drehpunktes und des Schwenkradius.
- Zeichnen des Lappens etwa 3–4 mm größer als der Defekt. Der Lappenstiel liegt auf der Seite des Defektes und umfasst etwa die Hälfte der Streckseite des Grundgliedes.

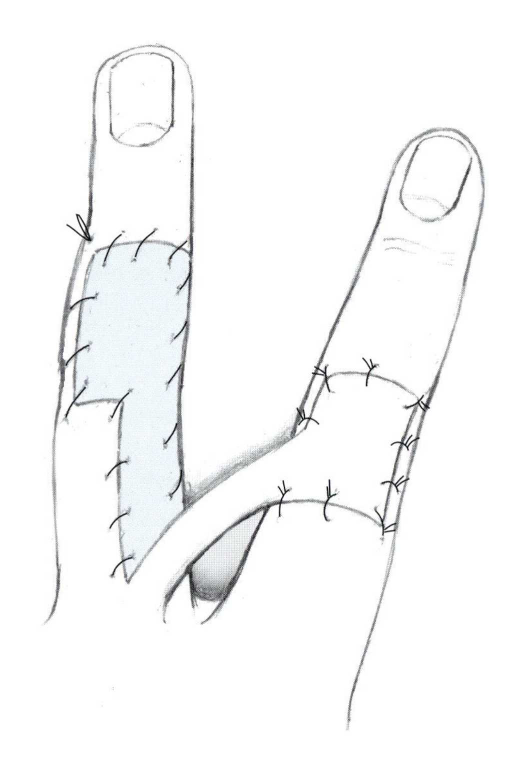

- Zunächst wird der Lappenstiel durch die längs verlaufenden Schnitte mobilisiert, der eine Schnitt ist mediodorsal und der andere etwa in der Mittellinie des Grundgliedes gelegen.
- Der Lappen wird in typischer Weise von distal nach proximal mobilisiert. Das subkutane Fettgewebe mit dem Gefäßnetz bleibt am Lappen und das Peritendineum auf der Streckaponeurose. Es ist darauf zu achten, dass neben dem N. digitalis dorsalis auch eine Vene im Lappenstiel erhalten bleibt.
- Eröffnung der Blutleere und Blutstillung, Beurteilung der Lappendurchblutung. Verlagerung des Lappen in den Defekt. Der Lappen wird um 90° gedreht. Keine Torsion des Stiels!
- Lockere Naht des Lappens. Die Spenderstelle wird mit Vollhauttransplantat geschlossen. Der Stiel kann offen unversorgt bleiben oder mit Epigard gedeckt werden.

Komplikationen

Der venöse Abfluss ist für das Überleben des Lappens entscheidend. Bei Torsion oder Umdrehen des Lappenstiels über 90° besteht die Gefahr der Lappennekrose. Der Lappenstiel muss lang genug sein, damit der Lappen spannungsfrei und ohne extreme Beugestellung des Fingers transplantiert werden kann.

Nachbehandlung

- Lockerer Verband mit Fettgaze. Mehrmalige Kontrolle des Lappens in den ersten Tagen.
- Ruhigstellung auf einer palmaren Zweifingerschiene für 2 Wochen.
- Durchtrennung des Lappenstiels bei heterodigitaler Form nach 3 Wochen in Lokalanästhesie. Der Lappenstiel kann zurückverlagert werden.

Ergebnisse

Vergleichbar mit anderen lokalen Lappen.

Alternative Technik

Insellappen-Variante: Nach Darstellung der A. digitalis dorsalis mit den Begleitvenen und des dorsalen Nervens wird der Lappen umschnitten. Der Gefäß-Nerven-Stiel wird mit der Fettschicht mobilisiert. Der Lappen wird wie üblich von distal nach proximal gehoben. Die Lappengröße kann die gesamte dorsale Seite des Fingergrundgliedes umfassen. Der Lappenstiel wird subkutan versenkt und die Wunde locker adaptiert, um Druck auf dem Gefäßstiel zu vermeiden.

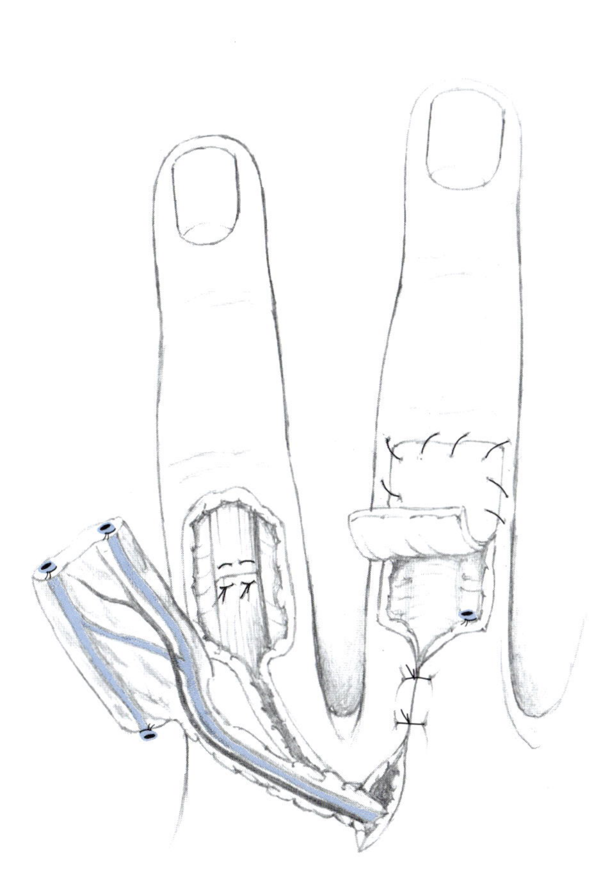

Als Alternativen kommen folgende Lappenplastiken in Betracht:

- **Kreuzfingerlappen** (▶ Abschn. 3.4.3): Bei dieser Lappenplastik bleibt die Bewegungsfreiheit der Finger bis zur Lappendurchtrennung eingeschränkt. Die umgekehrte Form zur Deckung von dorsalen Defekten ist riskanter als der Fähnchenlappen.
- **Laterodigitaler Verschiebelappen** (▶ Abschn. 3.6.1): Mit diesem Lappen können nur kleinere Defekte im Bereich des Grundgliedes und des Grundgelenkes versorgt werden. Zur Vertiefung oder Bildung einer Kommissur werden zwei Lappen aus dem beteiligten Finger mobilisiert (Bunnell, Seagull).

Literatur

Bunnell S (1956) Surgery of the hand. 3 rd ed. Lppincatt Philadelphie.

Colson P (1984) Le lambeau lateral-digital. In : Tubiana R (ed) : Traité de Chirurgie de la Main. Tome 2 : Techniques chirurgicales. Traumatismes de la main PP 261-277 Masson Paris

Foucher G, Norris RW (1988) The venous dorsal digital island flap or the «Neutral" Flap. Br J Plast Surg 41: 337-343

Mitz V, senly G (1975) A propos de lútilisation du lambeau en drapeau dans le couverture des pertes de substance de la roisième phalange. Ann Chir Plast 20 : 337-342

Smith PJ, Harrison SH (1982) The « seagull-flap » for syndactyly. Br J Plast Surg 35: 390-393

Vilain R. Dupuis JF (1973) Use of the flag flap for coverage of a small area on a finger or the palm. Plast Reconstr Surg 51: 397-401

3.6 Grundglied- und Zwischenfingerdefekte

3.6.1 Laterodigitaler Lappen

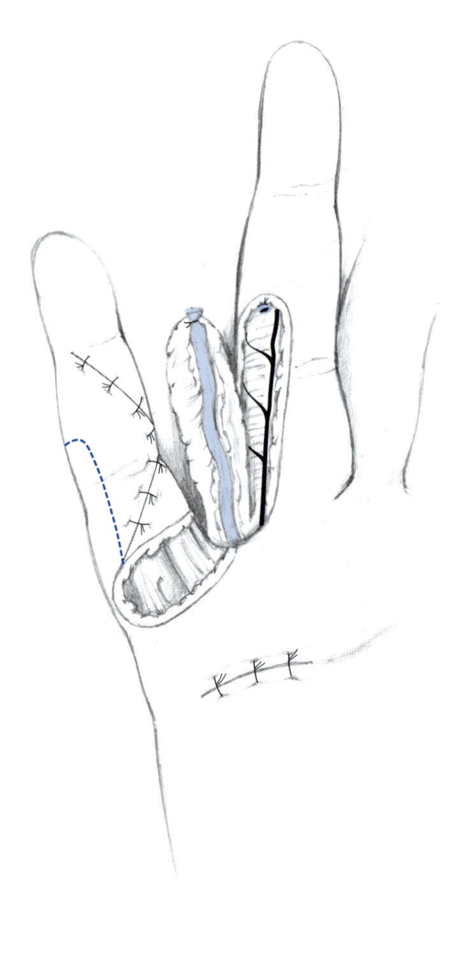

Prinzip

Ein Schwenklappen ohne definierte Gefäßversorgung aus der lateralen Fingerseite (»random flap«). Bei dem zungenförmigen Lappen darf das Verhältnis Breite/Länge von 1/3 nicht überschritten werden.

Indikation

- Defekte auf der Beuge- oder Streckseite des Fingergrundgliedes und des Mittelgelenkes.
- Zur Vertiefung der Kommissur z.B. nach Verbrennung.
- Korrektur von extremer Beugekontraktur des Fingergrund- oder Mittelgelenkes, wie z.B. bei Morbus Dupuytren.
- Bei Quetschverletzungen mit fraglicher Durchblutung ist diese Lappenplastik kontraindiziert.

Kommentar

Der Lappen ist durch die gute Blutversorgung als sicher zu bezeichnen.

Die Operationstechnik ist nicht kompliziert und benötigt keine besonderen Instrumente. Der Lappen kann aus jeder Seite des Fingers entnommen werden, eventuell auch doppelseitig. Dadurch können größere Defekte in Höhe des Fingergrundgelenkes und der Kommissur gedeckt werden.

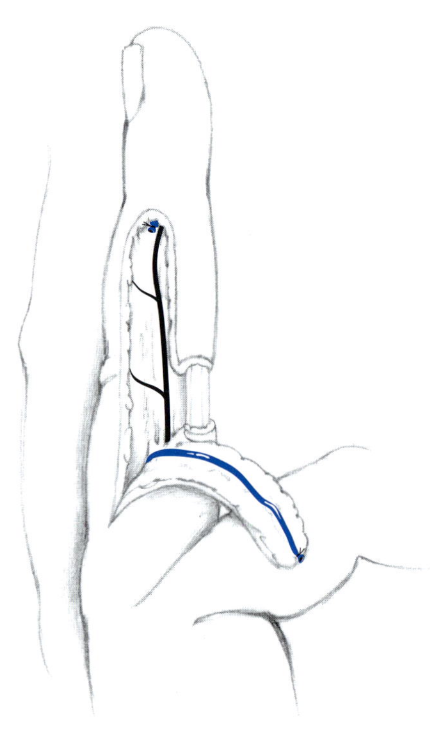

Technik

- Plexusanästhesie und Blutleere.
- Reinigung des Defektes und Anfrischen der Wundränder.
- Anfertigen einer Schablone vom Defekt.
- Anhand der Schablone wird unter Berücksichtigung des Drehpunktes die Lage und Größe des Lappens bestimmt. Der Lappen wird um 3–4 mm größer als der Defekt geplant.
- Bei einer **Dupuytren'schen Kontraktur** wird der Hautschnitt im Bereich des Fingers L-förmig durchgeführt. Nach Entfernung des Kontrakturstranges und Streckung des Fingers kann die Größe des Defektes bestimmt und der Lappen geplant werden. Scheint die Durchblutung des kleinen Fingers nach der Streckung nicht ausreichend zu

sein, so kann die ulnare Seite des Ringfingers als Spender gewählt werden. Der Lappen wird kommissurübergreifend transponiert.

- Der Lappen kann die gesamte ulnare oder radiale Seite des Fingermittel- und/oder Grundgliedes umfassen, wobei das Verhältnis Breite/Länge von 3/1 zu berücksichtigen ist.
- Das beugeseitige Gefäß-Nerven-Bündel bleibt intakt, die seitlichen Äste werden koaguliert und durchtrennt. Der Lappen wird samt des subkutanen Fettgewebes von distal nach proximal gehoben.
- Eröffnung der Blutleere und Blutstillung. Sicherstellung der Perfusion des Lappens.
- Der Lappen wird um 90° geschwenkt und in den Defekt eingenäht.
- Die Entnahmestelle wird mit Vollhauttransplantat gedeckt.

Komplikationen

- Teilnekrose des Lappens bei Überschreiten des erforderlichen Verhältnisses Breite/Länge oder bei Nicht-Mitnahme des subkutanen Fettgewebes. Auf jeden Fall soll die Durchblutung gesichert sein, bevor der Lappen eingenäht wird.
- Kommissureinengung bei übergreifender Form. In diesem Fall muss der Lappen lang genug sein und weiter nach proximal mobilisiert werden.

Nachbehandlung

- Lockerer Verband mit Fettgaze.
- Ruhigstellung auf einer gut gepolsterten palmaren Schiene für 10 Tage. Danach Beginn mit aktiven Übungen.

Ergebnisse

Sowohl der Lappen als auch die Entnahmestelle beeinträchtigen nicht die Handfunktion. Auch in ästhetischer Hinsicht sind die Ergebnisse in der Regel sehr gut.

Alternative Technik

- Der Fähnchenlappen (► Abschn. 3.5.2)
- Der dorsale intermetackrpale Lappen (► Abschn. 3.6.2). Diese Lappenplastik ist sicher anspruchsvoller und schwieriger, außerdem ist die Blutversorgung im ulnaren Anteil der Mittelhand nicht immer ausreichend.

Literatur

Colson P (1984) Le lambeau latero-digital. In : Tubiana R. (ed) : Traité de chirurgie de la main Tome 2 Techniques chirurgicales. Traumatismes de la main PP 261-277 Masson Paris

Joshi BB (1972) Dorsolateral flap from the same finger to release flexion contracture. Plast Reconst Surg 49: 186-189

Ozedimr O, Coskuno E, Ozalep T (2004) An alterantive approach in the treatment of Dupuytren's contracture skin defects: First dorsal metacarpal artery island flap. Techniques in Hand and upper Extremity Surgery 8: 16-20

Tanzer RC (1948) Correction of interdigital burn contracture of the hand. Plast Reconst Surg 3: 434-438

3.6.2 Dorsaler intermetakarpaler Lappen

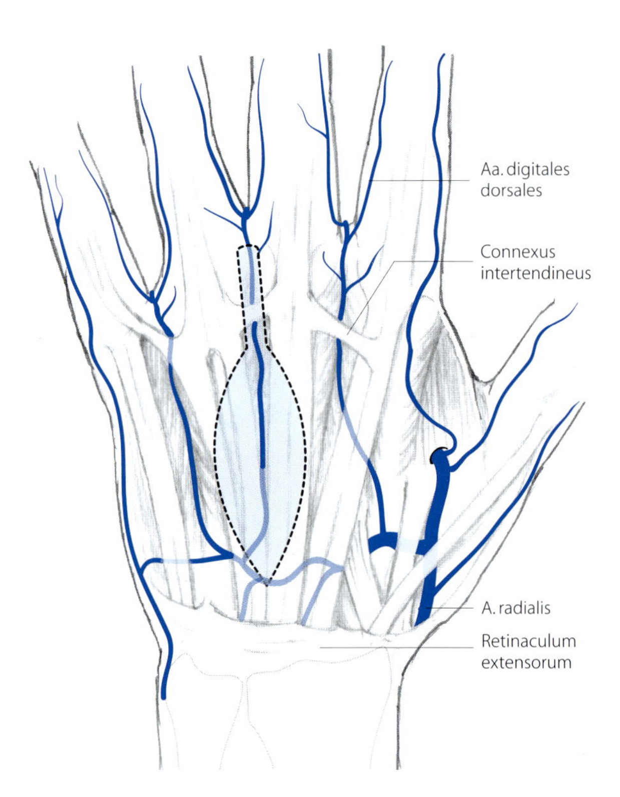

Prinzip

Die Blutversorgung dieses Insellappens erfolgt durch die dorsale Metakarpalarterie (DMA) im Sinne eines »axial pattern flap«. Die verlässlich ausgebildeten Anastomosen zwischen den DMA und dem palmaren Gefäßsystem in Höhe der Fingergrundgelenke ermöglichen die Entnahme eines retrograd gestielten Lappens aus dem Handrücken. Der Lappen kann um 180° gedreht und zur Defektdeckung im Bereich des Fingergrundgliedes und der Kommissur verwendet werden. Proximal gestielte Lappen an der 1. DMA wird zur Defektdeckung im Daumenbereich verwendet (s. Foucher-Lappen, ▶ Abschn. 3.4.6).

Indikation

- Weichteildefekte streckseitig des Fingergrundgliedes und der angrenzenden Gelenke. Zur Deckung von mehreren Grundgelenken wird der schmale Lappen quer transplantiert.
- Beseitigung von Narbenkontrakturen der Kommissuren oder zur Kommissurbildung bei Syndaktylie, insbesondere bei Rezidivfällen.
- In Ausnahmen zur Defektdeckung in der Hohlhand, z.B. bei Dupuytren'scher Kontraktur. Hier haben andere Verfahren wie die »open palm technique« oder freie Hauttransplantation den Vorzug.

Kommentar

Am sichersten ist die 2. DMA, deshalb wird diese Lappenplastik überwiegend zur Defektdeckung im Bereich der Grundglieder des Zeige- und/oder Mittelfingers verwendet. Die Präsenz und Lumenstärke der DMA nehmen von radial nach ulnar hin ab. Am besten werden die Arterien und die Anastomosen vorher mittels Dopplersonde gesichert. Die Präparation des Gefäßstiels ist anspruchsvoll und erfordert eine optische Vergrößerung. Die Arterie kann dünn sein und tief liegen. Der Lappenstiel ist relativ dick und bleibt auffällig. Der Hebedefekt kann in der Regel primär ohne zusätzliche Hauttransplantation verschlossen werden.

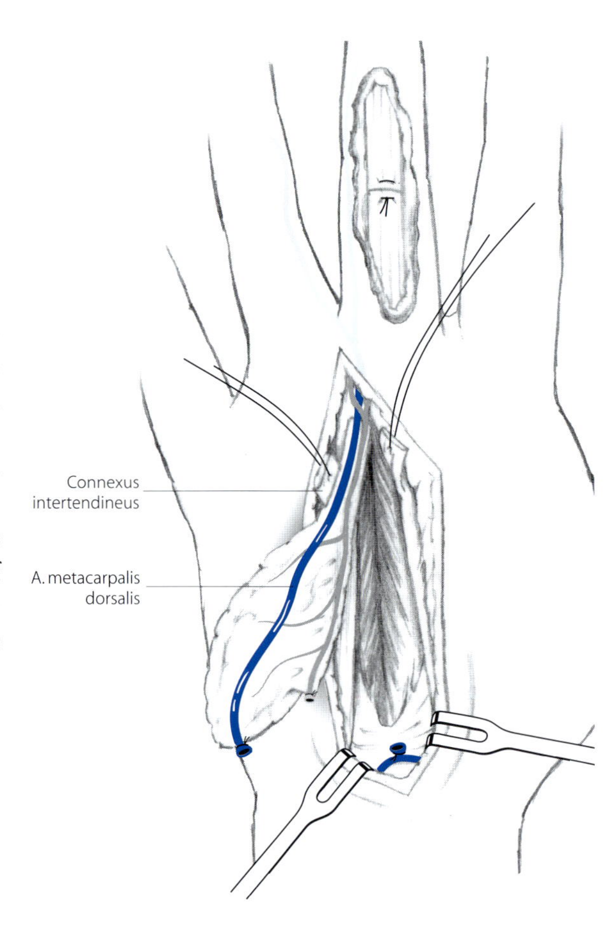

Technik

- Plexusanästhesie und Oberarmblutleere.
- Anhand einer Schablone werden Form und Größe des Defektes bestimmt. Der Drehpunkt liegt zwischen den Köpfen der Mittelhandknochen.

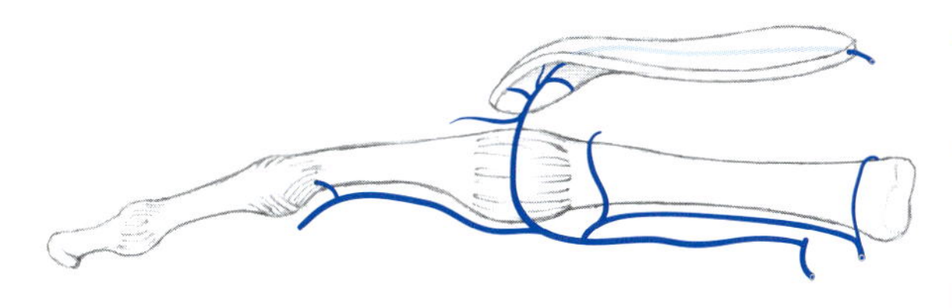

Die Lappenachse liegt im Intermetakarpalraum. Der Lappen kann die Länge der gesamten Mittelhand haben und nicht breiter als 3 cm sein.

- Bestimmung der Entnahmestelle und Einzeichnen des Lappens.
- Umschneiden des Lappens; vom distalen Lappenrand bis zum MP-Gelenk wird die Inzision verlängert. Ein schmaler Hautstreifen wird mitgehoben zur Deckung des Gefäßstiels. Oberflächliche Hautvenen werden legiert und durchtrennt.
- Die Präparation erfolgt von proximal nach distal. Die Muskelfaszie wird mit entnommen. Die DMA wird in Höhe der Basis der MHK dargestellt. Ihre Verbindungen zum palmaren Gefäßsystem und zum Rete carpale dorsale werden unterbunden. Weitere Mobilisation nach distal. Der Connexus intertendineus wird durchtrennt. Die proximal des Lig. metacarpale transversum profundum gelegene Gefäßverbindung zur Palmarseite wird unterbunden. Erst jetzt ist die Rotation des Lappenstiels spannungsfrei möglich. Die distale Anastomose wird nicht freigelegt, um Verletzungen zu vermeiden.
- Eröffnung der Blutleere und Blutstillung. Überprüfung der Lappendurchblutung.
- Der Lappen wird entweder subkutan oder, noch besser, nach Hautinzision offen unter Kontrolle der Lappenperfusion in den Defekt verlagert und locker eingenäht.
- Der Hebedefekt kann in der Regel primär verschlossen werden. Der relativ dicke Lappenstiel kann den Wundverschluss verhindern. Um eine Kompression zu vermeiden, sollte der Lappenstiel mit einem kleinen Spalthauttransplantat gedeckt werden oder primär mit einem schmalen Hautstreifen mobilisiert werden.

Komplikationen

- Teil- oder Vollnekrose des Lappens bei Kompression oder Torsion des Gefäßstieles (ca. 10-20% der Fälle).
- Stase oder sekundäre Nekrose bei Skelettieren des Gefäßstieles oder infolge einer Thrombose.
- Sensibilitätsverlust bei Schädigung oder Mitentnahme der dorsalen Fingernerven.

Nachbehandlung

Lockerer Verband und regelmäßige Kontrolle der Lappenperfusion. Ruhigstellung auf einer palmaren Gipsschiene für eine Woche.

Ergebnisse

In der Literatur wird eine Lappenverlustrate von etwa 10% angegeben. Eine partielle Nekrose des distalen Lappenabschnittes wird häufiger beobachtet, besonders bei einem zu langen oder ulnar gelegenen Lappen.

Alternative Technik

- Proximal gestielter Insellappen aus der Streckseite des Grundgliedes des benachbarten Fingers: Foucher-Lappen aus dem Zeigefinger oder nach Earley und Milner aus dem Mittelfinger.
- Fähnchenlappen aus der Streckseite eines Fingermittelgliedes (▶ Abschn. 3.5.2).
- Dorsaler Kreuzfingerlappen (▶ Abschn. 3.4.3).

Literatur

Earley MJ, Millner RH (1987) Dorsal metacarpal flaps. Br J Plast Surg 40: 333-341
Gregory HV et al (2006) Erfahrungen mit der distal gestielten, dorsalen Metacarpalarterien (DMCA)-Lappenplastik und ihrer Varianten in 41 Fällen. Handchir Mikrochir Plast Chir 38: 75-81
Maruyama Y (1990) The reverse metacarpal flap. Br J Plast Surg 43: 24-27
Ozdemir O, Coskunol E, Ozalp T (2004) An alternative approach in the treatment of Dupuytren's contracture skin defects: First dorsal metacarpal artery island flap. Techniques in Hand and Upper Extremity Surgery 8: 16-20
Preisser P, Marx A, Klinzig S, Partecke B-D (2001) Deckung von Defekten an den Fingergrundgliedern durch distal an den dorsalen Metacarpalarterien gestielte Lappen. Handchir Mikrochir Plast Chir 33: 83-88
Segura-Castillo JL et al (2003) Clinical experience, using the dorsal reverse metacarpal flap for the treatment of congenital syndactyly: Report of four cases. Techniques in Hand an Upper Extremity Surgery 7: 164-167
Yu GR et al (2005) Microsurgical second dorsal metacarpal artery cutaneous and tenocutaneous flap for distal finger reconstruction: anatomic study and clinical application. Microsurgery 25: 30-35

3.6.3 Colson-Lappen

Prinzip

Kreuzarm-Lappenplastik. Der Lappen wird aus der Außen- oder Innenseite des Oberarmes entnommen zur Deckung von Defekten auf der Streck- oder Beugeseite der kontralateralen Finger. Der doppelt gestielte Brückenlappen kann fettarm gehoben werden, ohne die Blutversorgung zu gefährden.

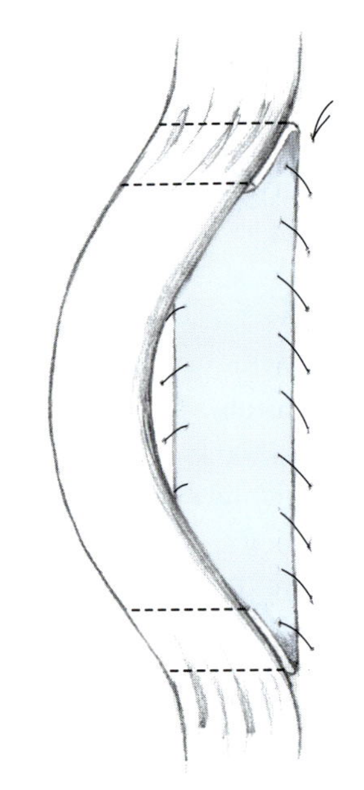

Indikation

- Größere Defekte auf der Streck- oder Beugeseite eines oder mehrerer Finger, bei denen die freie Hauttransplantation nicht in Betracht kommt oder lokale Lappenplastiken nicht ausreichend sind.
- Sekundäre Korrektur von ausgedehnten instabilen Narben, z.B. nach Verbrennung oder zur Beseitigung von mehreren Beugekontrakturen der Fingergelenke.

Kommentar

Die Lappenplastik ist als einfach und sicher zu bezeichnen.

Für den Patienten ist die Zwangsruhigstellung beider Arme lästig. Bei Defektdeckung an mehreren Fingern entsteht eine artifizielle Syndaktylie, die später getrennt werden muss.

Eine Entfettung des Lappens ist in der Regel nicht erforderlich. Der Hebedefekt kann je nach Beschaffenheit der Oberarmhaut und Defektgröße entweder primär verschlossen oder später korrigiert werden. Um die Zwangshaltung zu vermeiden, werden freie Lappenplastiken mit mikrovaskulärem Anschluss von den meisten Autoren bevorzugt.

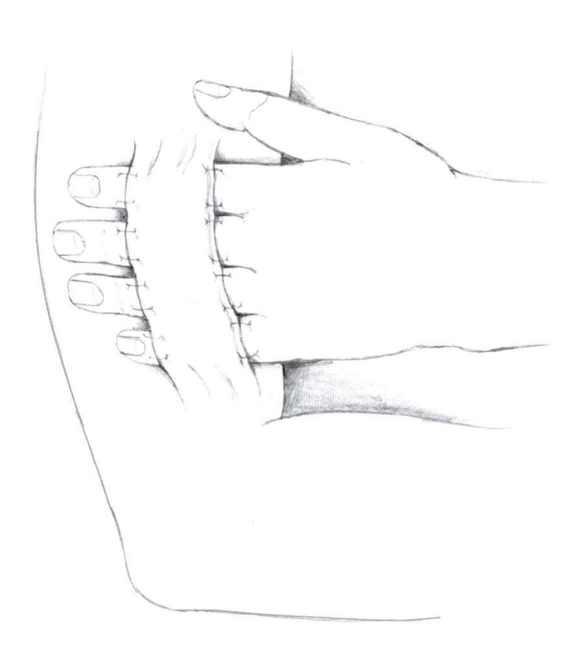

Technik

- Die Operation erfolgt in Allgemeinnarkose und Rückenlage. Beide Arme werden mobil abgedeckt.
- An der verletzten Hand werden die Wunden in Oberarmblutleere gereinigt und die Wundränder sparsam angefrischt. Verletzte tiefe Strukturen werden versorgt.
- Wenn mehrere Finger betroffen sind, werden die seitlichen Wundränder bis zur mediolateralen Linie mobilisiert und miteinander vernäht. Dadurch bildet sich eine lückenlose Wundfläche.
- Eröffnung der Blutleere und Blutstillung.
- Bestimmung der Entnahmestelle: für streckseitige Defekte wird die Oberarmaußenseite und für beugeseitige die Oberarminnenseite verwendet. Die verletzte Hand wird am kontralateralen Oberarm in einer für den Patienten angenehmen Position angelegt. Die Ecken des Lappens werden gemäß der Defektgröße markiert.

- Zwei längs verlaufende Inzisionen am Oberarm. Der Abstand dazwischen entspricht der Breite des Defektes. Die Schnittlänge wird so gewählt, dass der oder die verletzten Finger locker darunter passen.
- Die Hautbrücke wird knapp im subkutanen Bereich abpräpariert.
- Bis zu einer Lappenbreite von etwa 6 cm kann der Entnahmedefekt primär verschlossen werden. Dafür sind schräge Entlastungsschnitte am proximalen und distalen Schnittende zur Mobilisation der Hautränder hilfreich.
- Bleibt nach Mobilisation der Wundränder ein Defekt zurück, so wird dieser mit einem dicken Spalthauttransplantat gedeckt.
- Wegen der Infektionsgefahr bei offenen Wunden ist darauf zu achten, dass die Lappenstiele mit dem Hauttransplantat oder mit Epigard gedeckt werden.
- Die verletzten Finger werden in die entstandene Hauttasche eingebracht und der Lappen mit den Defekträndern vernäht.
- Bei angelegter Syndaktylie ist darauf zu achten, dass ausreichende Zwischenräume vorhanden sind, um genügende Hautreserven für die spätere Trennung zu haben.
- Sicherung der Finger am Oberarm durch Nähte mit 2 x 0 Faden, um einen Lappenausriss zu verhindern.

Komplikationen

- Lappenausriss in der Aufwachphase oder bei unkontrollierter Bewegung im Schlaf.
- Durchblutungsstörung bei zu hoher Spannung oder Strangulation der Lappenstiele.
- Bei älteren Patienten kann es nach der 3-wöchigen Ruhigstellung zu Bewegungseinschränkung der Schulter und des Ellenbogens kommen. Eine krankengymnastische Übungstherapie ist dann erforderlich.

Nachbehandlung

- Einlegen von Mullkompressen zwischen den Fingern und zwischen Hand und Oberarm, um eine Hautmazeration zu verhindern. Ebenso Einlegen von gepuderten Mullkompressen in die Achselhöhlen. Beide Arme werden miteinander mittels Tapeverband oder Gipsschiene verbunden. Der kontralaterale Unterarm wird für die ersten Tage mit fixiert.
- Zur Vermeidung von Gelenkkontrakturen muss frühzeitig mit Bewegungsübungen für Schulter und Ellenbogen begonnen werden.
- Die Durchtrennung der Lappenstiele erfolgt nach 3 Wochen. Die Syndaktylietrennung sollte erst 3-4 Wochen später schrittweise erfolgen. In der Zwischenzeit Bewegungsübungen der Fingergelenke und des Handgelenkes.

Ergebnisse

Der Lappen ist sehr zuverlässig. Die Hautqualität ist für die Fingerfunktion sehr gut geeignet. Die Lappenentnahmestelle bedarf oft einer späteren Korrektur. Die Sensibilität im Bereich des Lappens ist und bleibt eingeschränkt.

Alternative Technik

- Die Haut zweier Finger lässt sich ohne Syndaktyliebildung ersetzen. Anstatt des Brückenlappens werden zwei eigenständige Lappen gebildet, der eine mit einem kaudalen und der andere mit einem kranialen Stiel.
- Freie Lappenplastik mit mikrochirurgischem Gefäßanschluss: Hier sind ebenfalls sekundäre Operationen zur Syndaktylietrennung sowie Lappenentfettung notwendig.

Literatur

Colson P, Janvier H (1984) Le lambeau-greffe. In : Tubiana R (ed .) Traité de Chirurgie de la Main. Tome 2: Techniques chirurgicales. Traumatismes de la Main: 277-307. Mason Paris.

McCash CR (1956) Cross-arm bridge flaps in the repair of flexion contractures of the fingers. Br J Plast Surg 9:25-33

Zoltán J (1984) Hautersatzverfahren. Karger Basel München Paris

3.7 Mittelhand

3.7.1 Lokale Lappen des Handrückens

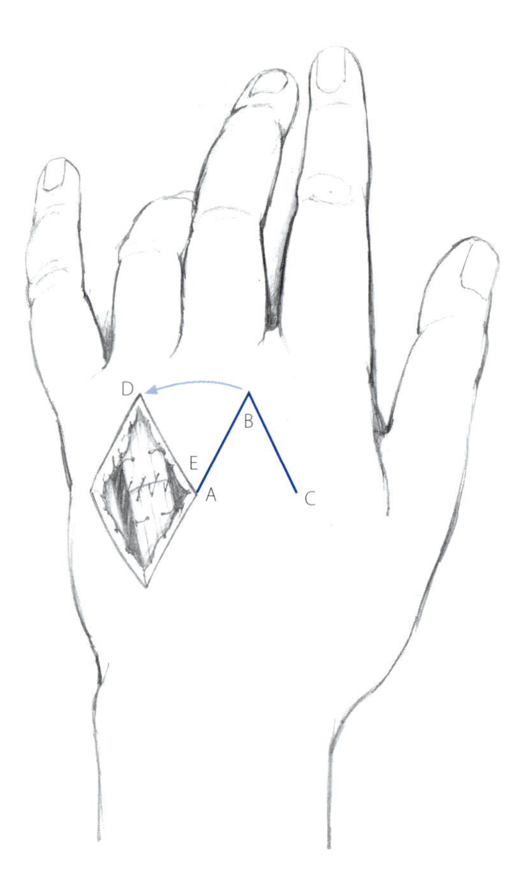

Prinzip

Defektdeckung mittels ortständiger Haut, dafür wird ein Teil der Haut nah dem Defekt mobilisiert. Je nach Größe und Lokalisation des Defektes kann die Spenderstelle entweder direkt oder mittels freien Hauttransplantats verschlossen werden. Da diese Hautlappen keine definierte Gefäßversorgung (»random pattern flaps«) haben, muss das Verhältnis Breite/Länge von 1/3 unbedingt beachtet werden.

Indikation

- Kleinere und tiefe Defekte im Bereich des Handrückens. Bis zu einer Defektgröße von fast der Hälfte des Handrückens ist die lokale Hautlappenplastik noch möglich, vorausgesetzt die restliche Haut ist intakt. Auch Defekte im Bereich der Fingergrundgelenke oder der Kommissuren können mit diesen Lappen gedeckt werden.
- Bei rekonstruktiven Eingriffen an Sehnen, die einen einwandfreien Weichteilmantel mit guter Gleitfähigkeit erfordern.

Kommentar

Die Technik ist einfach und der Entnahmeschaden ist minimal. Die funktionellen und ästhetischen Ergebnisse sind sehr gut. Die ortsrändige Haut ist sensibel versorgt, und hat die gleiche Textur, Dicke und Farbe.

Die Hohlhandhaut ist weniger verschieblich und elastisch als die Haut im Bereich des Handrückens, deshalb kommen solche Lappenplastiken in der Hohlhand nicht in Betracht.

Technik

- Plexusanästhesie und Oberarmblutleere.
- Reinigung der Wunde, Débridement, sparsame Anfrischung der Wundränder, Versorgung der tiefen Strukturen.
- Bestimmung der Art der Weichteildeckung: freie Hauttransplantation oder Lappenplastik.

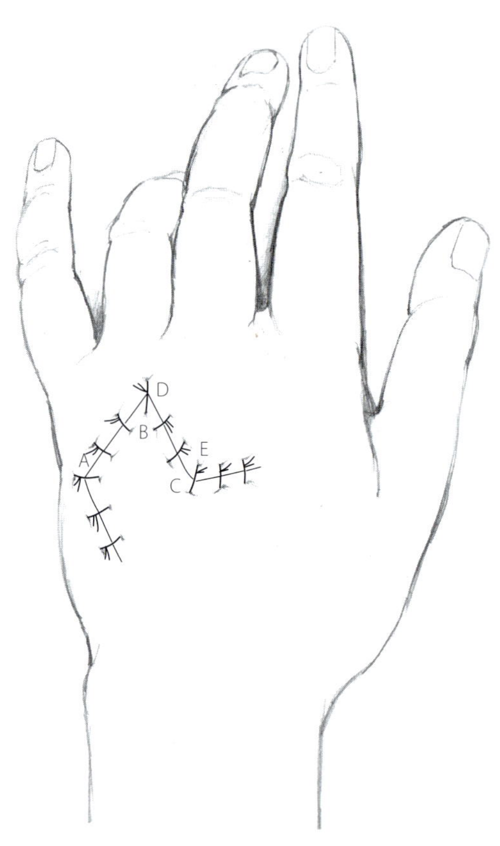

Transpositionslappen

Die Lappenplastik kann als Modifikation einer Z-Plastik angesehen werden, wobei der rautenförmige Defekt ein Schenkel des Z bildet.

- Lappenplanung: Verlängerung des diagonalen Wundrandes nach distal. Die Strecke ist 3-4 mm größer als der diagonale Wundrand (AB). Das Ende der Linie liegt etwa in Höhe der Defektecke (D). Der laterale Lappenrand bildet eine ähnlich lange Linie im 60°-Winkel zur ersten (BC).
- Beim runden Defekt kann ein ähnlicher Lappen gebildet werden. Der Defektrand wird verlängert. Die Strecke ist etwa 3–4 mm länger als der Defektdurchmesser. Der proximale Lappenrand ist bogenförmig und entspricht dem Defektrand.
- Umschneiden und Abpräparieren des Lappens. Das subkutane Fettgewebe bleibt am Lappen das Peritendineum auf der Strecksehne. Ebenso wird die Haut um den Defekt mobilisiert.
- Eröffnung der Blutleere und Blutstillung.
- Verschieben des Lappens in den Defekt. Der dreieckige Lappen verschließt den Hebedefekt.
- Wundverschluss mit einzelnen 5 x 0 Nähten, nach Einlegen einer Drainage.

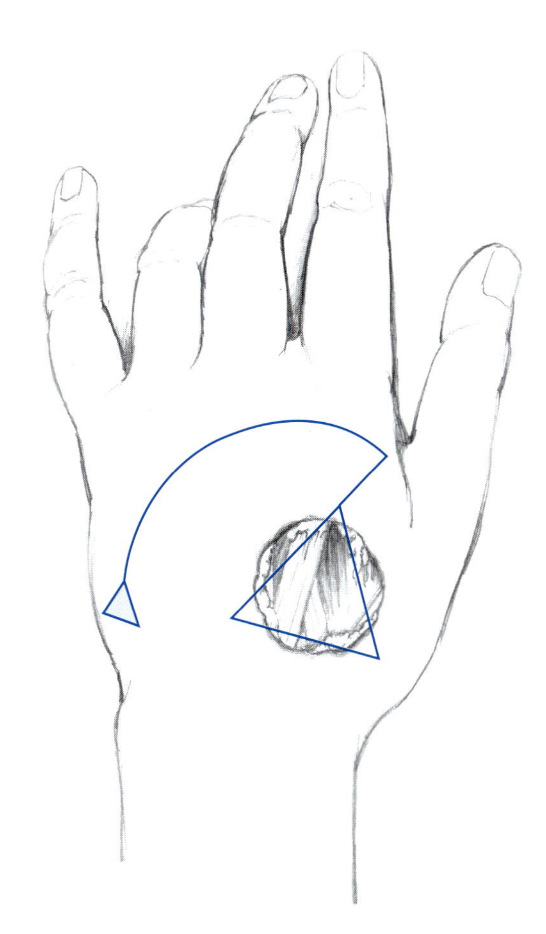

Rotationslappen

- Lappenplanung: Zeichnen des Defektes als Dreieck. Verlängerung des seitlichen Schenkels nach distal. Die Strecke ist 2–3 mm länger als der Defektdurchmesser. Der laterale Lappenrand ist bogenförmig, wobei das Verhältnis Breite/Länge von 1/3 beachtet werden muss.
- Die Lappenspitze wird mit Haltefäden fixiert und der Lappen von distal nach proximal abpräpariert.
- Eröffnung der Blutleere und Blutstillung, Einlegen einer Silikondrainage.
- Einnähen des Lappens in den Defekt. Zur Entspannung der Lappenbasis wird ein Dreieck lateral davon entnommen.

Schwenklappen

- Bei schmalen länglichen Defekten kann ein Brückenlappen parallel zum Defekt mobilisiert werden. Die Lappenachse kann je nach Lage des Defektes länger oder quer verlaufen.
- Eine Inzision wird parallel zum Defekt angelegt. Der Abstand zum Defekt bestimmt die Lappenbreite und soll 4–5 mm größer als die Läsion sein. Zur Bestimmung der Lappenlänge werden bei der bipedikulären Form jeweils 1–1,5 cm Stiellänge dazu addiert, wobei das Verhältnis Länge/Breite von 3/1 nicht überschritten werden darf. Beim runden oder viereckigen Defekt wird der Drehpunkt des Lappens bestimmt. Die Lappenlänge entspricht dem Abstand zwischen dem Drehpunkt und dem peripheren Defektrand. Die Lappenbreite beträgt mindestens 1/3 der Länge.
- Der Lappen wird in typischer Weise von dem Sehnengleitgewebe abpräpariert.
- Eröffnung der Blutleere und Blutstillung, Silikondrainage.
- Nach Verschieben und Naht des Lappens wird die Spenderstelle mit dicker Spalthaut oder einem Vollhauttransplantat gedeckt.
- Ein Hautwulst im Bereich der Lappenbasis gleicht sich aus oder wird erst Monate später korrigiert.

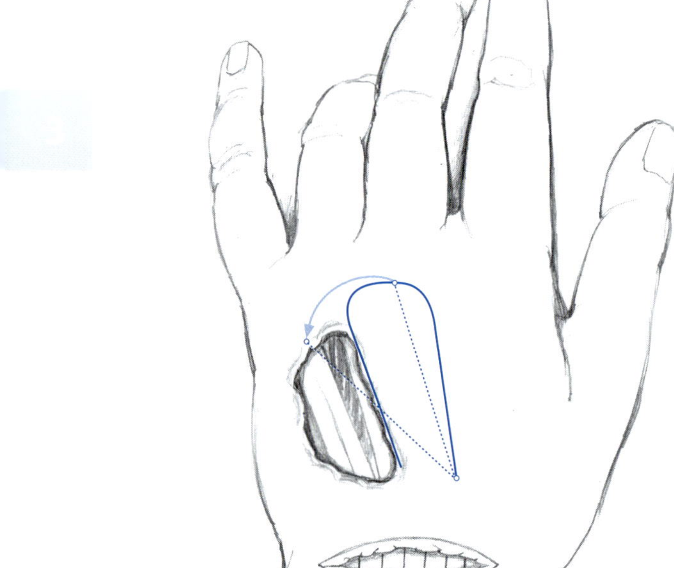

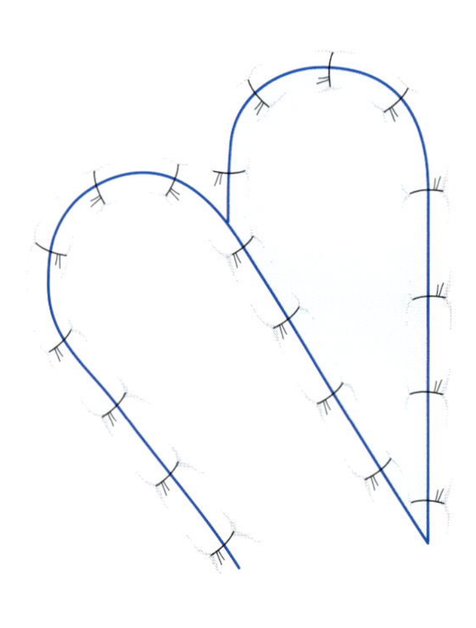

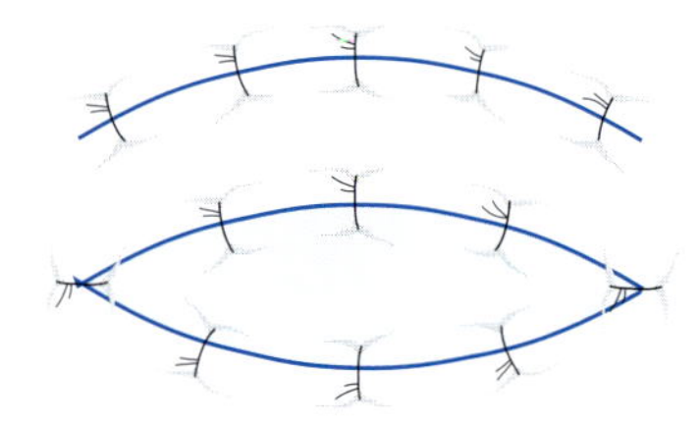

Komplikationen

- Teilnekrose des Lappens bei zu großer Spannung, Gefäßschädigung bei zu schmaler Lappenbasis oder bei Nachblutung.
- Vernarbungen und Verwachsen der Strecksehnen mit dem Hauttransplantat, wenn das Gleitgewebe fehlt oder beschädigt wird.

Nachbehandlung

Lockerer Verband mit Fettgaze. Ruhigstellung der Hand auf einer palmaren Gipsschiene für 10 Tage, danach vorsichtige Bewegungsübungen der Fingergelenke.

Ergebnisse

Die ortsständige Haut bietet die besten Voraussetzungen für gute funktionelle und ästhetische Ergebnisse.

Alternative Technik

- Ein tiefer schmaler Defekt in Höhe oder in der Nähe der Fingergrundgelenke kann mit einem **gefäßgestielten Intermetakarpallappen** (▶ Abschn. 3.6.2) gedeckt werden.
- Größere Defekte benötigen einen **Fernlappen**.
- Im Bereich der Hohlhand können die kurzen Handmuskeln zur Deckung von schlecht durchbluteten Strukturen, mobilisiert werden. Sie dienen als Lager für ein **freies Vollhauttransplantat**. Sonst kommen **gefäßgestielte Fernlappen** in Betracht.
- Bei schweren Verletzungen mit Substanzverlust sowohl am Handrücken als auch in der Hohlhand ist die **Muffplastik nach Marino** oder die Versorgung mit freien Lappen mit mikrochirurgischem Gefäßanschluss erforderlich.

Literatur

Dufourmentel C (1962) La fermeture des pertes des substance cutanée limitées. La lambeau de rotation en L pour losange, dit »LLL«. Ann Chir Plast 7: 61-66

Lister GD (1993) Free skin and composite flaps. In: Green DP (ed). Operative Hand Surgery Vol 1, 3re ed: 1103-1157 Churchill Livingstone New York Edingburgh

Lister GD, Gibson DT (1972) Closure of rhomboid skin defects. The flaps of Limberg and Dufourmentel. Br J Plast Surg 25: 300-314

Tubiana R (1984) Les lambeaux cutanées. In: Tubiana R (ed): Traité de Chirurgie de la Main. Tome 2: Techniques chirurgicales. Traumatismes de la main PP: 182-219. Masson Paris

Winkler E (1959) Hautersatz durch gestielte Lappenplatsiken und freie Hauttransplantation. Maudrich Wien

Marino H (1945) Tratamiento quirurgico de la radidermitis. Diaméd 17:50

3.7.2 Radialislappen

Prinzip

Faszio-kutaner Lappen mit retrograder Blutversorgung. Die gut darstellbare A. radialis mit den Begleitvenen bildet den Lappenstiel. Der Lappen wird durch kleine Arterien in einer sehr dünnen Membran, die den Stiel mit den Lappen verbinden, versorgt.

Der Lappen hat eine breite Anwendung bei der Rekonstruktion der Hand. Er kann auf verschiedene Arten entnommen und verwendet werden, als Faszien-, fasziokutaner- oder osteo-faszio-kutaner Lappen. Für die Defektdeckung im Mittelhandbereich eignet sich das mittlere Drittel des Unterarmes als Entnahmestelle.

Indikation

- Große, tiefe Weichteildefekte im Bereich des Handrückens, der Hohlhand oder der 1. Kommissur.
- Die Verwendung dieser Lappenplastik setzt intakte Hohlhandbögen voraus (Allen-Test)!

Kommentar

Der Radialislappen ist praktisch und zuverlässig. Die Qualität und Textur der Unterarmhaut eignet sich sehr gut für die Hand.

Zwei Nachteile hat diese Lappenplastik:

- Die Entnahmestelle, insbesondere bei Entnahme aus dem distalen Unterarm, ist kosmetisch auffällig.
- Die Opferung der A. radialis kann zu einem leichten Kraftverlust und zu einer Kälteintoleranz führen.

Eine starke Behaarung der Haut ist in der Hohlhand störend. In diesem Falle, und bei Frauen empfiehlt sich die Entnahme eines Faszienlappens, der mit einem freien Spalthauttransplantat gedeckt wird.

Ein sensibler Anschluss ist durch eine mikrochirurgische Naht des im Lappen befindlichen N. cutaneus antibrachii radialis an die Mittelhand- oder Fingernerven möglich.

Technik

- Plexusanästhesie und Blutsperre.
- Reinigung des Defektes, sparsame Anfrischung der Wundränder und Versorgung der tiefen Strukturen. Anfertigen einer Schablone.
- Bestimmung der Entnahmestelle: Markierung des Verlaufs der A. radialis, diese bildet die Lappenachse. Der Drehpunkt liegt knapp proximal der Handgelenksbeugefalte. Der Lappenstiel sollte lang genug sein, um eine spannungsfreie Verlagerung zu ermöglichen.
- Der Lappen wird etwas größer als der Defekt auf der beugeradialen Seite des Unterarmes gezeichnet. Der Lappen muss umso größer sein je mehr subkutanes Fettgewebe vorhanden ist.
- Freilegen der A. radialis und der Begleitvenen distal und proximal des Lappens. Die Gefäße werden angeschlungen. Umschneiden des Lappens, die oberflächlichen Venen werden legiert und durchtrennt. Die Nn. cutanei antibrachii medialis und lateralis werden geschont oder mit entnommen.
- Die Präparation erfolgt zunächst ulnarseitig. Die Faszie wird gespalten und am Lappenrand mit einigen Nähten fixiert. Die Faszie wird vom Muskelbauch und vom Peritendineum abpräpariert bis zum Septum intermuskulare.
- Jetzt erfolgt die Präparation in gleicher Weise von radial bis zum inneren Rand des M. brachioradialis. Der sensible Ast des N. radialis wird dargestellt und geschont. Sobald das Septum zwischen dem M. bra-

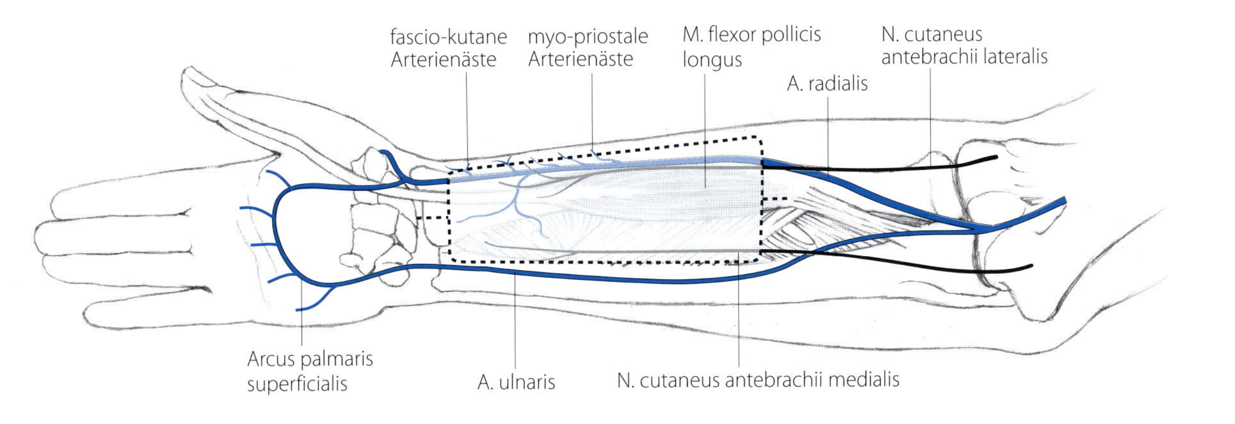

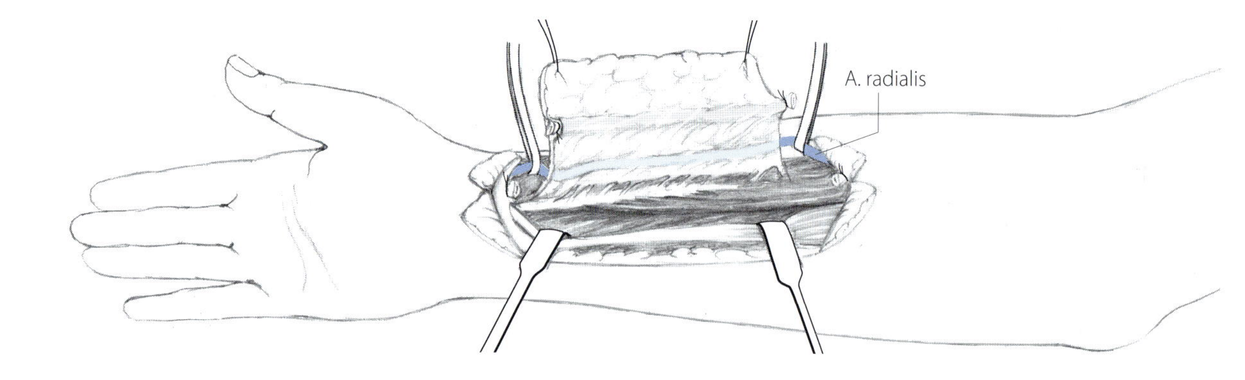

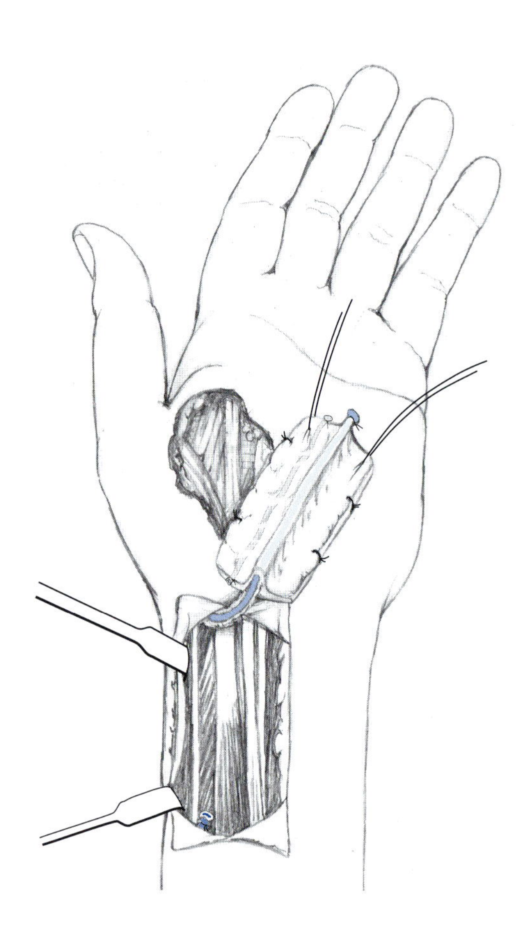

chioradialis und dem M. flexor carpi radialis dargestellt ist, wird die Blutsperre geöffnet und die Lappendurchblutung beobachtet. Die A. radialis wird proximal abgeklemmt, um die retrograde Perfusion des Lappens und die ausreichende Blutversorgung der Hand zu beurteilen. Subtile Blutstillung.

- Ligatur und Durchtrennung der A. radialis und der begleitenden Venen proximal des Lappens. Das Septum intermuskulare wird jetzt vorsichtig vom Radius abgelöst unter Kontrolle mit Lupenbrille und Beobachtung des Lappenstiels. Der Gefäßstiel wird mit dem umgebenden Fettgewebe distalwärts bis zum Drehpunkt freigelegt.
- Der Lappen ist jetzt mobil und hängt nur am Gefäßstiel, kann verlagert und in den Defekt eingenäht werden. Der Gefäßstiel darf nicht verdreht oder geknickt werden. Mit lockeren Nähten wird die Haut über dem Gefäßstiel verschlossen.
- Zur Verbesserung des venösen Abflusses empfiehlt es sich, eine oder zwei Venen des Lappens mit den Venen im Empfängerbereich mikrochirurgisch zu verbinden.
- Die Wundränder der Entnahmestelle können mobilisiert werden, um den Entnahmedefekt zu verkleinern. Die Muskelbäuche werden mit einigen Vicrylnähten miteinander verbunden, um ein glattes Transplantatlager zu bekommen.
- Die offene Stelle wird mit Spalthaut verschlossen. Zur Hautentnahme aus dem Oberschenkel ist eine kurze Vollnarkose erforderlich.

Komplikationen

- Um eine Durchblutungsstörung der Hand zu vermeiden, ist der Allen-Test vor der Operation unbedingt erforderlich.
- Eine subtile Blutstillung des Spendergebietes ist notwendig, um eine Hämatombildung und den Verlust des Hauttransplantates zu vermeiden.
- Vorsichtiger Umgang mit dem Gefäßstiel, keine Torsion oder Kompression.
- Thrombose oder Hämatombildung mit Lappennekrose.

Nachbehandlung

Lockerer Verband mit Fettgaze. Ruhigstellung der Hand auf einer Unterarmgipsschiene für 10–14 Tagen, um die Heilung des Hauttransplantates zu sichern. Regelmäßige klinische Kontrolle der Lappenperfusion. Eine ästhetische Korrektur des Spenderbezirkes ist durch Hautexpander möglich.

Ergebnisse

Eine gewisse Mobilität der transferierten Haut kann beim Greifen stören. Bei adipösen Patienten bleibt der Lappen erhaben und bedarf später einer Entfettung. Die Sensibilität bleibt lange eingeschränkt, selbst nach mikrochirurgischem Anschluss der Lappennerven.

Alternative Technik

Faszienlappenplastik

- Die Hebung des Lappens ist anspruchsvoller als der fasziokutane Lappen. Diese Lappenplastik hat aber mehrere Vorteile: Durch Erhalt der Haut im Spenderbereich ist der ästhetische Effekt besser. Der dünne Faszienlappen passt sich im Empfängerbereich besser an, und bildet eine stabile und nicht verschiebliche Weichteildecke.
- Die Lappenplanung erfolgt wie oben beschrieben.
- Geschwungener Hautschnitt im Verlauf der A. radialis. Die Haut wird zu beiden Seiten von der Faszie zurückpräpariert auf einer Fläche, die der Lappengröße entspricht. Eine dünne Fettschicht bleibt auf der Faszie, um das dort gelegene Kapillarnetz zu schonen.
- Die Faszie wird zunächst ulnar, dann radial bis zum Septum intermusculare gehoben. Weiteres Vorgehen wie oben.
- Der Faszienlappen wird mit einem dicken Spalthauttransplantat gedeckt.

Literatur

Kaufman MR, Jones NF (2005) The reverse radial forearm flap for soft tissue reconstruction of the wrist and hand. Techniques in Hand and Upper Extremity Surgery 9: 47-51
Masquelet AC (1984) Anatomy of the radial forearm flap. Anat Clin 6: 171-176
Reyes FA, Burkhalter WE (1988) The fascial radial flap. J Hand Surg 13 A : 432-437
Schoofs M, et al. (1983) Le lambeau aponéurotique de làvant-bras. Ann Chir Main 2 : 197-201
Song R, et al (1982) The radial forearm flap. Clin Plast Surg 9: 21-26
Stock W, Biemer E, Mühlbauer W (1984) Der Unterarmlappen mit seinen verschiedenen Anwendungsmöglichkeiten. Handchir Mikrochir Plast Chir 16: 201-203
Yang G, Chen B, Gao Y (1981) Forearm free skin flap transplantation. Nat Med J China 61: 139. Abstracted in Plast Reconstr. Surg 69: 213-219

3.7.3 Ulnodorsaler Lappen

Prinzip

Der distale A. ulnaris-Lappen ist ein faszio-kutaner Lappen mit einer axialen Gefäßversorgung durch den R. dorsalis der A. ulnaris.

Das Transplantat wird als Insellappen aus der beugeulnaren Seite des distalen Unterarmanteiles entnommen. Wegen des kurzen Gefäßstiels ist der Transferradius relativ klein.

Indikation

- Tiefe beuge- oder streckseitige Defekte des Handgelenkes, des ulnaren, proximalen Handrückens oder der Hohlhand, sowie der ulnaren Handkante.
- Als Faszienlappen zum Umhüllen des N. medianus bzw. der Beugesehnen zur Verbesserung der Vaskularisation und zur Wiederherstellung der Gleitfähigkeit diese Strukturen.

Kommentar

Der Lappen kann bis zu einer Fläche von 8-mal 12 cm entnommen werden. Die beugeseitige Begrenzung liegt in Höhe der Sehne des M. palmaris longus, die dorsalseitige in Höhe der Ulnakante.

Der Drehpunkt liegt etwa 2–5 cm proximal des Os pisiforme. Der Gefäßstiel ist etwa 3–7 cm lang und der Schwenkradius ist somit relativ begrenzt.

Zur Deckung von distal gelegenen Defekten kommen andere Lappenplastiken in Betracht, wie der Radialislappen oder in ähnlicher Form der Ulnarislappen vom proximalen Unterarm als retrograd versorgter Lappen durch die A. ulnaris.

Technik

- Plexusanästhesie und Oberarmblutsperre um die feinen Gefäße besser zu erkennen. Optische Vergrößerung mit der Lupenbrille.
- Anzeichnen des Lappens entsprechend dem Weichteildefekt und Markierung des Drehpunktes etwa 3 cm proximal des Erbsenbeines. Die distale Begrenzung liegt knapp proximal der Handgelenksbeugefalte.
- Umschneiden des Lappens. Die Präparation beginnt ulnar-distal. Die Haut wird mit der Unterarmfaszie gehoben. Sicherung der Faszie an der Haut mittels einzelnen Nähten.

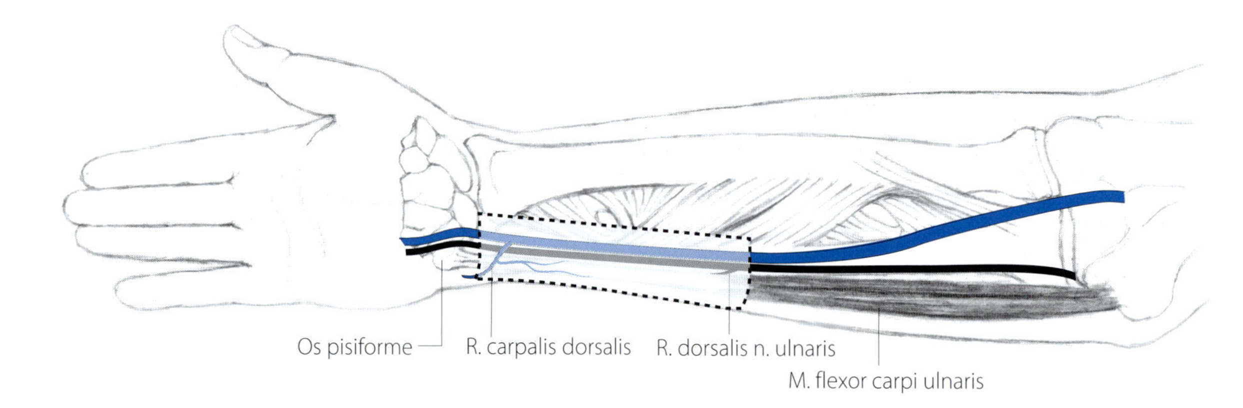

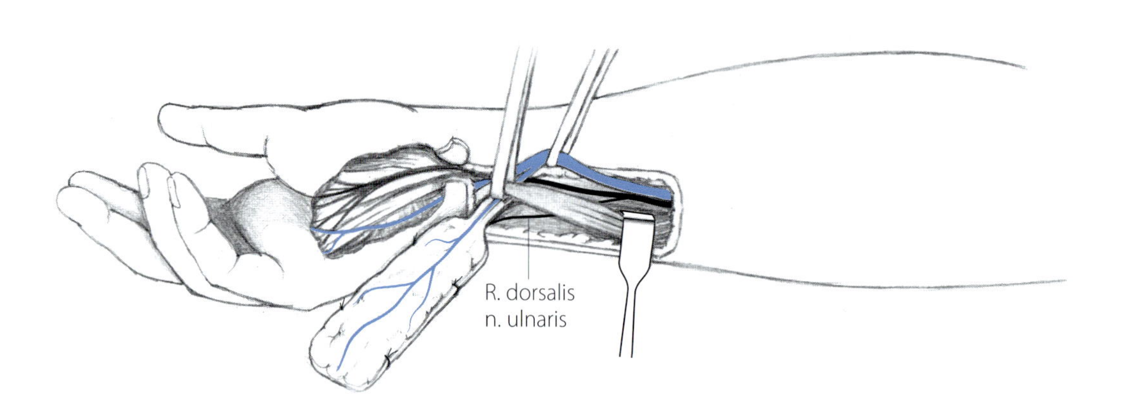

- Darstellung und Anschlingen des ulnaren Gefäßnervenbündels. Die Sehne des M. FCU wird nach radial gehalten. Der Ursprung des R. cubitodorsalis wird sichtbar. Sein Verlauf kann unterhalb der Sehne verfolgt werden.
- Die weitere Hebung des Lappens erfolgt von proximal nach distal, von ulnar nach radial, ohne Einschluss der Muskelfaszie bis zum Gefäßstiel. Die Gefäßäste im Lappen werden dabei ständig optisch kontrolliert und geschont.
- Eröffnung der Blutsperre und Blutstillung. Beurteilung der Lappenperfusion.
- Verlagerung des Lappens und Einnähen in den Defekt nach Einlegen von Silikondrainagen.
- Mobilisation der Wundränder der Entnahmestelle. Bei bis zu 3 cm Lappenbreite kann ein Wundverschluss primär erfolgen. Ansonsten wird der verbleibende Defekt mit einem dicken Spalthauttransplantat gedeckt.

Komplikationen

- Lappenverlust oder Teilnekrose durch Verletzung, Torsion oder Knickung des Gefäßstiels.
- Hämatom.
- Verwachsen des Muskelbauches oder der Sehne mit dem Hauttransplantat, wenn die Gleitschicht fehlt.

Nachbehandlung

Lockerer Verband mit Fettgaze. Ruhigstellung des Handgelenkes mittels einer dorsalen Unterarmschiene. Regelmäßige Kontrolle der Lappenperfusion.

Ergebnisse

Die A. ulnaris bleibt erhalten, die Gefahr einer mangelnden Durchblutung der Hand oder Kälteintoleranz besteht praktisch nicht. Die Lappenhaut ist qualitativ bestens geeignet für die Versorgung solcher Defekte. Der Lappen bleibt asensibel.

Alternative Technik

Faszienlappen

- Bestens geeignet zur Wiederherstellung des Sehnengleitgewebes oder als Schutz des N. medianus im Bereich des Handgelenkes.
- Längsschnitt im Verlauf der Sehne des M. flexor carpi ulnaris.
- Subdermale Präparation der Haut von der Unterarmfaszie. Das subkutane Fettgewebe bleibt auf der Faszie.
- Der Lappen wird inzidiert und zunächst von radial nach ulnar gehoben wie oben beschrieben. Die Gefäßäste und der R. cubito dorsalis schimmern durch die Faszie.
- Der Durchtrittspunkt des Pedikels wird identifiziert, danach weitere Mobilisation des Lappens ulnarseitig. Eine distale Brücke kann erhalten bleiben, sie beeinträchtigt die Lappenverlagerung nicht.
- Die Entnahmestelle kann problemlos geschlossen werden.

Literatur

Becker C, Gilbert A (1988) Le lambeau cubital. Ann Chir Main 7:136-142

Luchetti R et al (2006) Protective coverage of the median nerve using Fascial, fasciocutaneous or island flaps. Handchir Mikrochir Plast Chir 38: 317-330

Masquelet AC, Gilbert A (1998) Atlas der Lappenplastiken in der Chirurgie der Extremitäten. S. 78-82 Enke Stuttgart

3.7.4 Interosseus-Posterior-Lappen

Prinzip

Faszio-kutaner Insellappen mit retrogradem Fluss. Der Lappen wird versorgt durch die A. interossea posterior (AIP), die proximal des distalen Radioulnargelenkes mit der A. interossea anterior (AIA) anastomiert und das Rete carpale dorsale erreicht. Die AIP gibt im Bereich des mittleren Drittels des Unterarmes mehrere perforierende Äste ab, die über ein Septum intermusculare die streckseitige Haut erreichen und eine Strecke von ca. 20 cm versorgen. Die Entnahme eines Lappens von bis zu 13-mal 8 cm Größe ist möglich.

Indikation

Tiefe, große Defekte im Bereich des Daumens, der 1. Kommissur, des Handrückens, der Beugeseite des Handgelenkes und der proximalen Hohlhand. Bei der Entnahme eines kleinen Lappens mit langem Stiel sind die Fingergrundgelenke erreichbar.

Kommentar

Die konstante Anatomie macht die Lappenhebung relativ sicher. Es ist von großem Vorteil, dass die Hauptgefäße des Unterarmes intakt bleiben. Die subtile Präparation des Septums und des Lappenstiels erfordert Erfahrung, schonendes Vorgehen und optische Vergrößerung. Die distale Anastomosen können bei 5% der Menschen fehlen. Eine Doppleruntersuchung wird empfohlen zur Feststellung der distalen Anastomose und Markierung der Perforants. Der Lappen hat einen langen Stiel und dadurch einen großen Schwenkradius. Die behaarte Haut ist wenig geeignet für die Versorgung der Greiffläche.

Technik

- Plexusanästhesie und Oberarmblutsperre, um das Auffinden der AIP und ihrer Hauptperforansäste zu erleichtern.
- Lappenplanung: Der Ellenbogen wird rechtwinklig gebeugt und der Unterarm proniert. Der Epicondylus lateralis und das distale Radioulnargelenk werden markiert. Die Verbindungslinie entspricht dem Verlauf der AIP. Der Gefäßstiel liegt unmittelbar distal der Grenze zwischen dem proximalem und dem mittleren Drittel dieser Strecke. Wird ein kleiner Lappen benötigt, sollte dieser möglichst distal des Gefäßstiels entnommen werden. Die

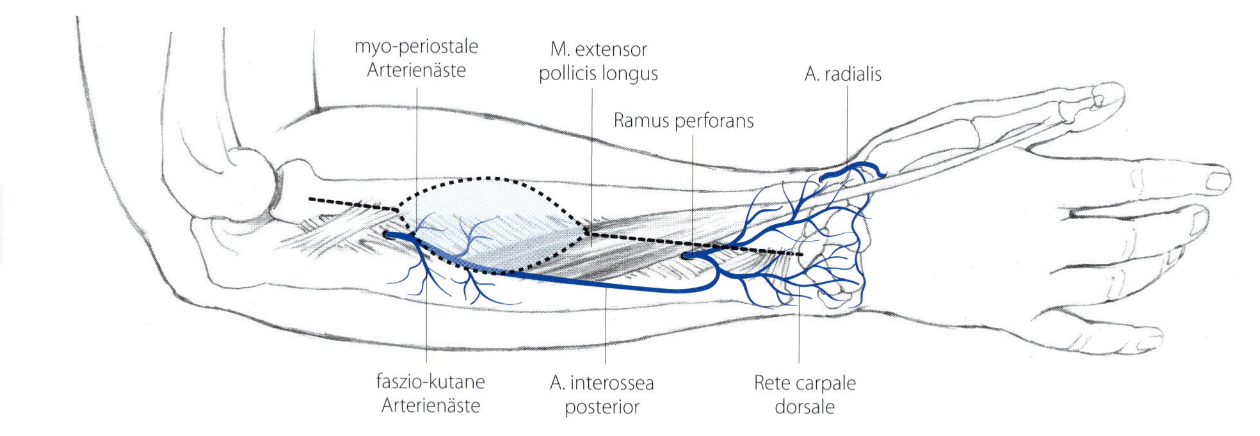

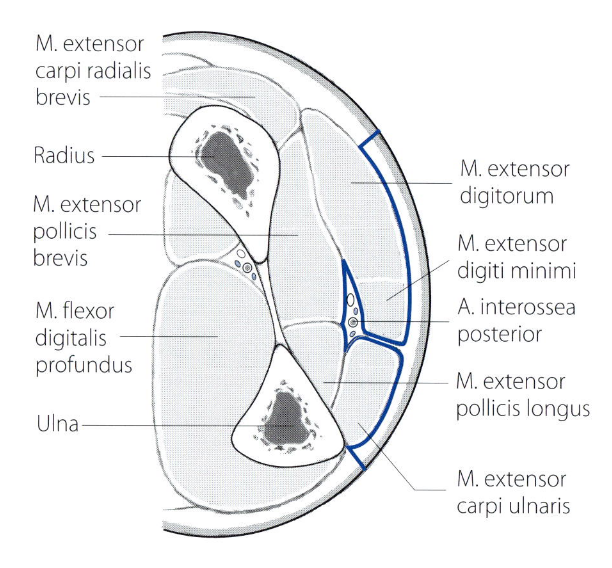

Länge des Lappens kann maximal zwei Drittel der markierten Strecke betragen und die volle Breite der Unterarmstreckseite umfassen. Je größer der Lappen ist, desto kürzer wird der Lappenstiel. Einzeichnen des Lappens entsprechend dem Defekt (5–6 mm größer).

- Die Präparation beginnt distal zur Identifizierung der distalen Anastomose zwischen AIP und AIA. Der Raum zwischen den M. extensor carpi ulnaris (ECU) und Extensor digitorum (EDC) wird geöffnet, und die Fingerstrecksehnen nach radial gehalten. Die Anastomose soll nur besichtigt und nicht frei präpariert werden. Ist sie nicht vorhanden, wird das Vorgehen abgebrochen!
- Die Inzision beginnt am radialen Lappenrand. Die Faszie des M. EDC wird inzidiert und am Lappenrand mit einigen Nähten befestigt. Der Lappen samt der Faszie wird bis zum Septum intermusculare gehoben. Das gefäßtragende Septum zwischen dem M. ECU und M. extensor digit minimi darf nicht verletzt werden. Die Ursprungsarkade des M. EDC wird abgelöst, um die AIP beim Austritt unterhalb des M. supinator deutlich darzustellen. Unter Kontrolle der Lupenbrille werden die Arterie und begleitende Vene vom lateral liegenden R. profundus des N. radialis abpräpariert. Jetzt wird die Verfügbarkeit der Perforantes überprüft. 1–2 kräftige Äste können im proximalen Anteil beobachtet werden. Sicherstellung, dass der markierte Hautlappen im Bezug zu den Gefäßen richtig liegt, ansonsten wird die Zeichnung korrigiert.
- Der Lappen wird jetzt samt der Muskelfaszie ulnar gehoben bis zum Septum. Eröffnung der Blutsperre und Blutstillung. Überprüfung der Lappenperfusion. Abklemmen der AIP unmittelbar proximal einer Perforansarterie von guter Qualität. Beurteilung der Lappenperfusion, dann Ligatur und Durchtrennung der AIP.
- Die Ablösung des Lappens erfolgt von proximal nach distal. Die abgehenden Muskeläste werden ligiert oder koaguliert und durchtrennt. Subtile Blutstillung. **Cave:** Manchmal zieht der motorische Ast des M. extensor carpi ulnaris über die Arterie hinweg.
- Am distalen Unterarmdrittel verläuft der Gefäßstiel direkt an der Ulna in einem osteofibrösem Kanal. Die Ablösung des Septums erfolgt unter Kontrolle der Lupenbrille mit dem Skalpell unter striktem Knochenkontakt bis zur distalen Gefäßanastomose.

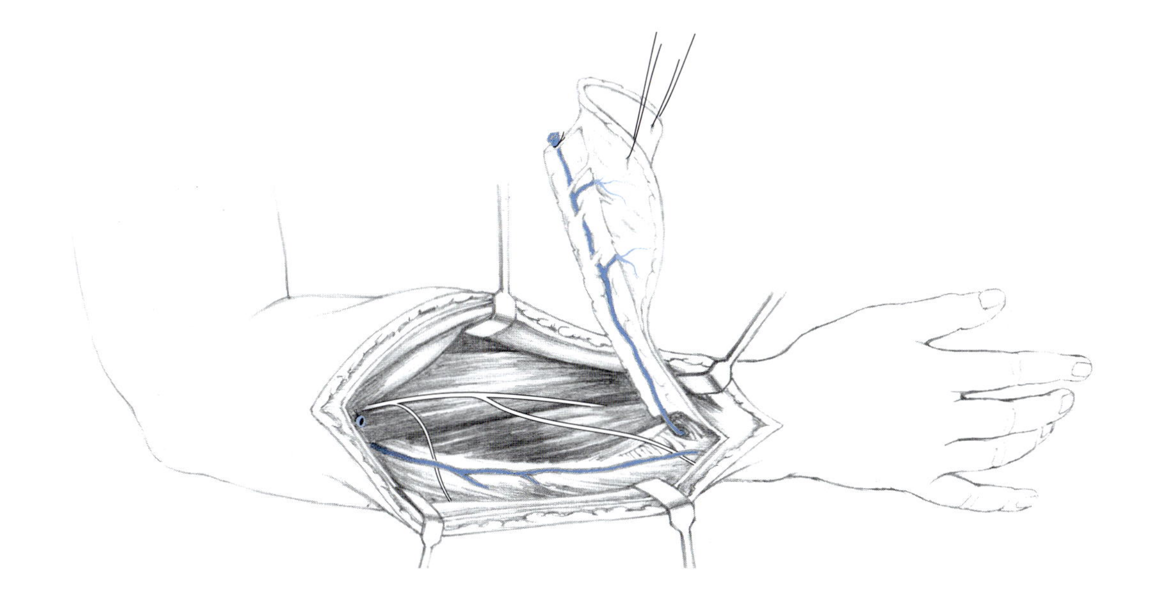

- Der Lappen wird in den Defekt verlagert nach Inzision der Hautbrücke zwischen Drehpunkt und Defekt. Keine Torsion oder Knickbildung des Lappenstiels.
- Lockere Hautnaht nach Einlegen von Silikondrainagen. Der Spenderbezirk wird verkleinert oder verschlossen nach Mobilisation der Wundränder. Der Defektrest wird mit freiem Hauttransplantat verschlossen.

Komplikationen

Die Komplikationsrate in der Literatur ist relativ hoch und wird mit 10–25% angegeben:

- Verfahrenswechsel, wenn die Perforansäste zu schwach sind oder wenn die Lage des N. interosseus posterior oder des motorischen Astes des N. radialis die Gefäßpräparation unmöglich macht.
- Lappenteil- oder -totalverlust wegen eines Hämatoms, einer Thrombose oder Torsion des Gefäßstiels.
- Motorischer Ausfall durch Schädigung des N. interosseus posterior, oder des motorischen Astes des N. radialis.

Nachbehandlung

Lockerer Verband mit Fettgaze. Ruhigstellung des Handgelenkes auf einer palmaren Unterarmschiene für 2 Wochen. Regelmäßige Überwachung der Lappendurchblutung.

Ergebnisse

Die Revisionsquote entspricht der Komplikationsrate zwischen 10–25% der Fälle, wobei sekundäre Eingriff bei Teilverlust des Lappens in etwa 8–10% der Fälle angegeben werden. Trotzdem wird die Lappenplastik von vielen Autoren im Vergleich zum Radialis- oder Ulnarislappen favorisiert, weil die Hauptgefäße des Unterarmes intakt bleiben.

Alternative Technik

- Radialis- oder Ulnarislappenplastik (► Abschn. 3.7.2, ► Abschn. 3.7.3).

Literatur

Angigriani C et al. (1993) Posterior interosseous reverse forearm flap: Experience with 80 consecutive cases. Plast Reconst. Surg 92: 285-293
Masao F et al. (2003) Modified posterior interosseous flap in hand Reconstruction. Techniques in Hand and Upper Extremity Surgery 7: 102-109
Merle M, Dautel G, Rehat St (1997) Interosseus-posterior-Lappen. In: Chirurgie der Hand Band 1: Der Notfall S. 150 – 155. Thieme Stuttgart New York
Penteado CV, Masquelet AC, Chevrel JP (1986) The anatomic basis of the fasciocutaneous flap of the posterior interosseous artery. Surg Rad Anat. 8: 209-215
Vögelin E, Langer M, Büchler U (2002) Wie zuverlässig ist die distal gestielte A. interossea posterior-Lappenplastik? Eine retrospektive Analyse von 88 Patienten. Handchir. Mikrochir. Plast. Chir. 34: 190-194
Zancolli EA, Angrigiani C (1986) Colgajoi dorsal de antebrazo (» on isfa«) (Pediculo de vasos interoseos posteriores) Rev Asoc argent Orthop Traumatol 51: 161-168
Zwick C et al. (2005) Defektdeckung an der Hand mit der A. interossea posterior – Lappenplastik. Handchir. Mikrochr. Plast. Chirg. 37: 179-185

3.7.5 Leistenlappen (Inguinallappen nach McGregor)

Prinzip

Gestielte Lappenplastik mit axialer Blutversorgung durch die A. circumflexa ileum superficialis (ACIS). Durch die zentrale Blutversorgung kann ein langer Lappenstiel gebildet werden, dadurch bleibt eine gewisse Bewegungsfreiheit für den Arm und die Bequemlichkeit für den Patienten gewährleistet. Der Lappen kann problemlos so groß gehoben werden, dass eine volle Deckung der gesamten Hand möglich ist.

Indikation

- Großflächige, tiefe Weichteildefekte der Hand, wie bei Skelettierungsverletzung in einer Notfallsituation.
- Als Rettungseingriff beim Versagen oder Verlust mikrochirurgisch angeschlossener Lappen.
- Als osteo-faszio-kutane Variante kann zusätzlich zu der Weichteildeckung ein Knochendefekt überbrückt werden.
- Bei älteren Menschen mit Gelenkproblemen kann die 3-wöchige Fixation des Armes zur Einsteifung der Schulter führen.

Kommentar

Die relativ einfache Hebung des Lappens, die konstante Anatomie der versorgenden Gefäße, die Größe des Lappens, und die geringe Morbidität des Spenderbezirkes tragen dazu bei, dass der Leistenlappen einer der am häufigsten angewandten gestielten Fernlappen in der Handchirurgie ist.

Der Lappen kann fettreich und dick sein. Eine spätere Ausdünnung ist möglich.

In den letzten Jahren werden von mikrochirurgisch erfahrenen Handchirurgen die freien Lappenplastiken bevorzugt. Der Leistenlappen bietet im Vergleich dazu viele **Vorteile**: kurze Operationsdauer, risikoarmes Vorgehen, gute Weichteildeckung ausgedehnter Defekte auch mit problematischem Untergrund ohne Rücksicht auf die Gefäßsituation der Hand. Die Entnahmestelle kann oft trotz der Lappengröße primär verschlossen werden.

Die **Nachteile** sind: Fixation der Hand am Spendergebiet für 3 Wochen, kein sensibler Anschluss möglich und eventuell die Notwendigkeit einer sekundären Entfettung.

Technik

- Rückenlage und Vollnarkose. Die ipsilaterale Beckenseite wird angehoben, das Bein und der Arm werden beweglich abgedeckt.
- Vorbereitung des Defektes an der Hand und Versorgung der tiefen Strukturen. Sind die Finger betroffen, so werden die Wundränder mobilisiert und eine künstliche Syndaktylie erzeugt.
- Planung des Lappens: Markierung folgender Orientierungspunkte: Spina iliaca anterior superior, Leistenband, die A. femoralis, der mediale Rand des M. satorius und der Verlauf der ACIS. Das Gefäß entspringt aus der A. femoralis etwa 2 cm distal des Leistenbandes und verläuft schräg nach lateral, wo es kaudal der Spina mehrere Äste abgibt, sodass auf einer Strecke von 8–10 cm lateral der Spina eine gute Blutversorgung der Haut gewährleistet ist. Eine Dopplersonographie kann zur Bestimmung des Arterienverlaufes bei adipösen Menschen hilfreich sein.
- Bestimmung der Lappengröße anhand einer Schablone vom Defekt. Es ist vorteilhaft einen langen Lappenstiel zu planen, der eine frühe Übungsbehandlung erlaubt. Der Lappenstiel soll breit genug gewählt werden, um die Hautränder zusammenzunähen zu können ohne Kompression der Gefäße.
- Umschneiden des Lappens. Die Präparation beginnt lateral. Die Haut wird mit dem subkutanen Fettgewebe von der Muskelfaszie abpräpariert. In Höhe der Spina iliaca können die Gefäße durch Hochhalten des Lappenanteils gegen eine Lichtquelle gesehen werden. Die Präparation geht weiter nach medial bis zum Außenrand des M. sartorius. Hier wird die Muskelfaszie inzidiert und zum Transplantat zugeschlagen.
- Der Muskelast zum M. sartorius, sowie die A. und V. epigastrica superficialis werden legiert und durchtrennt. Der N. cutaneus femoris lateralis, der zwischen M. sartorius und M. tensor fascie late liegt wird geschont. Die Präparation kann bis zur A. femoralis erfolgen, soweit der Lappenstiel benötigt wird.
- Der Lappen wird in warmen feuchten Tüchern verpackt. Nach Mobilisation der Wundränder und Beugung der Hüfte gelingt oft der vollständige Verschluss der Entnahmestelle, nach Einlegen einer Redondrainage.

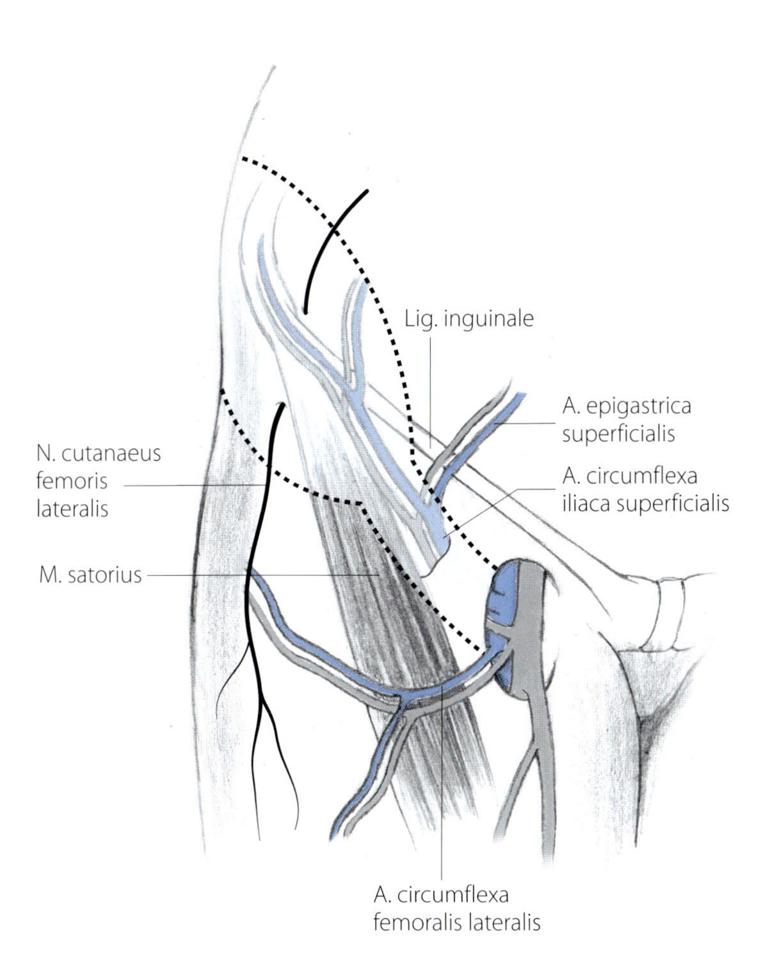
Lig. inguinale
A. epigastrica superficialis
N. cutanaeus femoris lateralis
A. circumflexa iliaca superficialis
M. satorius
A. circumflexa femoralis lateralis

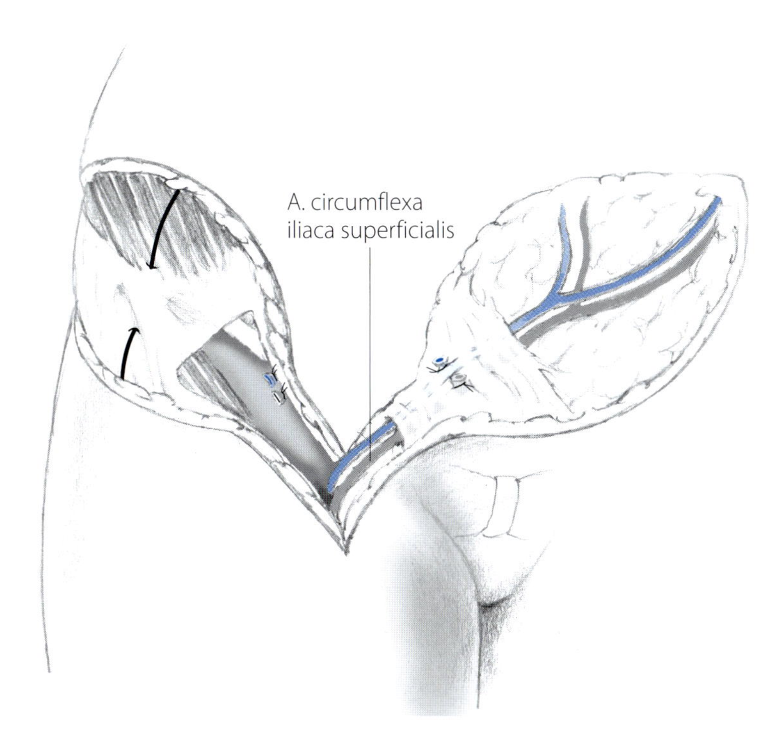
A. circumflexa iliaca superficialis

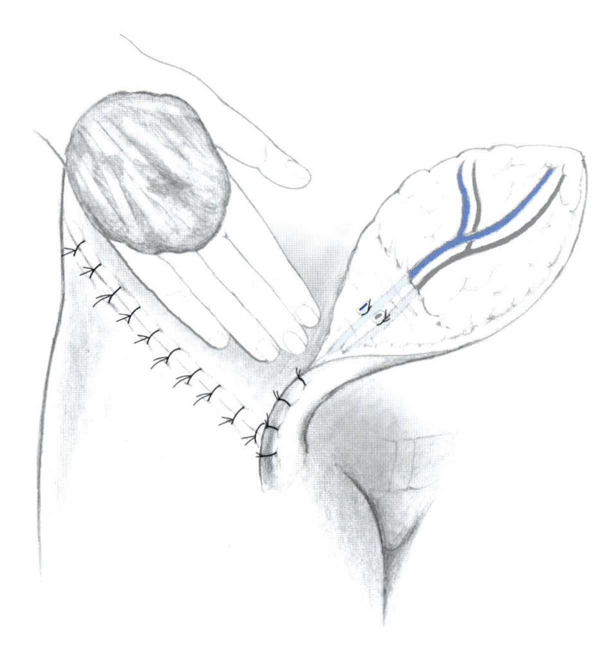

- Am Lappenrand kann vorsichtig das Fett reduziert werden. Der mediale Lappenanteil wird zum Rundstiel vernäht. Ist dies, wegen zu dicker Fettschicht nicht spannungsfrei möglich, so wird die Wundfläche mit Spalthaut gedeckt.
- Der Lappen wird in den Defekt nach dem Einlegen von mehreren Silikondrainagen eingenäht. Lockere Einzelnähte lassen eine spätere Lappenschwellung und Lymphödem schadenfrei zu.

Komplikationen

- Lappenausriss in der Aufwachphase oder später bei unkontrollierten Armbewegungen. Eine Sicherung der Armlage am Thorax vor der Narkoseausleitung ist erforderlich.
- Teilnekrose oder Lappenverlust kann durch Abknicken oder starke Schwellung des Lappenstiels, Hämatom oder Thrombose erfolgen. Ein Hämatom sollte sofort ausgeräumt werden. Durch Entfernung von Hautnähten und Offenlassen der Wunde wird der Druck auf die Gefäße vermindert.

Nachbehandlung

- Vor der Narkoseausleitung muss die Lage des Armes am Thorax mittels Tapeverband gesichert werden. Polsterung der Achselhöhle und des Raums zwischen Oberarm und Thoraxwand mit Kunststoffwatte. Der Lappenstiel muss spannungsfrei bleiben. Trockene Verbindung der Entnahmestelle und ausreichende Polsterung des Raums zwischen Hand und Leiste. Der Lappen wird locker verbunden, sodass eine regelmäßige Kontrolle der Durchblutung ohne Aufwand möglich ist.
- Ab dem zweiten postoperativen Tag wird der Tape-Verband durch eine elastische Binde ersetzt und mit Bewegungsübungen angefangen, soweit der Lappenstiel es erlaubt.
- Etwa zwei Wochen postoperativ kann mit dem Lappentraining angefangen werden. Der Lappenstiel wird mit einer weichen Darmklemme oder einem Gummischlauch abgeklemmt. Der Druck und die Dauer der Abklemmung werden im Laufe einer Woche gesteigert (3-mal täglich 5 min bis 2 h). Soll der Lappenstiel selbst noch zur Defektdeckung verwendet werden, kann am 21. postoperativen Tag zunächst nur die ACIS legiert und durchtrennt werden.
- Eine Woche später erfolgen die vollständige Abtrennung und Einnähung des Lappens.
- Die Lappenausdünnung erfolgt erst einen Monat später, schrittweise in mehreren Sitzungen mit 1–2 Wochen Abstand.

Ergebnisse

Mehrere Eingriffe sind notwendig, bis ein gutes ästhetisches Ergebnis erreicht wird.

Durch rechtzeitige Bewegungsübungen der Arm- und Fingergelenke können Versteifungen verhindert werden. Der Lappen bleibt lange Zeit ohne Sensibilität.

Alternative Technik

- Freie Lappenplastik mit mikrochirurgischem Gefäßanschluss.
- Der **Bauchhautlappen** hat gegenüber dem Leistenlappen mehrere Nachteile:
  - Wesentlich dickere Fettschicht.
  - Bewegungsübungen kaum möglich. Die Gefahr der Gelenkkontrakturen ist wesentlich größer
  - Der Entnahmedefekt muss mit freiem Hauttransplantat gedeckt werden und bleibt auffällig.

Literatur

Gomis R., Bonnel F, Allieu Y (1979) Vascularisation du lambeau libre iliaque composé cutanéoosseux. Ann Chir Plast 24 : 241-251

McGregor IA, Jackson IT (1972) The groin flap. Br J Plast Surg. 25: 3-16

McGregor IA, Morgan G (1973) Axial and random pattern flaps. Br J Plast Surg 26: 203-213

Sehnennaht

4.1 Versorgung der Fingerbeugesehnen

Prinzip

Wiederherstellung der Kontinuität durch Sehnennaht. Die Sehnennaht muss stabil genug sein, um frühzeitige Bewegungsübungen zu erlauben, anderseits darf die Naht die Gleitfähigkeit der Sehne nicht beeinträchtigen und keine Vernarbungen induzieren. Kenntnisse der Anatomie, Biomechanik und Verheilungsprozesse der Beugesehnen sind für die Versorgung enorm wichtig und müssen berücksichtigt werden.

Indikation

Die zeitnahe Versorgung frischer Verletzungen ist vorteilhaft – sowohl für die Operationstechnik, da klare anatomische Verhältnisse ohne Vernarbung vorliegen, als auch für den Patienten, um die Behandlungsdauer zu verkürzen.

Eine primäre Sehnennaht ist innerhalb von 14 Tagen noch möglich (verzögerte Primärversorgung). Als frühsekundäre Versorgung wird die Sehnennaht zwischen der dritten und sechsten Woche bezeichnet. Danach ist eine Sehnennaht in der Regel aufgrund der Vernarbungen der retrahierten Sehnenenden und des Sehnenkanals nicht möglich.

Allein durch die Inspektion der verletzten Hand kann die Verletzung der Fingerbeugesehnen festgestellt werden. Der betroffene Finger bleibt im Vergleich zu den anderen Fingern gestreckt. Um aufzuzeigen, ob eine oder beide Beugesehnen verletzt sind, wird die aktive Beweglichkeit des Fingermittel- und -endgelenkes einzeln geprüft. Bei nicht kooperativen Patienten können bestimmte Tests angewendet werden, wie der Tenodeseeffekt (bei Streckung des Handgelenkes gehen die Finger automatisch in Beugung und umgekehrt) oder der Drucktest (Druck der Beugemuskeln am Unterarm bewirkt eine Flexion der Finger).

Kommentar

Die operative Versorgung der Fingerbeugesehnen ist anspruchsvoll und bedarf gewisser Erfahrung in der atraumatischen Operationstechnik. Die Gleitstrukturen von Sehnen und Sehnengleitbahnen sind außerordentlich empfindlich. Grobe Behandlung dieser Strukturen führt zur Vernarbung und damit zum Funktionsverlust. Aufgeschobene Dringlichkeit ist der Versorgung vom nicht geübten Chirurgen vorzuziehen.

- Auf Nebenverletzungen achten. Oft sind auch die Gefäß-Nerven-Bündel betroffen und müssen mitversorgt werden.
- Die Nahttechnik und die Nachbehandlung waren lange Zeit Mittelpunkt zahlreicher klinischer und experimenteller Untersuchungen. Es galt, Verwachsungen, Sehnenruptur und Gelenksteife als Hauptkomplikationen zu verhindern. Bestimmte Behandlungsrichtlinien wurden entwickelt und haben sich bewährt:
  - Schonende Behandlung der Sehne: Keine Quetschung mit Klammern oder Pinzette, Trockenheit vermeiden und keine weite Freilegung.
  - Auf Blutversorgung der Sehne durch die Vinculae tendinum achten, die von der dem Knochen zugewandten Seite kommt. Die Hauptsehnennaht soll in der Mitte bzw. in der beugeseitigen Hälfte der Sehne liegen.
  - Die Sehnenscheide und die Ringbänder sollen möglichst geschont werden.
  - Weder eine Lücke noch Aufwerfung und Verklumpen der Nahtstelle dürfen zurückbleiben.
  - Die korrekte Nachbehandlung ist für den Erfolg enorm wichtig und setzt einerseits Erfahrung des Therapeuten, andererseits eine gute Zusammenarbeit des Verletzten voraus.

Technik

- Plexusanästhesie und Oberarmblutleere.
- Erweiterung der Wunde nach proximal und distal bajonett- oder zick-zack-förmig. Die Operationsnarbe soll möglichst wenig Kontakt mit dem Sehnenverlauf haben.
- Die Sehnenscheide wird seitlich gespalten und zur Seite gehalten.
- Durch Beugung der Fingergelenke kann der distale Sehnenstumpf nach proximal verschoben und gut sichtbar werden. Das proximale Sehnenende kann bis zu 4 cm zurückgeschlüpft sein, je nachdem, ob die Vinculae erhalten geblieben sind und in welcher Position die Finger bei der Verletzung standen, mit oder ohne Anspannung der Beugemuskulatur. Der Versuch, das Sehnenende blind mit Klammern zu fassen, ist traumatisierend und führt zur Vernarbung. Durch Beugung des Handgelenkes kann das Sehnenende hervortreten. Ansonsten wird eine separate Inzision in der Hohlhand angelegt und das Sehnenende herauspräpariert.

- Die Sehnenenden werden – wenn nötig – sparsam angefrischt und mit einer 0,5 cm breiten Gummilasche oder Mullbinde gefasst.
- Die Sehnenteile werden mit durch die Haut gestochenen geraden Nadeln in ihrer Position fixiert.

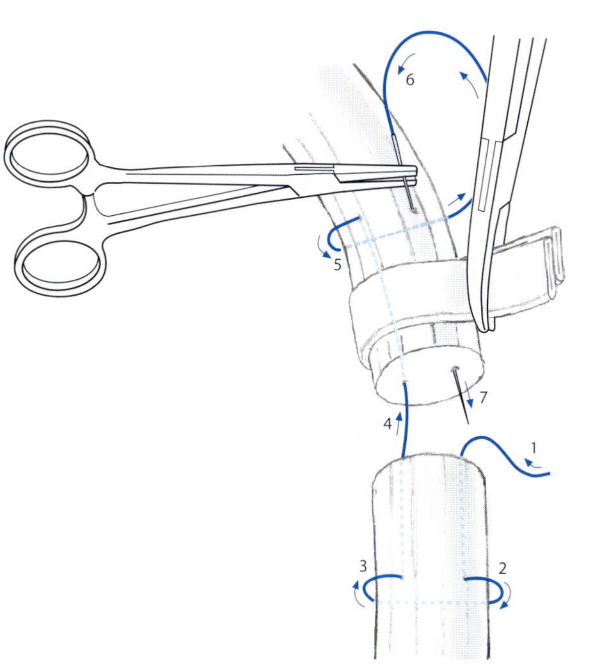

Sowohl klinisch als auch in vitro haben sich 2 Nahttechniken als stabil und wenig traumatisch erwiesen:

Modifizierte Kirchmayr-Kessler-Naht nach Tajima

- Es wird ein 4/0 monophiler, mit gerader Nadel armierter PDS- oder Prolene-Faden verwendet. Der Prolene- oder Nylonfaden lässt sich besser verknoten.
- Die Sehnenoberfläche darf nicht mit einer Pinzette oder Klammer traumatisiert werden.
- Die Verankerungsstelle liegt etwa 1 cm von der Schnittstelle entfernt. Der Abstand zwischen Aus- und Eintrittsstelle der Nadel für die Schlinge beträgt ca. 2–3 mm, wobei diese auf unterschiedlichem Niveau liegen.
- Der Knoten wird zentral versenkt. Beim Knoten müssen die Sehnenenden gut adaptiert werden, weder eine Lücke noch ein Zusammenziehen oder ein Aufwerfen der Sehnenenden darf entstehen.

Doppelte Tsuge-Naht

- Der Faden ist schlingenförmig mit der Nadel armiert. Die Verankerung erfolgt fern der Schnittstelle nach demselben Prinzip wie oben. Der doppelte axiale Faden sorgt für mehr Stabilität. Der Knoten wird seitlich in die Sehne versenkt.
- Die Fäden liegen in der beugeseitigen Hälfte der Sehne, um die von der dorsalen Seite kommenden und axial verlaufenden Gefäße nicht zu schädigen.

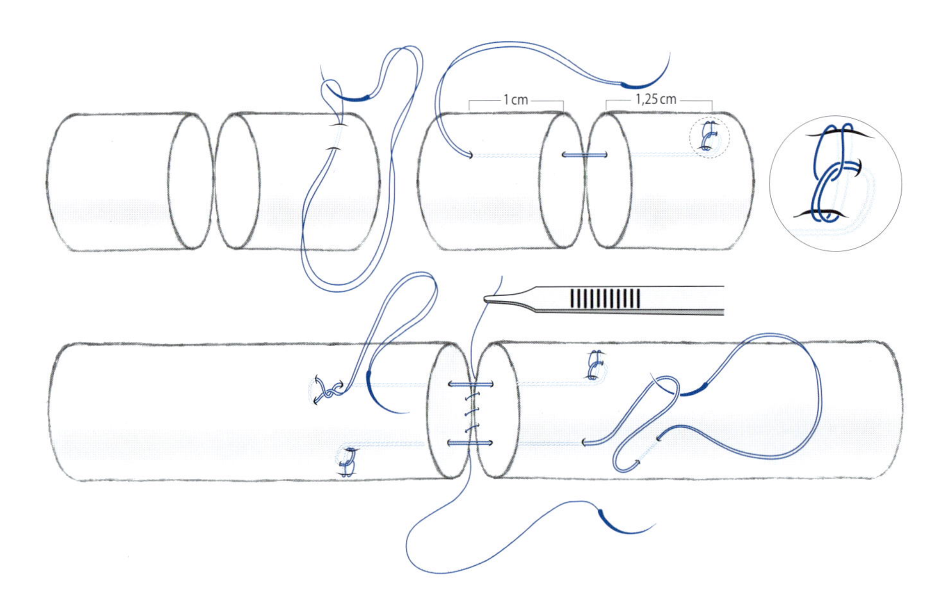

Weiteres Vorgehen

- Anschließend wird eine fortlaufende adaptierende epitendinöse Naht mit 6/0 Nylonfaden durchgeführt. Nach dem ersten Knoten wird das freie Fadenende mit einer Klammer als Haltefaden gehalten und zum Umdrehen der Sehne verwendet.
- Reparatur weiterer verletzter Strukturen wie Gefäße und Nerven.
- Entfernung der Fixationsnadeln und Bewegungsprobe.
- Adaptation der Sehnenscheide mit weniger 5/0 Nylon-Nähten.
- Eröffnung der Blutleere und exakte Blutstillung. Ein Hämatom führt zur Vernarbung.
- Spülung, Silikondrainage und Wundverschluss.
- Anbringen des Gummizügels am Fingernagel mittels einer festen Naht, oder mit Klebstoff.
- Dorsale Gipsschiene in Beugestellung des Handgelenkes und der Fingergrundgelenke. Der Gummizügel wird am Verband fixiert.

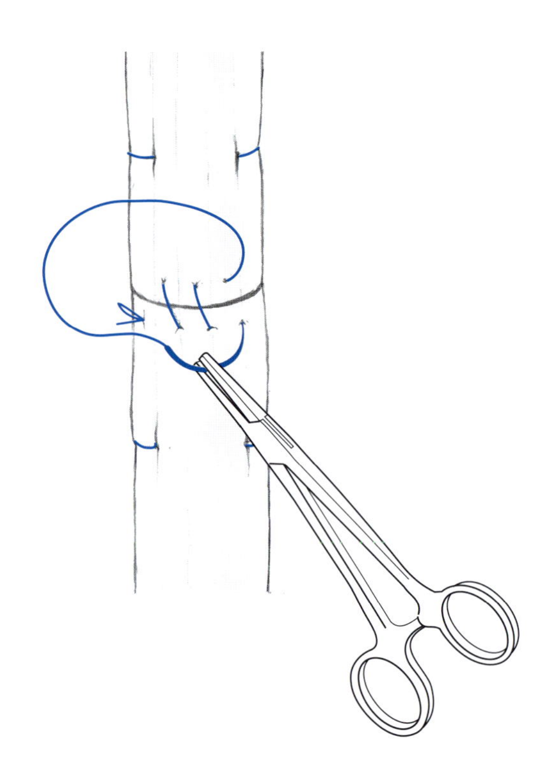

Komplikationen

- Störung der Gleitfähigkeit mit Vernarbungen und Verwachsungen. Die schonende, atraumatische OP-Technik und die Adaptation der Sehnenenden sind essenziell. Ebenso spielt die Nachbehandlung eine große Rolle. Die Verwendung von Hyaluronidase (Hyaloglide) oder Proteoglykane zur Verhinderung von Verwachsungen hat sich klinisch nicht durchgesetzt.
- Zur sekundären Ruptur kommt es bei nicht adäquater Nachbehandlung oder bei einer frühzeitigen Belastung. Eine Sehnenheilung mit belastbarer Nahtstelle ist erst nach 8–10 Wochen möglich. In dieser Zeit ist das aktive Greifen gegen Widerstand zu vermeiden.
- Die Beugekontraktur der Fingergelenke hängt z.T. ab von der Gleitfähigkeit der Beugesehne. Die Beugesehne darf bei der Anfrischung nicht zu viel gekürzt werden. Bei der Übungsbehandlung ist auf die volle Streckung der Fingermittel- und -endgelenke zu achten.

Nachbehandlung

Die **Frühmobilisation der Beugesehne nach Kleinert** hat die Sehnenchirurgie revolutioniert. Sie beruht auf folgendem Prinzip:

- Die Nahtstelle wird durch Beugung des Handgelenkes und der Fingergrundgelenke entlastet, während passive Beugung der Finger durch Gummizug und aktive Streckung die Nahtstelle spannungsfrei gleiten lassen. Der Patient wird darauf hingewiesen, keine aktive Beugung der Finger durchzuführen, insbesondere nicht gegen Widerstand.
- Am 2. oder 3. postoperativen Tag Verbandswechsel und Entfernung der Drainage. Der Verband wird reduziert und eine Kunststoffschiene angelegt.
- Die Fingergelenke sollten mehrmals täglich aktiv gestreckt werden. Die volle Streckung und Beugung der DIP- und PIP-Gelenke sollten wenige Tage nach der Operation erreicht werden.
- Eine passive Nachhilfe ist angezeigt, dabei kann die dorsale Schiene kurz und unter Kontrolle des Physiotherapeuten abgenommen werden (► Kap. 9).
- Das Handgelenk wird in der Beugeposition gehalten. Nach 3 Wochen dürfen Handgelenke und Fingergrundgelenke passiv abwechselnd gebeugt und gestreckt werden.
- Nach 4–5 Wochen wird die Schiene entfernt und die dynamische Fixierung für weitere 2 Wochen behalten. Der Gummizügel wird an einer Binde am Handgelenk fixiert. Weitere aktive und passive Übungen mit Ergotherapie ohne Belastung. Erst 8 Wochen postoperativ kann mit Dehnungsübungen und Krafttraining begonnen werden.
- Um eine Beugekontraktur zu verhindern, wird auf den Gummizügel verzichtet. Die Hand wird in einer Schiene wie oben ruhiggestellt. Die Finger werden in Streckstellung mittels eines elastischen Schlauchnetzverbandes gehalten. Der Verband wird zur Bewegungsübung der Fingergelenke zurückgerollt.

Diese Nachbehandlungsmethode erfordert eine gute Mitarbeit des Patienten und muss den Umständen entsprechend variiert werden. Sie ist bei Kindern oder nicht kooperativen Patienten nicht anwendbar. In diesen Fällen bleibt die dorsale Schiene in der Entlastungsposition, und die Fingergelenke werden passiv vom Physiotherapeuten ab der 2. Woche bewegt.

Bei älteren Patienten wird das Handgelenk in einer leichten Beugestellung von 10° fixiert.

Ergebnisse

Die Ergebnisse sind von mehreren Faktoren abhängig:

- Verletzungsart: Glatte, saubere Schnittwunden sind wesentlich günstiger als Risswunden mit Substanzverlust wie bei Kreissägeverletzungen.
- Nebenverletzungen insbesondere Knochenverletzungen beeinträchtigen das funktionelle Ergebnis.

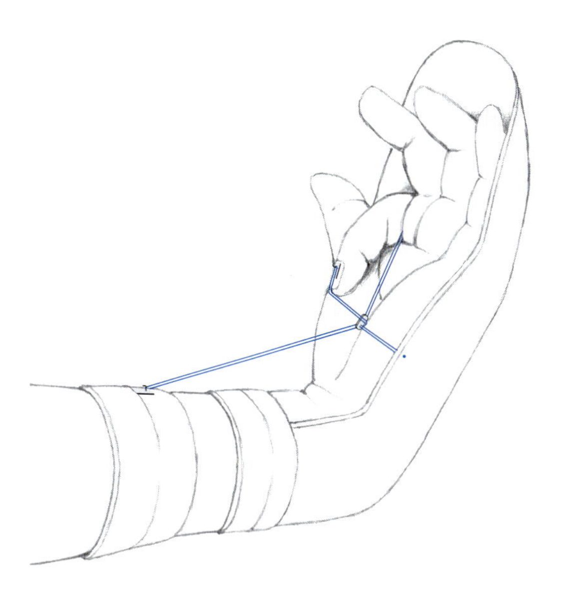

- Lokalisation der Verletzung: Verletzung beider Beugesehnen in der Zone 2 birgt die Gefahr der Verwachsung beider Beugesehnen miteinander und dadurch Beeinträchtigung der Gleitfähigkeit.
- Verletzungen mehrerer Finger.
- Die exakte Nahttechnik und intensive Nachbehandlung sind Voraussetzungen einer guten Funktion.
- Die Rupturrate wird in der Literatur zwischen 5–10% angegeben. Eine freie Beweglichkeit wird in etwa 60% der Fälle erreicht.

Alternative Technik

Die Kirchmayr-Naht hat im Laufe der Zeit zahlreiche Modifikationen erfahren. Die wichtigsten sind:

- **Double Loop-Technik nach Lee**: Doppelt angelegte Naht, wobei die eine Naht einen größeren Rahmen hat und schräg zu der anderen Nahtebene angelegt wird. Höhere Stabilität wird mit mehr Trauma erkauft. Ein doppelarmierter Faden erleichtert die Naht und sorgt dafür, dass der Faden bei Durchführung der axialen Stiche nicht geschädigt wird.
- **Six-Strand-Naht nach Lim und Tsai**: 3 axiale Stränge verbinden die Sehnenenden: Aufwändige Technik mit mehr Trauma für die Sehne. Die dadurch angestrebte hohe Stabilität ist für die normale klinische Situation nicht notwendig.
- **Adaptationsnaht**: Durch eine zick-zack-förmige Naht wird die Stabilität erhöht (Silfverskiöld). Eine bessere Adaptation wird durch die einfache fortlaufende Naht erreicht.

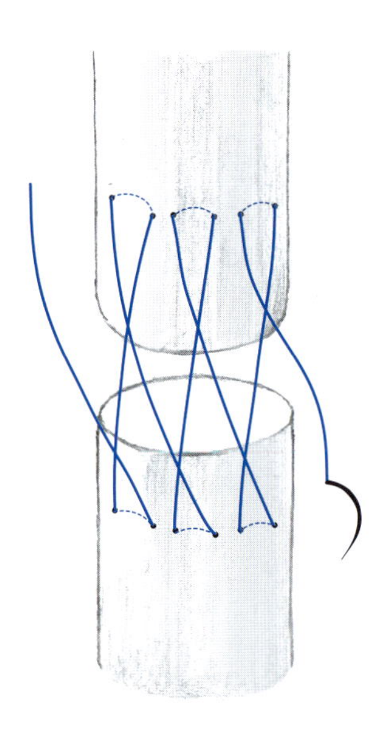

Literatur:

Dovelle S, Heeter PK (1989) The Washington Regimen: rehabilitation of the hand following flexor tendon injuries. Phys Ther 69 (12): 1034-1040

Dogramaci Y et al (2008) Does strand configuration and number of purchase points affect the biomechanical behavior of a tendon repair? A biomechnical evaluation using different Kessler methods of flexor tendon repair. Hand 3: 266-270

Dovan TT et al (2003) Eight-strand core suture technique for repair of intrasynovial flexor tendon lacerations. Techniques in Hand and Upper Extremity Surgery 7 (2) 70-74

Elliot D (2002) Primary flexor tendon repair – operative repair, pulley management and rehabilitation. J hand surg. 27 B, 6: 507-513

Geldmacher J, Köckerling F (1991) Sehnenchirurgie: Urban & Schwarzenberg München, Wien, Baltimore

Pitts DG et al (1999) Rehabilitation for secondary flexor tendon reconstruction in children. Techniques in hand and Upper Extremity Surgery 3: 286-297

Savage R et al (2005) Differential splintage for flexor tendon rehabilitation. An experimental study of its effect on finger flexion strength. J Hand surg. 30B, 2: 168-174

Strickland JW (1999) Flexor tendons – Acute injuries. In: Green DP, Hotchkiss RN, Pederson WC: Green's Operative Hand surgery vol 2: 1851-897 Churchill Livingstone, New York, Edinburgh, London, Philadelphia, San Francisco

Strickland JW (2005) The scientific basis for advances in flexor tendon surgery. J Hand Ther 18: 94-110

Tang JB (2005) Clinical autcomes associated with flexor tendon repair. Hand Clin 21: 199-210

4.1.1 Zonenbezogene Versorgung der Flexorensehnen

Aufgrund der Besonderheiten der Anatomie der Flexorensehnen wird die Hand in 8 topografische Zonen eingeteilt, die bei akuten Verletzungen unterschiedlich versorgt werden.

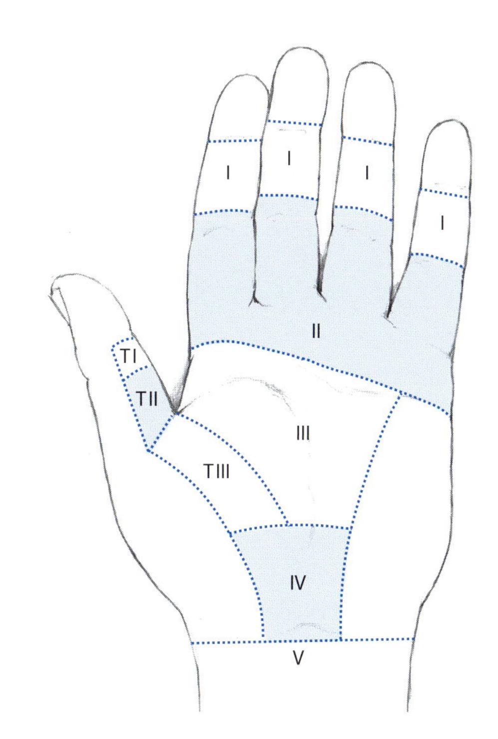

Zone I

Prinzip

In der Zone I wird die Profundussehne von dem Ringband A4 und A5 in ihrem Bett gehalten. Die Blutversorgung erfolgt überwiegend von der Ansatzstelle an der Basis des Endgliedes.

Indikation

- Bei frischen Verletzungen, wobei der Sehnenstumpf in Höhe des Fingermittelgliedes liegt, kann die Operation gute Ergebnisse bringen.
- Veraltete Fälle mit Beschwerden und Funktionsausfall wegen Überstreckung des DIP-Gelenkes oder Verwachsungen mit der Superfizialissehne bedürfen der Revision, aber nicht unbedingt der Reinsertion bzw. Sehnennaht.
- Abhängig vom Spannungszustand der Beugemuskulatur kann die rupturierte Profundussehne weit nach proximal retrahieren. Liegt der Sehnenstumpf proximal der Kreuzung mit der Superfizialissehne, wird die Indikation zur operativen Versorgung infrage gestellt. Einerseits ist der funktionelle Ausfall gering, andererseits ist der operative Aufwand zu groß bei fraglicher Prognose. Das Durchziehen der Sehne nach distal durch die Superfizialissehne ist schwierig und sehr traumatisierend, außerdem bedeutet eine solche Retraktion die Ruptur der Vincula und damit die Gefahr der Nekrose.

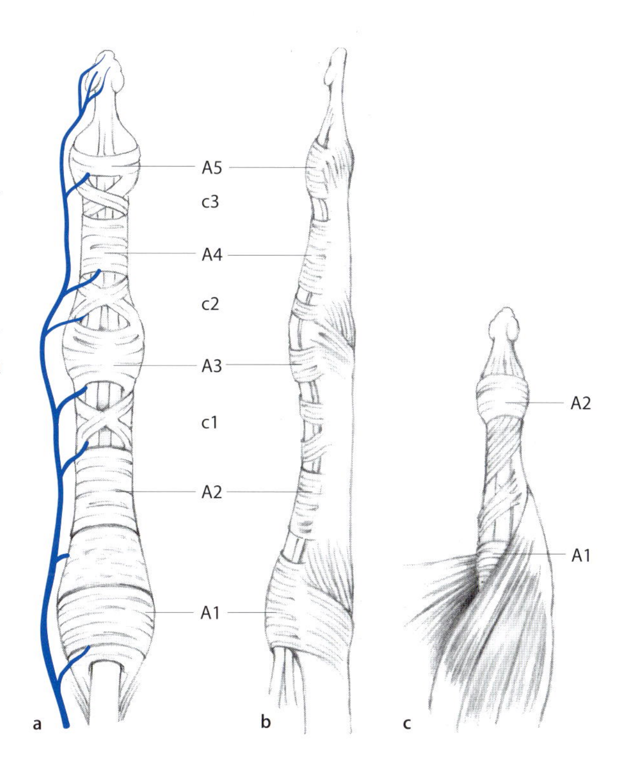

Technik

- Plexusanästhesie und Oberarmblutleere.
- Bajonettförmiger Hautschnitt oder Erweiterung der Wunde.
- Aufsuchen des proximalen Sehnenendes durch Beugung des Fingermittel- und des Grundgelenkes.
- Zur Freilegung des Sehnenendes kann eine Fensterung der Sehnenscheide erfolgen. Das Ringband A4 soll erhalten bleiben, um die Beugefunktion des DIP-Gelenkes zu gewährleisten.
- Die Sehne wird mittels einer geraden Nadel blockiert, um ihre Retraktion zu verhindern und die Sehnennaht in Ruhe durchführen zu können.
- Ist der distale Sehnenstumpf lang genug, so wird die Sehne End-zu-End nach Kirchmayr (▶ Abschn. 4.1) genäht. Sicherstellen, dass die Nahtstelle das Ringband A4 problemlos passieren kann.
- Ist der distale Sehnenstumpf zu kurz, erfolgt die Approximation der Sehnenstümpfe mittels einer Ausziehdrahtnaht mit einzelnen Matratzennähten der Sehnenenden.
- Ist die Sehne direkt am Knochen abgerissen, oder ist der kurze distale Sehnenstumpf zerfetzt, so wird die Ansatzstelle angefrischt, eine flache Knochenschuppe mit dem Periost wird abgehoben und die Sehne mittels Anker oder Ausziehdrahtnaht am Knochen fixiert. Einzelne Adaptationsnähte mit dem Periost.
- Ähnliches Vorgehen beim knöchernen Ausriss der Sehne.

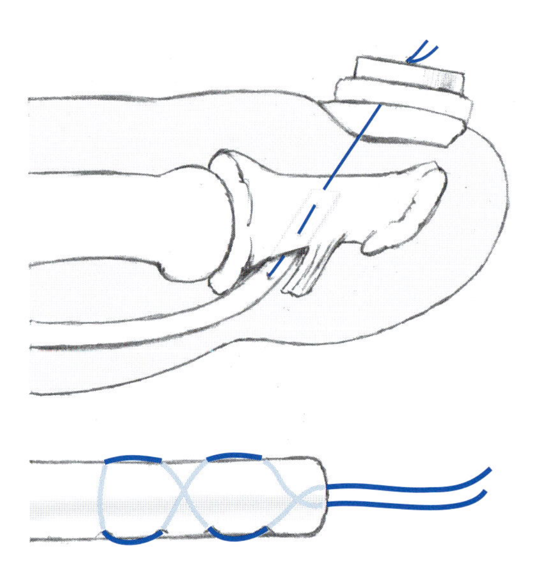

Komplikationen

- Beugekontraktur des Fingerendgelenkes.
- Wachstumsstörung des Fingernagels bei Verwendung einer Ausziehdrahtnaht.
- Reruptur.
- Bewegungseinschränkung bei ausgedehnter Operation und Schädigung der Ringbänder bzw. der Superfizialissehne.

Nachbehandlung

- Ruhigstellung des betroffenen Fingers in Funktionsstellung (Beugung des Grundgelenkes um 60° und Streckung des Mittel- und Endgelenkes).
- Bei End-zu-End-Naht können passive Bewegungsübungen für das DIP- und PIP-Gelenk durchgeführt werden.
- Freigabe bzw. Entfernung der Ausziehdrahtnaht 6 Wochen postoperativ.

Ergebnisse

Eine freie Beweglichkeit des Fingerendgelenkes wird selten erreicht.

Alternative Technik

Bei veralteten Fällen oder bei weit nach proximal retrahierter Sehne (Ultraschall, Druckschmerz) empfiehlt sich die Tenodese oder Arthrodese des Endgelenkes. Eine ausreichende Stabilität des Endgelenkes kann nach 4- bis 6-wöchiger Fixation mit Tape-Verband erreicht werden.

Literatur

Kusano MA et al (2005) Supelementary core sutures increase resistance to grapping for flexor digitorum profundus tendon to bone surface repair – An in vitro biomechanical analysis. J Hand Surg 30 B: 288–293

Meunier MJ et al (2001) Flexor digitorum profundus tendon to bone repair using a multi-strand suture technique. Techniques in Hand an Upper Extremity Surgery 5: 157–160

Zone II

Prinzip

In der Zone II verlaufen beide Beugesehnen in der Sehnenscheide, wobei die Profundussehne die Superfizialis penetriert und überkreuzt. Hier sorgen die A1- bis A3-Ringbänder für die Führung und 2 Vinculae für die Durchblutung der Beugesehnen.

Indikation

- Die primäre Versorgung ist in der Regel angezeigt.
- Kontraindikationen: Allgemeine oder lokale Bedingungen wie ausgedehnter Weichteildefekt, stark verschmutzte oder infizierte Wunde und unsichere Blutversorgung. Ist eine adäquate Versorgungsmöglichkeit nicht vorhanden, so empfiehlt sich die sekundäre Sehnennaht. Eine gute frühsekundäre ist besser als eine schlechte primäre Versorgung.
- Nach 6 Wochen ist eine Sehnennaht nicht mehr möglich.

Kommentar

In der Zone II von Bunnell als Niemandsland bezeichnet, ist die chirurgische Versorgung besonders anspruchsvoll. Sie muss sorgfältig unter Berücksichtigung der anatomischen Verhältnisse und atraumatisch erfolgen, um ein gutes funktionelles Ergebnis zu erzielen.

Die Gefahr der Verwachsung beider Beugesehnen miteinander und mit dem Gleitlager ist sehr groß. Optische Vergrößerung mit der Lupenbrille ist zu empfehlen.

Technik

- Plexusanästhesie und Oberarmblutleere.
- Zick-zack- oder bajonettförmige Erweiterung der Wunde.
- Je nach Position des Fingers bei der Verletzung können die Sehnenstümpfe nah oder fern der Verletzungsstelle liegen.
- Seitliche Spaltung und zur Seite Halten der Sehnenscheide bei Erhalt der Ringbänder, insbesondere A2 und A4.
- Der distale Sehnenstumpf wird durch Beugung des Fingermittel- und Endgelenkes hervorgebracht.
- Der proximale Stumpf schimmert blutig durch die Sehnenscheide und kann evtl. durch Beugung des Handgelenkes und des Fingergrundgelenkes nach distal verschoben werden. Auf keinen Fall versuchen, blind mit einer Klemme den Stumpf zu fassen.
- Liegt der Stumpf in der Hohlhand, wird dort ein Querschnitt angelegt und nach Fensterung der Sehnenscheide das Sehnenende herauspräpariert.
- Sind beide Beugesehnen durchtrennt, fängt man mit der Superfizialis an. Für die flachen Endzügel der Superfizialissehne eignen sich Matratzennähte (5/0 Nylon).
- Anlegen der Kernnaht nach Kirchmayr oder Tsuge (▶ Abschn. 4.1) am proximalen Sehnenstumpf.
- Die Nadeln werden mit dem stumpfen Ende voran in den Sehnenkanal zum distalen Stumpf geführt. Eine feine Drahtschlinge oder Tsuge-Naht kann

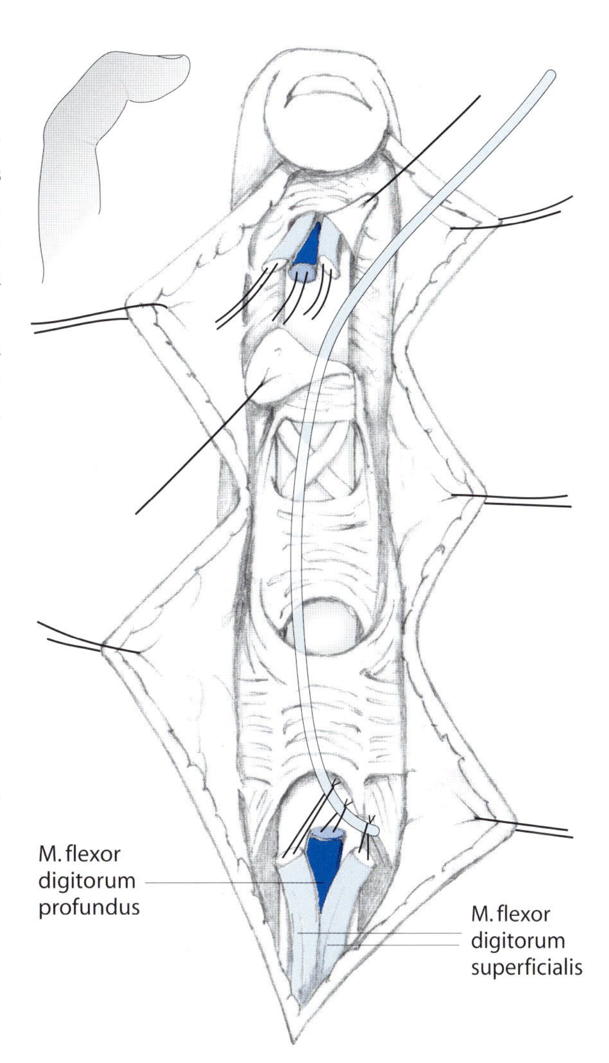

bei diesem Manöver hilfreich sein. Die Sehne wird durchgezogen und mit einer Nadel transdermal durch die Bänder hindurch fixiert.
- Durchführung der axialen Naht mit dem distalen Stumpf. Eine korrekt adaptierende Naht ist weder gestaucht noch dehiszent.
- Fortführung der fortlaufenden epitendinären Naht mit 6/0er Nylonfaden.
- Bei zu engen Verhältnissen wird erst das Epitenon dorsal vernäht.
- Entfernung der Fixationsnadel und Bewegungsprobe. Bei Bedarf dürfen die Ringbänder A2 und A4 verschmälert, aber nicht geopfert werden.
- Die Sehnenscheide wird mit einzelnen Nähten mit 6/0 Nylonfaden adaptiert. Keine wasserdichte einengende gezwungene Naht.
- Eröffnung der Blutleere und exakte Blutstillung, Spülung, Anlegen einer Silikondrainage-Hautnaht.
- Anbringen des Gummizügels am Fingernagel mittels einer Naht, durchgeführt durch zwei Löcher im Abstand von 5 mm mit Drahtfaden, oder durch ein Häkchen, das am Fingernagel mit Superkleber fixiert wird.
- Verband, dorsale Gipsschiene zur Nachbehandlung nach Kleinert (▶ Abschn. 4.1).

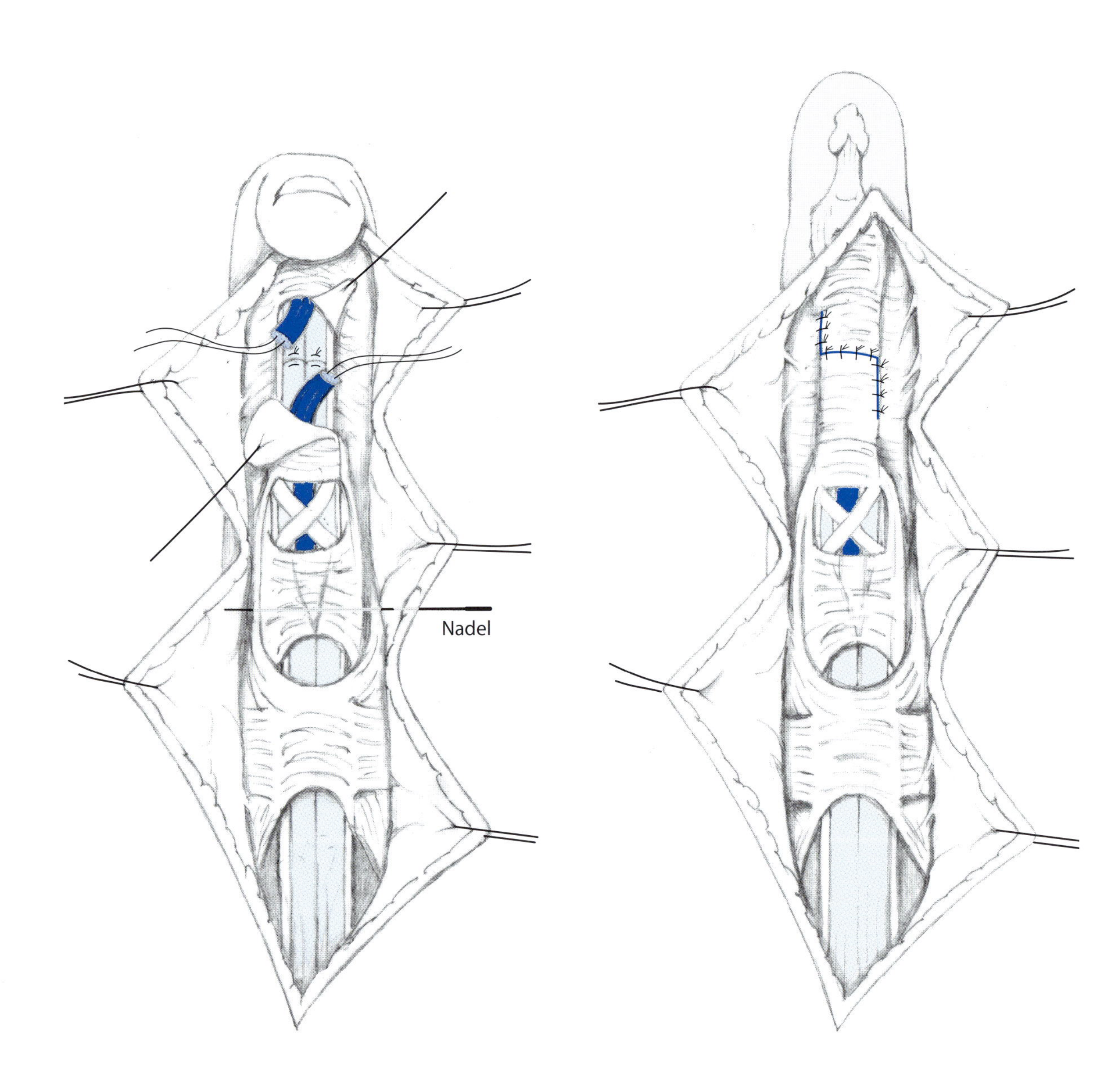

Komplikationen

- Verwachsungen mit Einschränkung der Gleitfähigkeit der Sehnen und Bewegungseinschränkung der Fingergelenke.
- Ruptur der Nahtstelle wegen fehlender Compliance oder falscher Physiotherapie.

Nachbehandlung

Kontrollierte frühzeitige Bewegungstherapie nach Kleinert oder Duran (▶ Abschn. 4.1, ▶ Kap. 9).

Ergebnisse

In der Hand des Erfahrenen und bei korrekter Nachbehandlung sind die Ergebnisse bei Schnittverletzungen in etwa 80–90%, gut oder sehr gut, bei Sägeverletzung deutlich schlechter.

Literatur

Duran R J, Houser RG (1975) Controlled passive motion following flexor tendon repair in zones tow and three. In: AAOS Symposium on Tendon Surgery in the hand 182-189. Mosby St. Louis

I wuagwu F, Gupta A (2004) A simple tendon retrieval method. J Hand Surg. 29B: 191-193

Kleinert HE et al (1973) Primary repair of flexor tendons. Orthop. Clin N Amer 4: 865-876

Kleinert HE et al (1975) Primary repair of zone two flexor tendon lacerations. In: AAOS Symposium on Tendon Surgery in the hand. 91–104. Masby St. Louis

Zone III

Prinzip

Verletzungen in der Hohlhand betreffen oft mehrere Fingerstrahlen, dabei werden zusätzlich zu den Beugesehnen, die Gefäß-Nerven-Bündel verletzt und müssen ebenfalls versorgt werden.

Technik

- Die Sehnenstümpfe retrahieren nicht zu weit und sind nach adäquater Erweiterung der Wunde leicht zu finden.
- Die Sehnennaht erfolgt wie oben beschrieben.
- Falls das A 1-Ringband ein Hindernis bei der Versorgung oder bei voller Streckung des Fingers darstellen sollte, kann dieses verschmälert oder notfalls reseziert werden.

Ergebnis

- Die Prognose ist in dieser Zone günstig, da die Verletzungsstelle außerhalb des Sehnenkanals liegt und die Blutversorgung der Sehnen intakt bleibt.

Nachbehandlung

Nachbehandlung mit frühzeitigen kontrollierten, passiven Übungen nach Duran:

- Dorsale Schiene in Beugestellung des Handgelenkes um 30° und der Fingergrundgelenke von 60°.
- Passive Beugung des PIP- und DIP-Gelenkes einzeln und mehrmals täglich.
- Aktive Streckung der Fingergelenke, evtl. mit Nachhilfe.
- Ruhigstellung der gestreckten Finger mit elastischem Netzschlauch

Zone IV

Prinzip

Die Verletzung liegt in Höhe des Karpaltunnels, wobei der N. medianus in der Regel mitverletzt wird.

Technik

- Die Sehnenstümpfe sind leicht zu finden, da keine große Retraktion zu erwarten ist.
- Das Ligamentum carpi transversum wird vollständig gespalten.
- Die Synovialis bleibt als Gleitschicht erhalten.
- Stabile Sehnennaht und gute epitendinöse Naht, um Verwachsungen der dicht nebeneinander liegenden Sehnen zu verhindern.

Nachbehandlung

- Nachbehandlung wie bei Zone III.

Zone V

Prinzip

In diesem Bereich sind oft ausgedehnte Verletzungen mit Durchtrennung sämtlicher Beugesehnen, des Nervus ulnaris und medianus sowie der Hauptgefäße anzutreffen. Eine breite Freilegung durch Wunderweiterung ist erforderlich.

Technik

- Sämtliche Strukturen müssen versorgt werden.
- Mikrochirurgische Operationsmöglichkeit muss gewährleistet sein!
- Angefangen mit Naht der Daumenbeugesehne geht man von den tiefer gelegenen zu den oberflächlichen Sehnen vor.
- Zum Schluss werden die Handgelenksbeuger versorgt.
- Gefäß- und Nervennähte erfolgen in mikrochirurgischer Technik.

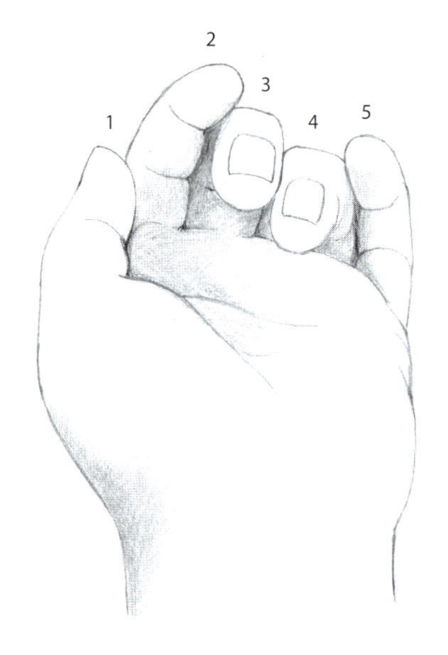

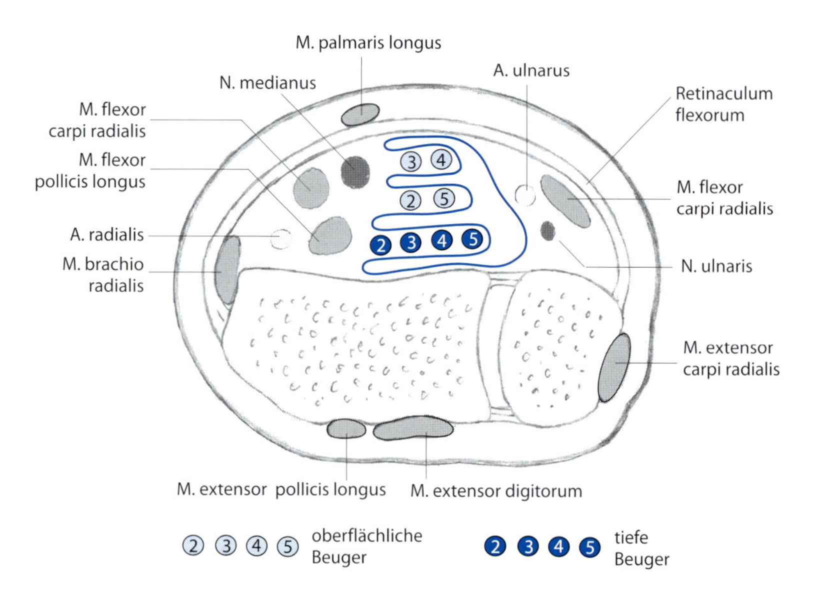

Zone T 1–3

Prinzip

Die Wiederherstellung der Kontinuität der langen Daumenbeugesehne ist für die Greiffunktion wichtig.

- Die FPL-Sehne retrahiert sich stark. Der proximale Sehnenstumpf findet sich im Bereich des Daumenballens.
- Eine sekundäre Sehnennaht ist wegen der Verkürzung und Verwachsungen der Sehne mit der Umgebung nicht Erfolg versprechend.

Je früher die Operation erfolgt, desto besser ist das funktionelle Ergebnis.

Kommentar

Die Prognose der Naht der FPL-Sehne ist aus anatomischen Gründen deutlich besser als die der Fingerbeugesehnen.

Technik

- Die Sehnennaht bzw. Reinsertion erfolgt nach den gleichen Prinzipien wie bei den Fingerbeugesehnen.
- Durch die Beugung des Handgelenkes kann der proximale Sehnenstumpfe distalwärts verschoben und sichtbar werden. Die Sehne wird mit einer transkutan eingeführten Nadel fixiert, und die Sehnennaht kann in entspannter Situation nach Tsuge oder Kirchmayr erfolgen.
- Die Ringbänder A1 und 2 sollen erhalten bleiben, sie dürfen bei Bedarf verschmälert werden.
- Bleibt der Sehnenstumpf in Höhe der Thenarmuskulatur hängen, wird die Sehne am Handgelenk freigelegt:
  - 2 cm langer bogenförmiger Hautschnitt auf der beugeradialen Seite des Handgelenkes.
  - Unterhalb der FCR-Sehne wird die FPL-Sehne dargestellt und herausgezogen.
  - Ein Silastikstab wird in den Sehnenkanal von distal bis zum Handgelenk eingeschoben. Fixation der Sehne am Silikonstab mit einzelnen Nähten. Durchziehen des Sehnenstumpfes und Sehnennaht.
- In der T III-Zone erfolgt die Freilegung der Sehnenstümpfe durch die Muskelmasse. Auf den motorischen Ast des N. medianus ist zu achten.

4.2 Versorgung der Extensorensehnen

Prinzip

Die Anatomie des Streckapparates ist komplex und kann die Diagnose erschweren. Durch die unmittelbare Nähe zu den Gelenken und Knochen ist eine Beteiligung dieser Strukturen sehr häufig und beeinträchtigt die Ergebnisse deutlich. Die Gleitschicht der Strecksehne ist sehr empfindlich und sollte schonend behandelt werden.

Indikation

- Die primäre Versorgung ist prinzipiell angezeigt, insbesondere bei glatten sauberen Schnittverletzungen.
- Nach der Sehnennaht ist für eine vitale Weichteildeckung zu sorgen, bei Hautdefekten ist eine Lappenplastik notwendig.
- Sehnendefekte werden durch Transplantat oder Sehnenverlagerung bzw. Umkippplastik versorgt.
- Die verletzte Gelenkkapsel wird vor der Sehnennaht sorgfältig verschlossen.
- Frakturen werden zuerst stabilisiert. Periost und Gleitgewebe werden als Isolierschicht zwischen Knochen und Sehne vernäht, um Verwachsungen zu verhindern. Das Osteosynthesematerial wird mit Weichteilen gedeckt, um eine Sehnenruptur zu vermeiden.
- Eine sekundäre Sehnennaht ist auch nach 6 Wochen möglich, da die Retraktion der Sehnenstümpfe begrenzt ist.
- Bei gedeckten Sehnenrupturen hat die konservative Behandlung mit den entsprechenden Schienen eine gute Prognose.

Kommentar

- Die Verletzungen des Extensorenapparates werden oft übersehen. Durch die intertendineale Verbindungen kann die Streckung der Fingergrundgelenke trotz Verletzung der Strecksehne möglich sein. Ebenso bleibt die aktive Streckung des PIP-Gelenkes nach Verletzung des Tractus intermedius durch die Seitenzügel erhalten.
  Die Verletzungsfolgen wie Knopflochdeformität und Schwanenhalsdeformität werden später auffällig. Die Überprüfung der aktiven Streckung gegen Widerstand ist erforderlich, um eine Sehnenverletzung auszuschließen.

- Bei Verdacht auf Beteiligung des Streckapparates empfiehlt sich die operative Revision und Inspektion der Sehne.
- Die Gleitamplitude nimmt von proximal nach distal ab und beträgt ca. 4 cm im Unterarmbereich und 1 mm im Bereich des Fingermittelgliedes.
- Die exakte Wiederherstellung der Sehnenlänge im Fingerbereich ist für die Gelenkfunktion wichtig. Nur wenige Millimeter ergeben ein Beuge- oder Streckdefizit.
- Die longitudinalen Fasern der Sehnen geben dem Nahtmaterial wenig Halt.
- Die Streckung der einzelnen Fingergelenke gelingt durch eine funktionelle Koordination, Stabilisierung und Bewegung des extrinsischen und intrinsischen Streckapparates.
- Auch die Teildurchtrennung der Sehne bedarf einer Sehnennaht, da sonst die sekundäre Ruptur droht.

Technik

- Plexusanästhesie, Oberarmblutleere. Verletzungen im Bereich des PIP und DIP-Gelenkes können bei Oberst-Anästhesie und Fingerblutleere versorgt werden.
- Erweiterung der Wunde, sparsames Anfrischen der Wundränder, wenn nötig.
- Freilegen der Sehnenenden.
- Gelenks- und Knochenverletzungen werden erst versorgt, sorgfältige Naht des Periosts und/oder der Gleitschicht.
- Die Strecksehnen weisen je nach Abschnitt unterschiedliche Formen und Durchmesser auf. Für die runden und kräftigen Abschnitte innerhalb des synovialen Sackes gilt die gleiche Nahttechnik wie bei den Beugesehnen. Flache Abschnitte werden entweder durch Kernnaht nach Tsage mit Adaptationsnaht, mit Matratzennähten oder mit Crossstichnaht (▶ Abschn. 4.1, Silfverskiöld) mit einem monophylen 5/0 Nylonfaden versorgt.
- Rupturen nahe der Ansatzstelle werden mit einer Ausziehnaht und Adaptationsnaht (▶ Abschn. 4.1) versorgt.

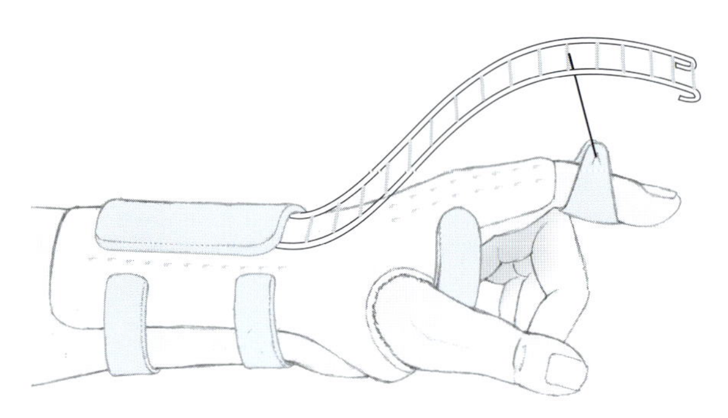

Komplikationen

- Bewegungseinschränkung durch Verwachsungen der Sehne mit der Umgebung, insbesondere bei Knochenbeteiligung oder durch Dehnung der Nahtstelle bzw. Verkürzung der Sehne nach Anfrischen.
- Sekundäre Sehnenruptur bei zu früher Freigabe oder durch das Osteosynthesematerial.

Nachbehandlung

- Bei Sehnenrekonstruktion in Höhe des DIP- oder PIP-Gelenkes empfiehlt sich die Fixation des Gelenkes mit schräg eingebrachtem Bohrdraht, Stärke 1,2 mm, die übrigen Fingergelenke dürfen voll bewegt werden.
- Nach Sehnennaht in proximalen Abschnitten wird eine frühzeitige, kontrollierte Bewegungstherapie durchgeführt, mit aktiver Beugung und passiver Streckung der Gelenke mittels einer dynamischen Orthese.
- Je weiter distal die Verletzung liegt, desto länger sollte die Ruhigstellung sein. Die Blutversorgung der Sehnen nimmt von proximal nach distal ab.

Ergebnisse

Das Ergebnis einer Sehnennaht bei sauberen Schnittverletzungen ist sehr gut. Die Nebenverletzungen beeinträchtigen die Ergebnisse deutlich.

Literatur

Arora R et al (2008) Primär Behandlung von offenen Strecksehnenverletzungen der Hand. Oper Orthop. Traumatol. 20: 13-24

Bulstrode NW et al (2005) Extensor tendon rehabilitation. A prospective trial comparing three rehabilitation regimes. J Hand Surg 30 B: 175-179

Newport ML, Tucker RL (2005) New perspectives on extensor tendon repair and implications for rehabilitation. J Hand Ther 18: 175-181

Partecke B-D, Peterhof G (1998) Die Versorgung und Nachbehandlung von Strecksehnenverletzungen an der Hand. Unfallchirurg 101: 807-812

Windolf J (2006) Strecksehnenverletzungen der Hand. Unfallchirurg 109: 659-170

4.2.1 Zonenbezogene Versorgung der Extensorsehnen

Die Versorgungsart der Strecksehnen und die Nachbehandlung richten sich nach der topographischen Lage. Verdan hat 1983 8 Zonen definiert; die ungeraden Nummern sind den Zonen über den Gelenken zugeordnet.

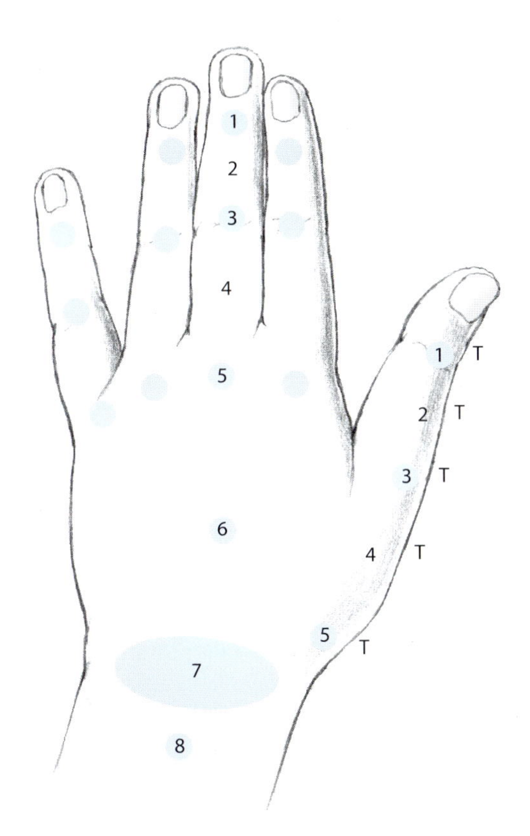

Zone 1

Prinzip

Die häufigste Verletzung der Fingerstrecksehnen ist die subkutane Ruptur in der Zone 1. Die Ursachen sind häufig degenerative Veränderungen der Sehne und des Gelenkes.

Eine Verletzung der Strecksehne in der Zone 1 führt zur Beugefehlstellung des Fingerendgliedes (Hammer-, Malletfinger). 4 Verletzungstypen werden unterschieden:

- **Typ 1:** Ruptur oder Abriss des Sehnenansatzes.
- **Typ 2:** Komplette Ruptur der Sehne proximal des Endgelenkes mit einem Streckdefizit von mehr als 45°. Durch Zug der Landsmeer-Bänder kann der proximale Sehnenstumpf retrahiert werden und zu Schwanenhals-Deformität führen.
- **Typ 3:** Knöcherner Ausriss mit kleinerem dorsalen Fragment.
- **Typ 4:** Ausriss mit großem Fragment und Subluxation des Endgliedes (Busch-Fraktur) oder Ausriss der Epiphyse bei Kindern.

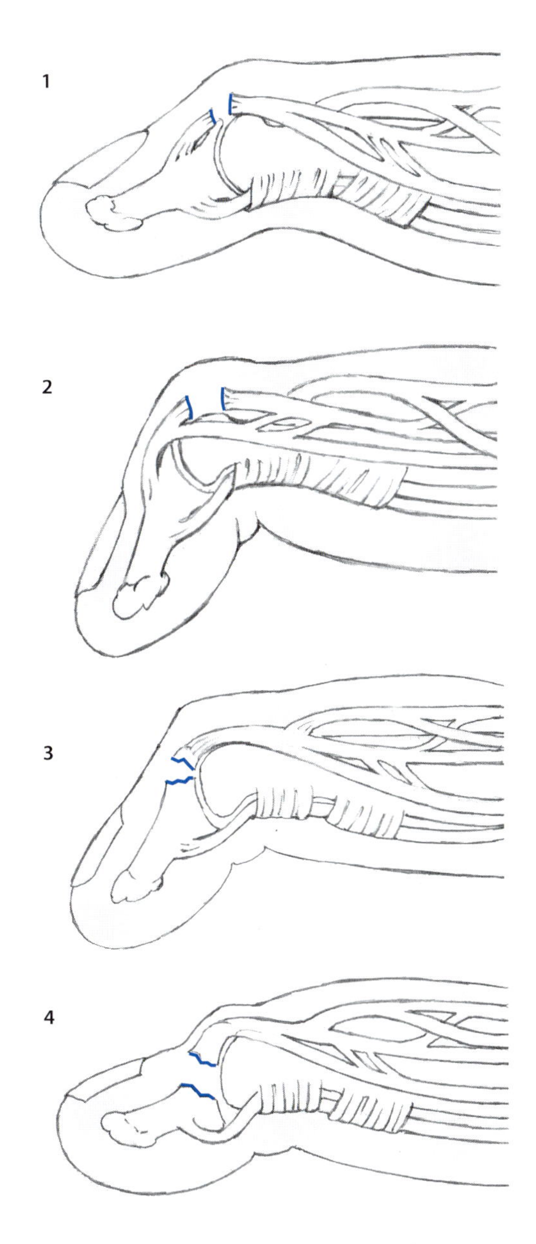

Indikation

- Subkutane Rupturen von **Typ 1** und **2** werden in der Regel konservativ behandelt, mit einer Stack'schen Schiene für 6–8 Wochen. Ein zusätzlicher Tape-Verband sichert die Überstreckposition des Endgelenkes in der Schiene. Schiene und Verband können zur Hautpflege abgenommen werden, dabei ist darauf zu achten, das Endgelenk in Streckstellung zu halten. Eine 1-2 Monate alte Ruptur kann so mit Erfolg behandelt werden.
- Zeigt der Finger eine Tendenz zur Überstreckung des PIP-Gelenkes, droht die Entwicklung einer Schwanenhals-Deformität. In diesem Falle ist wie bei offenen Verletzungen die Sehnennaht mit 5/0 Nylonfaden angezeigt.
- Knöcherner Ausriss mit kleinem Fragment (**Typ 3**) kann auch wie oben beschrieben konservativ behandelt werden. Röntgenkontrolle!
- Zeigt die Röntgenkontrolle eine bestehende Dislokation der Fragmente, so empfiehlt sich die operative Versorgung. Die Reinsertion erfolgt mittels einer Ausziehnaht.
- Größeres Fragment (**Typ 4**) wird mit einer Minischraube fixiert oder mit einem Bohrdraht transartikulär, bzw. mit 2 Bohrdrähten nach Ishiguro.
- Veraltete Fälle werden mit Erfolg mittels Dermodese behandelt.

Technik

Instrumente

- Handbohrmaschine, Bohrdrähte 1 mm Stärke, Bildwandler.

Offenes Vorgehen

- Oberst-Anästhesie und Fingerblutleere.
- H-förmiger Hautschnitt, Zurückpräparieren der Haut und Darstellung der Sehne.
- Ist ein ausreichend langer distaler Sehnenstumpf vorhanden, erfolgt zunächst die Fixation des DIP-Gelenkes mit einem doppelspitzen 1 mm dicken Bohrdraht. Der Draht wird von der Endgliedbasis schräg distalwärts getrieben, zurückgezogen, dann in Neutralstellung des Gelenkes nach proximal weitergedreht.
- Jetzt erfolgt die Sehnennaht mit U-Nähten oder Crossstichnaht mit 5/0 Nylonfaden.

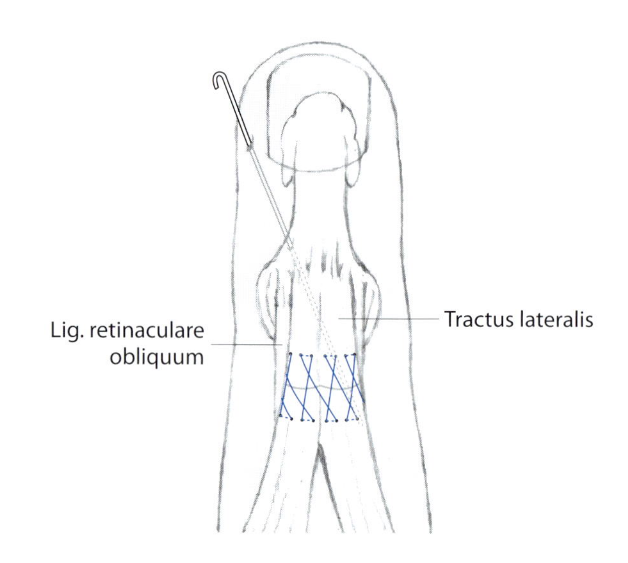

Reinsertion des Sehnenansatzes mittels Ausziehnaht

- Der Ausziehfaden wird etwa 3–4 mm proximal des Sehnenendes mit der geraden Nadel eingeführt und weiter durch das Endglied gezogen. Der Anker adaptiert die Sehne am Knochen. Ein kleines Fragment kann mehr Halt geben, sonst kann das Fragment auch entfernt werden. Um die Spannung zu halten, aber ohne der Haut der Fingerkuppe zu schaden, empfiehlt es sich, eine Metallhülse zu verwenden, die zwischen Knochen und Knopf eingeschaltet wird.
- Eine gute Alternative bietet der Knochenanker. Dadurch wird die Gefahr der Hautschädigung vermieden. Das Endgelenk wird mit Bohrdraht blockiert.

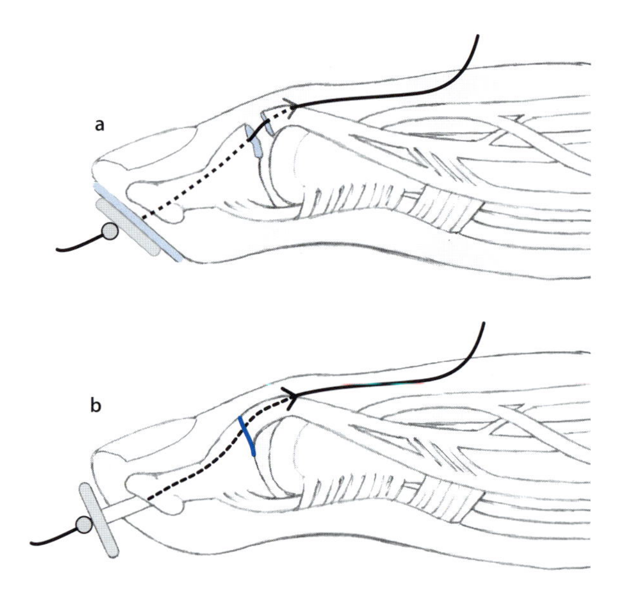

Osteosynthese bei Typ 4

- Ist das knöcherne Fragment groß genug, wird die Fraktur vom Hämatom gereinigt, reponiert und mit einem 0,8 mm K-Draht fixiert. Das Endgelenk wird in Mittelstellung mit einem 1 mm Bohrdraht neutralisiert. Die Osteosynthese kann dann mit einer 1 mm Cortikalisschraube erfolgen. Der dünne Draht wird entfernt.
- Beträgt das Knochenfragment etwa 1/3 der Gelenkfläche, wird der doppelgespitzte Bohrdraht durch die Bruchfläche an der Basis der Endphalanx eingeführt und zurückgezogen.
  Nach Reposition des Gelenkes und des Fragmentes durch dorsalen Druck, Rückbohrung des Stiftes durch das Fragment und des Mittelgliedes.
- Bricht das Knochenfragment oder war es bereits frakturiert, erfolgt die Fixation mittels einer intraossären Drahtnaht: Quere Bohrung (1 mm) in der Endgliedbasis nah der Frakturfläche. Doppelarmierter 4/0 Faden mit geraden Nadeln, oder es wird ein dünner Zerklagedraht in das Bohrloch und in die Sehne dicht am Fragment eingeführt und verknotet. Das Endgelenk wird mit Bohrdraht blockiert.

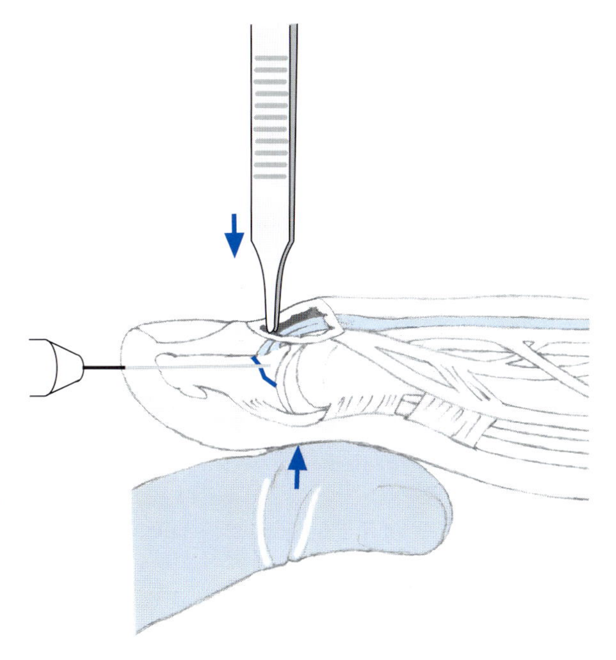

Geschlossene Methoden nach Ishiguro

- Oberst-Anästhesie.
- In Beugestellung des Endgelenkes wird ein 1 mm dicker Bohrdraht oberhalb des Fragmentes in das Mittelglied eingeführt.
- Reposition des Gelenkes und der Fraktur durch Druck von außen und Fixation des Gelenkes mittels eines zweiten Stiftes in leichter Beugestellung. Das Fragment steht so unter Kompression.

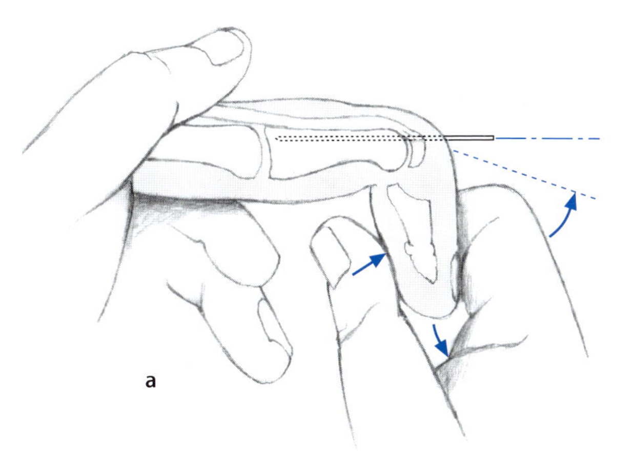

Dermodese bei veralteten Fällen

- Ein ovaler Keil mit etwa 3–4 mm Breite wird aus der streckseitigen Haut mitsamt der Narbe bis zum Knochen entnommen.
- Tiefgreifende U-Nähte, die die Haut und Sehnenenden fassen, werden angelegt.
- Blockierung des Endgelenkes mittels Bohrdraht in leichter Überstreckung.
- Die Fäden werden verknotet.

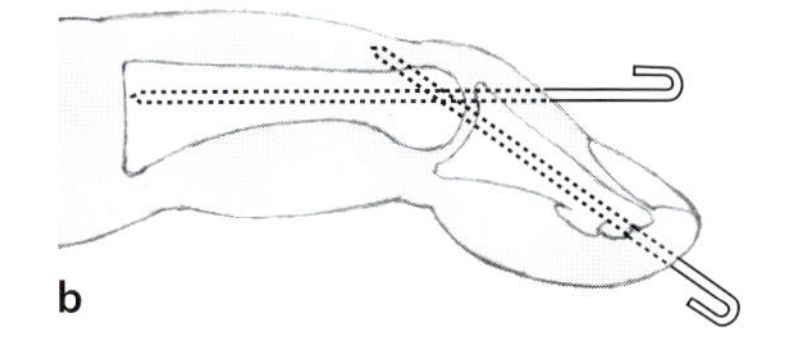

Komplikationen

- Bohrdrahtinfektion. Der Stift wird schräg angebracht und verläuft nicht durch den Markraum, adäquate Pflege.
- Bewegungseinschränkung bei bestehender Arthose oder nach Schädigung der Gelenkflächen durch mehrfaches Bohren mit zu dickem Draht.
- Reruptur bei frühzeitiger Freigabe.

Nachbehandlung

- Die Stack'sche Schiene soll mindestens 6 Wochen ständig getragen werden, danach für weitere 4 Wochen nachts.
- Bei Frakturen kann die ME nach 4 Wochen erfolgen.
- Entfernung der Ausziehnaht nach 6 Wochen.
- Schraube, Anker und Zerklage bleiben im Knochen. Freigabe erst nach 4 Wochen.

Ergebnisse

Eine gewisse Bewegungseinschränkung bleibt zurück, ist jedoch kaum störend.

Alternative Technik

Arthrodese des Fingerendgelenkes.

Literatur

Fritz D et al (2005) Delayed single Kirschner wire compression technique for malet fracture. J Hand Surg 30 B: 180 – 184.

Hofmeister EP et al (2003) Extension block prinning for large mallet fractures. J Hand Surg 28 A: 453 – 459.

King HJ et al (2001) Complication of operative treatment for mallet fractures of the distal phalanx. J Hand Surg. 26 B : 28 – 31.

Pegoli L. et al (2003) The Ishiguro extension block technique for the treatment of mallet finger fracture: Indications and clinical results. J Hand Surg 28 B: 15 – 17.

Zone II und Zone IV

Prinzip

- Scharfe glatte Verletzungen werden wie bei Zone I, Typ 2 behandelt.
- Säge- oder Schleifverletzungen mit Materialdefekt werden mit Arthrodese des Endgelenkes und Lappenplastik behandelt.

Zone III

Prinzip

Die **Streckaponeurose** besteht im Bereich des PIP-Gelenkes aus einem Mittel und zwei Seitenzügeln. Die alleinige Verletzung des Mittelzügels wird des Öfteren übersehen, da das Mittelgelenk durch die Seitenzügel aktiv gestreckt werden kann. Eine Streckung gegen Widerstand ist allerdings nicht möglich!

Bleibt diese Verletzung unbehandelt, so entwickelt sich nach 2–3 Wochen eine Knopflochdeformität. Die frühzeitige Versorgung ist wichtig um die Deformität mit Beugekontraktur des PIP und Streckkontraktur des DIP-Gelenkes zu verhindern. Die Versorgungsart richtet sich nach dem Verletzungstyp und dem lokalen Befund.

Indikation

- Subkutane Ruptur des Tractus intermedius: Ruhigstellung in einer Federschiene oder in einer Kunststoffhülse in Streckstellung des Mittelgelenkes für 6 Wochen, End- und Grundgelenke bleiben frei.
- Ruptur der gesamten Streckaponeurose (aktive Streckung nicht möglich) offene Sehnennaht.
- Knöcherner Abriss des Mittelzügels: offene Reposition und Fixation.
- Defektverletzung des Mittelzügels: Rekonstruktion.
- Bei Verletzung im Bereich des Daumengrundgelenkes können entweder eine oder beide Strecksehnen betroffen sein. Die Sehnennaht erfolgt nach Kirchmar oder Tsuge (▶ Abschn. 4.1)

Technik

Sehnennaht

- Plexusanästhesie und Oberarmblutleere, oder notfalls Oberst-Anästhesie und Fingerblutleere.
- Bajonettförmige Erweiterung der Wunde und Darstellung der Sehne.
- Inspektion und Spülung des Gelenkes.
- Keine Anfrischung der Sehnenenden.
- Fixation des Mittelgelenkes in Neutralstellung mittels eines 1,2 mm dicken Bohrdrahtes.
- Die Sehnennaht erfolgt mittels U-Nähten mit 5/0 Nylon.

Reinsertion

- Ist der Mittelzügel direkt am Knoten oder mit einem kleinen Fragment abgerissen, so erfolgt die Reinsertion mittels eines Fadenankers oder einer Ausziehnaht.

Defektdeckung nach Snow

- Ein etwa 1 cm langer zungenförmiger Sehnenstreifen wird aus der Pars medialis umschnitten und distal gestielt gelassen.
- Umschlagen des Sehnenzügels nach distal.
- Fixation des Gelenkes in Mittelstellung mittels Bohrdrahtes.
- Naht des Sehnenstreifens mit der Ansatzstelle mit einzelnen Nähten mit 5/0 Nylonfaden.
- Sicherung der Umschlagstelle mit einzelnen Nähten.
- Verschluss der Entnahmestelle mit fortlaufender Naht.

Komplikationen

- Reruptur der Sehne bei zu frühzeitiger Mobilisation.
- Bewegungseinschränkung durch Kapsulodese-Effekt, Verkürzung oder Vernarbung der Sehne bzw. Gelenkschaden.

Nachbehandlung

Bei alleiniger Verletzung des Mittelzügels sollte das Fingerendgelenk aktiv und passiv bewegt werden, um Verwachsungen der Seitenzügel zu verhindern. Das Mittelgelenk bleibt 6 Wochen blockiert, dann ME und Übungstherapie.

Ergebnisse

Vernarbungen oder Insuffizienz können nicht ausgeschlossen werden. Sie führen zu Bewegungseinschränkung. Bei kontrakter Knopflochdeformität ist die Prognose schlecht.

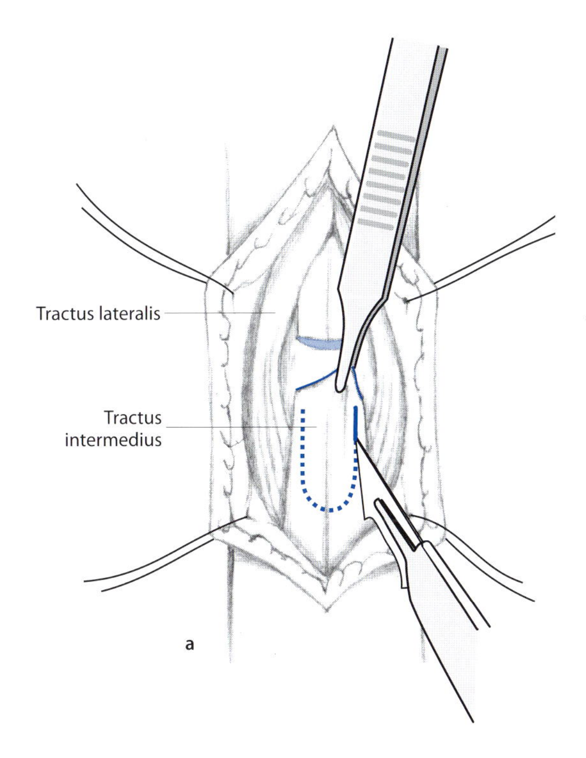

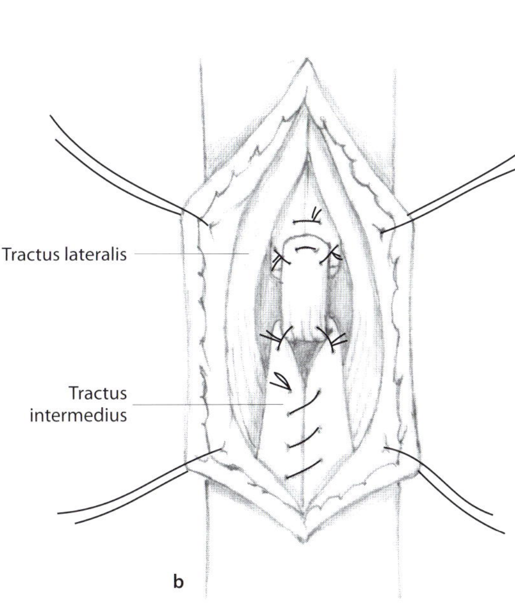

Alternative Technik

- Arthrodese des Mittelgelenkes bei Defektverletzung der gesamten Streckaponeurose oder bei Gelenkschäden.
- Kleiner Defekt des Mittelzügels kann nach Aiche/Hellmann überbrückt werden: Die Seitenzügeln werden längs gespalten. Die medialen Streifen werden zur Mitte über das Mittelgelenk mobilisiert und miteinander vernäht.

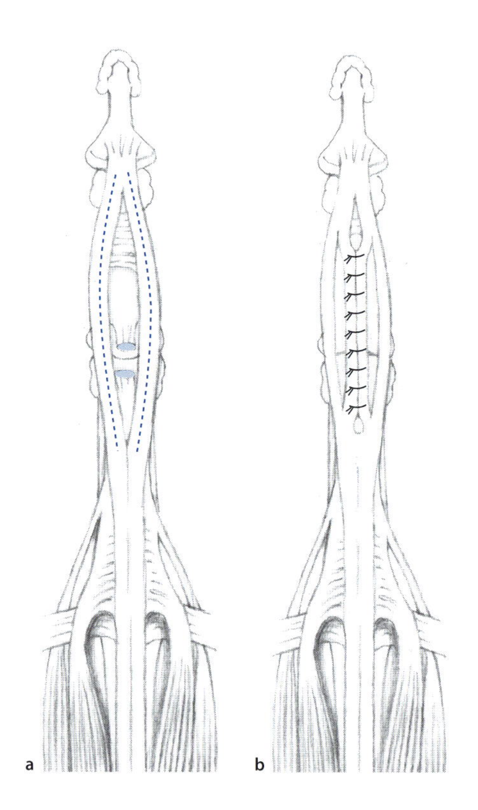

Literatur

Aiche A et al (1979) Prevention of boutonnie're deformity. Plast Reconstr. Surg. 46: 164-167

Doyle JR (1999) Extensor tendons acute injuries. In: Green DP, Hotchkiss RN, Pederson WC (Eds) Green's operative hand Surgery 5th ed 1950–1987 Churchill Livingstone New York

Kalb K, Pommersberger K-J (2008) Erfahrungen mit dem short arc motion (SAM)-Schema in der Nachbehandlung isolierter Strecksehnenverletzungen der Zone E und F nach WILHELM. Hand Mikrochir. Plast Chir. 40: 165-168

Khandwala AR et al (2004) Immediate repair and early mobilization of the extensor pollicis longus tendon in Zones 1 to 4 J Hand Surg 29 B: 250-258

Slesarenko YA et al (2005) Suture anchor technique for anatomic reconstruction in chronic boutonnie're deformity. Techniques in Hand an Upper Extremity Surgery 9: 172-174.

Snow JW (1976) A method for reconstruction of the central slip of the extensor tendon of a finger. Plast Reconstr. Surg 57: 455-459

Zone V

Prinzip

Die offenen Verletzungen der Strecksehne in diesem Bereich sind oft mit Beteiligung des MCP-Gelenkes kombiniert. Bei Verletzung durch einen Zahn im Rahmen einer Schlägerei besteht die Gefahr einer schweren Infektion. Bei subkutaner Längsruptur der Streckhaube gleitet die Strecksehne beim Faustschluss seitlich ab, es entsteht ein Streckdefizit des Grundgelenkes von ca. 20°.

Indikation

- Frische saubere Verletzungen der Strecksehne und der Streckhaube können durch U-Nähte oder Crossstichnaht mit 4/0 Nylon-Faden versorgt werden.
- Inspektion und Spülung des Gelenkes!
- Bei Verletzungen im Bereich des Daumensattelgelenkes sind in der Regel mehrere Sehnen verletzt, evtl. auch Verletzung der A. radialis. Die Sehnennaht erfolgt nach Kirchmayr oder Tsuge.
- Defektverletzungen der Strecksehnen können durch eine Umkehrplastik versorgt werden.
- Veraltete Längsruptur der Streckhaube erfordert eine Rezentrierung der Strecksehne.

Kommentar

Bei Bissverletzungen erfolgt zunächst unter Antibiotikaschutz ein sorgfältiges Débridement. Nach der Sehnennaht nur lockere Wundadaptation. Ist ein großer Defekt der Streckhaube entstanden, empfiehlt sich die Einlage von einer PMMA-Minikette für 3–4 Tage und die sekundäre Defektdeckung.

Teilverlust der dorsalen Gelenkanteile stellt keine Kontraindikation für die Sehnen- und Hautplastik dar. Eine funktionelle ausreichende Beweglichkeit kann erwartet werden.

Technik

- Plexusanästhesie und Oberarmblutleere.
- Anfrischen und Erweiterung der Wunde. Freilegen der Streckhaube.
- Längenruptur bzw. quere Durchtrennung der Sehne werden mit U-Nähten oder Crossstichnaht versorgt. Falls erforderlich ist eine sparsame Anfrischung der Sehnenenden von jeweils 1 mm möglich.
- Eine stabile Versorgung bietet die doppelte Tsuge-Naht (4-Strang-Technik) mit Adaptationsnaht.
- Bei vollständigem Verlust der Streckhaube begleitet

von Haut-, Sehnen- und Knochenverletzung wird der Sehnendefekt mit einer **Umkehrplastik** ersetzt.

- Vom proximalen Sehnenstumpf wird ein Zügel mit entsprechender Länge des Defektes abgespalten und am Stumpfende gestielt gelassen.
- Ein Doppelringband wird mittels Palmaris longus-Sehne zum Stabilisieren der Sehne gebildet.
- Das Sehnentransplantat wird subkapital im MHK eingeführt und doppelt um den Knochen gelegt. Die tiefe Schicht als Isolierfläche und die zweite Schicht bildet eine Öse zur sicheren Führung der Sehne.
- Der Sehnenzügel wird in die Öse eingeführt und mit dem distalen Sehnenstumpf vernäht. Die Umschlagfalte wird mit einzelnen Nähten gesichert.
- Bei chronischer Luxation der Strecksehne infolge einer veralteten Längsruptur der Streckhaube: bogenförmiger, längsverlaufender Hautschnitt ulnar der betroffenen Sehne. Die Strecksehne wird in Streckstellung des Grundgelenkes mobilisiert und zur Mitte des Gelenkes gebracht. Zum Stabilisieren der Sehne wird die intertendinöse Junktion von der Nachbarsehne abgelöst, umgeschlagen und mit der Lumbricalissehne oder mit dem Periost vernäht. Falls die alte Rupturstelle stark vernarbt und geschrumpft ist, wird diese längs gespalten, um die Sehne zu reponieren, und das intertendinöse Gewebe auf der anderen Seite durch Verdoppelung gerafft. Bewegungsprobe: Die Sehne darf nicht mehr luxieren und die Beugung nicht hemmen.

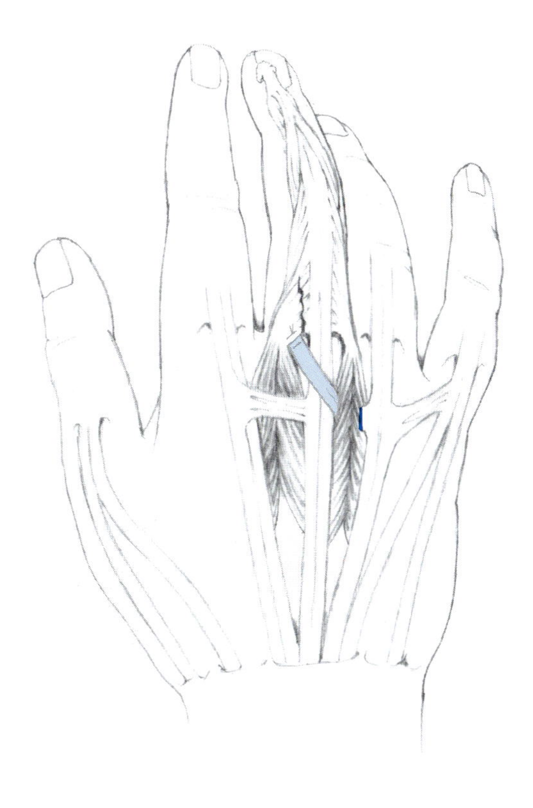

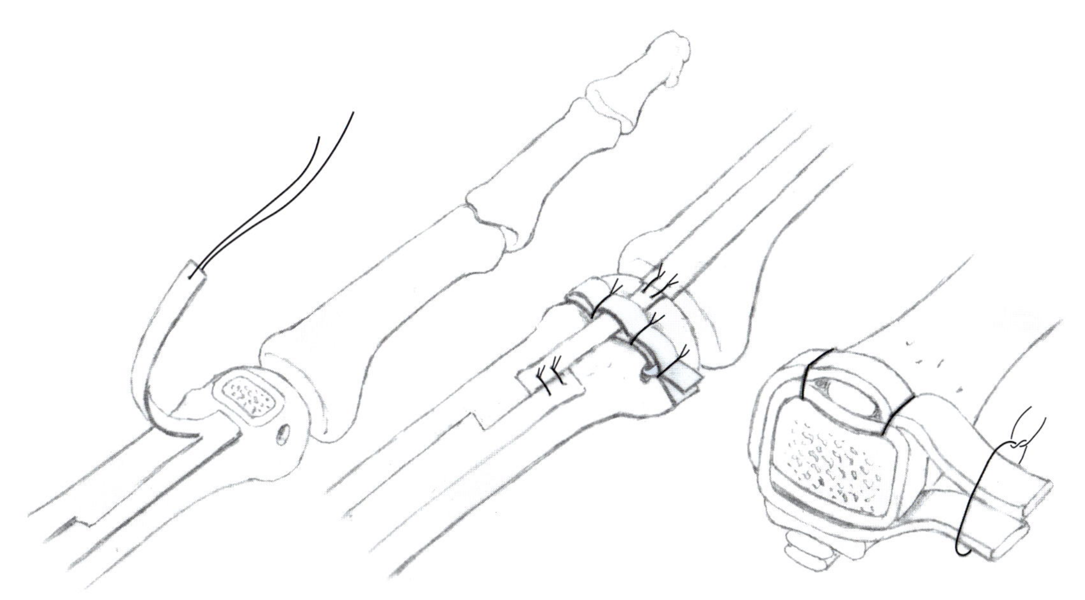

Komplikationen

- Beugehemmung bei Vernarbung oder Verkürzung der Sehne.
- Streckdefizit bei Elongation der Nahtstelle.
- Reruptur der Sehne.

Nachbehandlung

- Kompressionsverband und Unterarm-Gipsschiene in leichter Beugestellung der Grundgelenke.
- Ab dem 3. postoperativen Tag, nach VW und Entfernung der Drainagen Anbringen einer Kunststoffschiene, die die Grundgelenke in Beugestellung um 30° palmarseitig abstützt. Anbringen einer Gummizugeinrichtung zur passiven Streckung des MCP-Gelenkes. Das Handgelenk ist in 40°-Streckung fixiert. Übungen täglich mehrmals mit aktiver Beugung bis 30°: Mittel- und Endgelenke bleiben frei.
- Nach 3 Wochen kann die Beugung des Grundgelenkes langsam bis 60°gesteigert werden. Nach weiteren 2 Wochen Erweiterung der Beugung. Wenn 6–7 Wochen postoperativ ein Streckdefizit bleibt, ist ein Lagerungsschiene für die Nacht hilfreich. Verletzungen der Daumenstrecksehnen in der Zone 4 und 5 werden ebenso mit frühzeitiger Mobilisation behandelt.

Literatur

Hug LK et al (1990) Early controlled active mobilization with dynamic splintage for treatment of extensor tendon injuries. J Hand Surg 15 A: 251-257

Inoue G., Tamura Y (1996) Dislocation of the extensor tendons over the metacarpophalangeal joints. J Hand Surg 21 A: 464-469

Vaienti L, Merle M (1997) Verletzungen des Extensorenapparates in: Merle M, Dautel G, Rehat St (ed): Chirurgie der Hand, Thieme Stuttgart Bd 1: 191-207

Wheeldon FT (1954) Recurent dislocation of extensor tensons. J Bone Jt Surg 36 B: 612-617

Zone VI

Prinzip

Eine subkutane Ruptur der Strecksehne kommt in dieser Zone nicht vor. Verletzungen können einzelne oder mehrere Sehnen betreffen, mit oder ohne Defekt bzw. Nebenverletzungen. Eine frühzeitige Versorgung, die eine frühfunktionelle Nachbehandlung erlaubt, führt zu gutem Ergebnis.

Indikation

- Glatte Durchtrennung einer oder mehrerer Sehnen: Sehnennaht nach Tsuge oder Kirchmayr (▶ Abschn. 4.1).
- Kleinere Sehnendefekte können durch Umkehrplastik überbrückt werden. Bei größeren Defekten empfiehlt sich die Koppelung des distalen Sehnenstumpfes mit der Nachbarsehne. Vorausgesetzt der Sehnenstumpf ist lang genug, da sonst eine ungünstige Zugrichtung für den verletzten Fingerstrahl entsteht.
- Sind mehrere Sehnen betroffen oder ist der distale Sehnenstumpf zu kurz, wird die Sehne des M. extensor indicis bzw. des M. extensor digiti minimi zur Überbrückung des Defektes verlagert.

Kommentar

Der funktionelle Ausfall bei Verletzung einer Strecksehne ist gering. Das Fingergrundgelenk der betroffenen Seite wird mit den Nachbarsehnen durch die Querverbindungen gestreckt.

Technik

- Plexusanästhesie und Oberarmblutleere.
- Erweiterung der Wunde und Freilegen der Sehnen.
- Glatte Verletzung: End-zu-End-Naht nach Kirchmayr oder Tsuge (▶ Abschn. 4.1).
- Frakturen der MHK werden osteosynthetisch versorgt. Periost und Gleitgewebe als Isolierschicht zwischen Knochen und Sehnen legen und fixieren.
- Sehnendefekt durch Umkehrplastik versorgen: Aus dem proximalen Stumpf wird ein Streifen abgespalten und umgeklappt als Brücke (▶ Abschn. Zone V).
- Koppelung des distalen Sehnenstumpfes mit der benachbarten Sehne:
  Aus der gesunden Sehne wird etwa die Hälfte abgespalten, bleibt proximal gestielt und wird mit dem Sehnenstumpf nach Pulvertaft vernäht. Die

Spannung muss folgendermaßen gewählt werden: Bei Neutralstellung des Handgelenkes bleibt der Finger voll gestreckt; wird das Handgelenk gebeugt, wird das MCP-Gelenk überstreckt; passiv lässt sich der Finger bei leichter Streckung des Handgelenkes beugen.

Indicisplastik

- Querschnitt proximal des MCP-Gelenkes II. Die EI-Sehne liegt ulnar der ED-Sehne. Sie wird scharf durchtrennt, mobilisiert und zu den Sehnenstümpfen verlagert. Bei ausreichender Länge erfolgt die Sehnennaht nach Pulvertaft, sonst End zu End mit U-Nähten 4/0 Nylonfaden. Die Spannung wird wie oben beschrieben gewählt.
  Durch Längsspaltung der Indicissehne ist die Versorgung mehrerer Fingerstrecksehnen möglich.
- Hautverschluss eventuell durch Lappenplastik.
- Gute Blutstillung und Drainage.

Nachbehandlung

- Frühmobilisation mittels dynamischer Schiene.
- Gesamte Ruhigstellungszeit: 4 Wochen.

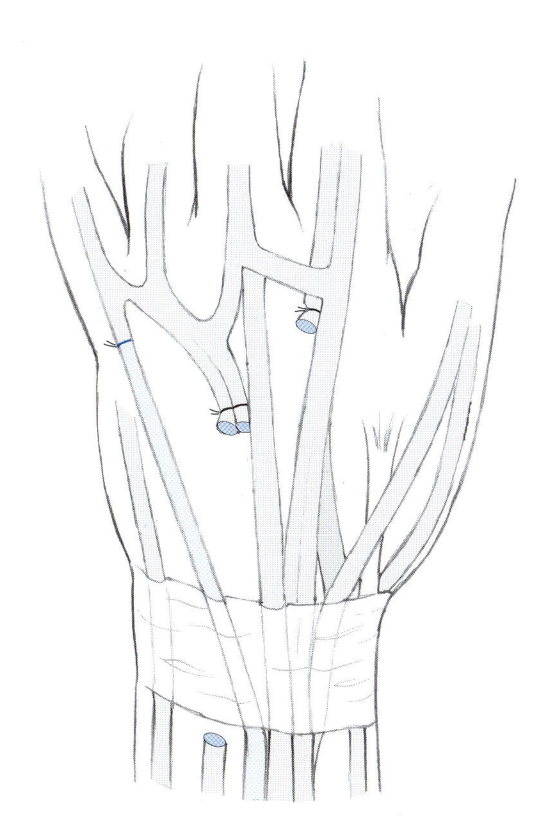

Zone VII

Prinzip

Sämtliche Strecksehnen liegen hier nah beieinander unterhalb des Ligamentum carpi dorsale. Oft werden mehrere oder sämtliche Strecksehnen verletzt. Die klinische Untersuchung zeigt das funktionelle Defizit. Die Gefahr der Verwachsungen der Sehnen miteinander ist hier besonders groß.

Indikation

- Anfrischen der Sehnenenden ist erlaubt. Eine Verkürzung von 5–6 mm bleibt folgenlos.
- Bei knöcherner Beteiligung ist die Rekonstruktion einer Gleitschicht unterhalb der Strecksehnen notwendig.
- Gute Hautdeckung, evtl. durch Lappenplastik, ist Voraussetzung.
- Spontane Ruptur der langen Daumenstrecksehne in der Regel in Höhe des Tuberculum listeri wird durch Indicis-Plastik behandelt (▶ Martini, Orthopädische Handchirurgie, Kap. »Indicis-Plastik«). Als Alternative bietet sich die Sehnentransplantation an.

Technik

- Plexusanästhesie und Oberarmblutleere
- Bajonettförmige Erweiterung der Wunde
- Das Retinaculum extensorum wird von ulnar nach radial abgelöst. Falls nur ein Sehnenfach betroffen ist, wird das Retinaculum in diesem Bereich z-förmig eröffnet.
- Durch passive Streckung des Handgelenkes treten die Sehnenstümpfe hervor und werden sichtbar.
- Sehnennaht nach Kirchmayr oder Tsuge. Auf gute Adaptation achten, keine Stauchung der Nahtstelle und keine Lücke, ansonsten leidet die Gleitfähigkeit im osteofibrösen Kanal.
- Das Retinaculum wird verschlossen mit einzelnen 4/0 Nähten, evtl. unter Verlängerung desselben.
- Prüfung der Gleitfähigkeit der Sehnen. Bei Behinderung darf das Retinaculum verschmälert werden.
- Bei der Indicisplastik ist die Bestimmung der Sehnenspannung wichtig:
  Bei neutraler Stellung des Handgelenkes steht der Daumen in oder etwas über der Handebene mit getrecktem Endgelenk. Bei Streckung des Hand-

gelenkes ist die Adduktion und Beugung des Daumens passiv möglich, und bei passiver Beugung des Handgelenkes wird der Daumen spontan voll gestreckt und abduziert.

Nachbehandlung

- Frühmobilisation in dynamischer Schiene
- Ist die EPL-Sehne betroffen, wird der Daumen in Abduktionsstellung ruhiggestellt.
- Gesamte Ruhigstellungszeit: 4 Wochen.

Literatur

Martini AK (2008) Orthopädische Handchirurgie –Manual für Klinik und Praxis. 2. Aufl. Steinkopff Verlag

Zone VIII

Prinzip

Oft sind in dieser Zone mehrere Sehnen betroffen. Begleitverletzungen der Muskulatur, Nerven oder der Unterarmknochen verschlechtern die Prognose.

Sämtliche verletzte Strukturen bedürfen der stabilen und endgültigen Versorgung, um eine frühzeitige Übungsbehandlung durchführen zu können.

Indikation

- Sehnenverletzungen werden End-zu-End in üblicher Weise vernäht. Eine Verkürzung der Sehne von etwa 1 cm kann ignoriert werden. Naht der Unterarmfaszie als Gleitschicht.
- Größere Sehnendefekte oder Verletzungen im Bereich des Sehnenspiegels können mit Koppelung oder Verlagerung von intakten Sehnen behandelt werden, z.B. Verlagerung der ECRL-Sehne auf die Finger und Daumenstrecker.

Kommentar

Bei ausgedehnten Defekten mit Knochen- und Hautbeteiligung erfolgt die Knochenstabilisierung evtl. mit Knochentransplantat und die Hautdeckung mit Lappenplastik.

Die Wiederherstellung der motorischen Einheit kann erst sekundär erfolgen.

Nachbehandlung

- Bei stabilen Verhältnissen Frühmobilisation. Nach 6 Wochen passive Übungen und Versorgung mit Quengelschienen.
- Bei Ersatzplastik durch Sehnenverlagerung mit Pulvertaftnaht der Sehnen kann die aktive Übungsbehandlung aus der Schiene 3 Wochen postoperativ beginnen. Nach weiteren 2 Wochen Freigabe und passive Übungen.
- Instabile Verhältnisse zwingen zu 3–4 Wochen Ruhigstellung.

Ergebnisse

Verwachsungen der Sehnen mit der Umgebung sind häufig. Durch den Tenodeseeffekt wird jedoch eine zufriedenstellende Funktion erreicht.

Sekundäre Eingriffe

5.1 Sehnentransplantation

Prinzip

Ersatz der Beugesehne durch freies Sehnentransplantat bei alten Verletzungen beider Beugesehnen in der Zone II. Die Sehnenstümpfe werden reseziert und nur die tiefe Beugesehne wird ersetzt. Zwei Sehnentransplantate in einem Finger funktionieren nicht. Für die Greiffunktion ist die tiefe Beugesehne ausreichend.

Die Art der Sehnentransplantation wird durch Lage und Größe des Sehnendefektes, sowie durch den Zustand des Gleitlagers bestimmt. Man unterscheidet zwischen ein- und zweizeitiger Transplantation und zwischen einem kurzen und langen Transplantat. Für die Defektüberbrückung der Strecksehnen gelten die gleichen Prinzipien.

Indikation

- Alte Verletzungen beider Beugesehnen, sodass eine sekundäre Naht durch Retraktion und Vernarbung nicht mehr möglich ist.
- Nach gescheiterter Erstversorgung bedingt durch Reruptur oder starken Verwachsungen.
- Bei ausgedehnten Defekten wie bei Fräse- oder Kreissägeverletzungen.
- Als sekundäre Versorgung nach Replantation oder Rekonstruktion bei ausgedehntem Weichteilverlust.
- Nach ausgeheilten Sehnenscheidenphlegmonen.

Voraussetzungen für die Sehnentransplantation

- Gute elastische und verschiebliche Weichteildecke.
- Freie Beweglichkeit der Fingergelenke.
- Infektfreies Sehnenlager.
- Funktionsfähige Muskulatur.

Nur bei gut erhaltener Sehnengleitbahn kann eine einzeitige Sehnentransplantation durchgeführt werden. Sonst erfolgt zunächst die Einlage eines Silikonstabes zur Bildung einer Sehnenscheide, und im zweiten Schritt wird der Silikonstab gegen das Sehnentransplantat ausgetauscht.

Kommentar

Die Sehnentransplantation war das klassische Vorgehen bei Verletzungen beider Beugesehnen im sog. Niemandsland. Die schonende Sehnennaht und Frühmobilisation haben die Ergebnisse der primären Naht der Fingerbeugesehnen deutlich verbessert. Die Sehnentransplantation ist seltener geworden und nur für die Fälle, bei denen eine primäre Sehnennaht versagt hat oder nicht indiziert ist.

Die Sehnentransplantation ist eine anspruchsvolle Operation. Der Erfolg hängt von der exakten OP-Technik, von der regulären Nachbehandlung und der Zuverlässigkeit des Patienten ab. Im Vergleich zur Sehnennaht gibt es hier zwei Nahtstellen mit erhöhter Verwachsungsgefahr und die Gefahr der Sehnennekrose.

Das relativ dünne Sehnentransplantat wird zunächst durch die Synovialis ernährt, deshalb ist das Vorliegen eines mit Synovialis ausgekleideten Gleitlagers sehr wichtig. Die Nahtstellen werden außerhalb der Sehnenscheide platziert, um die Verwachsungsgefahr zu verringern.

Als Transplantat wird die Sehne des M. palmaris longus, des M. plantaris oder des M. semitendinosus verwendet. Letztere ist relativ dick und lang genug für mehrere Transplantate. Oft kann ein Teil der oberflächlichen Beugesehne verwendet werden.

Technik

- Die Operation erfolgt in Plexusanästhesie/allgemeiner Narkose und Oberarmblutleere.
- Zick-zack-förmiger Hautschnitt vom Fingerendglied bis zur Mitte der Hohlhand.
- Freilegen der Sehnenscheide und der Gefäßnervenbündel.
- Nervenschäden werden behoben durch Transplantat.

Einzeitige Sehnentransplantation

- Eröffnung der Sehnenscheide über die Kreuzbänder unter Schonung der wichtigen Ringbänder A2 und A4 und Inspektion der Beugesehnen.
- Die Verwachsungen werden mit dem Skalpell scharf abgelöst.
- Die tiefe Beugesehne wird in Höhe des Endgelenkes durchtrennt unter Belassung eines ca. 1 cm langen Stumpfes. Die Superfizialissehne wird in Höhe des Fingermittelgelenkes reseziert unter Belassung der beiden Schenkel. Die proximalen Sehnenstümpfe werden proximal des A1-Bandes herausgezogen.
- Die oberflächliche Beugesehne wird distalwärts gezogen und reseziert. Der proximale Sehnenstumpf schlüpft in den Unterarm.

- Entnahme des Sehnentransplantates:
  - **M. palmaris longus**: 2 cm langer Querschnitt im Verlauf der Handgelenksbeugefalte. Die Sehne liegt direkt unter der Haut und über der Unterarmfaszie. Die Sehne wird mobilisiert, an einem 2/0 Haltefaden armiert und peripher durchtrennt. Die Entnahme erfolgt dann mit einem Sehnenstripper (▶ Martini, Orthopädische Handchirurgie, Kap. Transpantatentnahme).
  - **M. plantaris longus**: Quere Inzision zwischen Innenknöchel und Achillessehne. Identifikation, Freilegen und Entnahme mit dem Sehnenstripper.
  - **M. semitendinosus**: Oberschenkelblutleere. Kniegelenk um 60 Grad gebeugt. 3 cm langer Querschnitt im mediodorsalen Bereich des Tibiakopfes. Spaltung der Faszie und Freilegen der Sehnengruppe. Die Semitendinosussehne liegt dorsal des Tendo m. grazilis. Die Sehnenentnahme erfolgt wie oben mit einem langen Sehnenstripper.
- Das Sehnentransplantat wird vom Muskelgewebe befreit.
- Das Transplantat wird in den Sehnenkanal unterhalb der Ringbänder eingeführt. Hierfür kann eine Drahtschlinge oder ein Silikonstab hilfreich sein.
- Distale Fixation des Transplantates: mittels U-Nähten mit dem distalen Sehnenstumpf. Sicherheitshalber wird zusätzlich eine transossäre Ausziehnaht angelegt.
- Das zentrale Transplantatende wird mit dem proximalen Stumpf der tiefen Beugesehne nach Pulvertaft vernäht. Die Nahtstelle liegt unterhalb der M. lumbrikalis und wird von dem verdeckt. Nach Anlegen der ersten Naht werden die Spannung und die richtige Transplantatlänge geprüft:
  In neutraler Handgelenksstellung müssen die Finger die physiologische Flexionsstellung zeigen, zunehmend von radial nach ulnar. Die passive Streckung ist voll möglich. Überprüfung der Gleitfähigkeit des Transplantates beim Beugen und Strecken des Handgelenkes. Die Naht wird dann vervollständigt.
- Eröffnung der Blutleere, Blutstillung, Spülung, Drainage und Hautnaht.

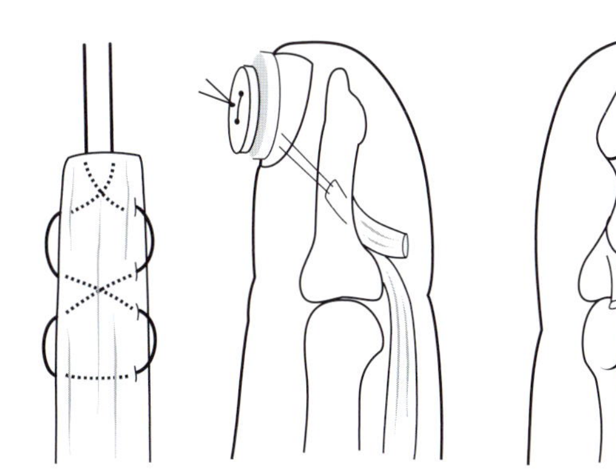

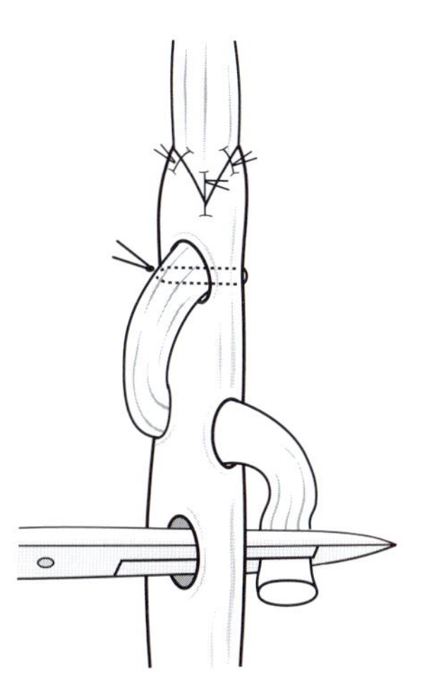

Zweizeitige Sehnentransplantation

- Im 1. Schritt erfolgen die Rekonstruktion der Ringbänder und die Vorbereitung der Sehnenscheide.
- Die zerstörte und narbig veränderte Sehnenscheide und die Sehnenreste werden entfernt. Ein distaler Sehnenstumpf von etwa 1 cm Länge bleibt erhalten.
- Ebenfalls werden die distalen Anteile der Superfizialissehne geschont, sie können für die Rekonstruktion eines A3-Ringbandes verwendet werden. Versuch der Erhaltung der Ringbänder, sonst wird das gesamte Narbengewebe exidiert bis auf eine Randleiste im Bereich der wichtigen A2- und A4-Ringbänder.
- Beim Vorliegen einer Beugekontraktur des PIP-Gelenkes erfolgt die Arthrolyse (▶ auch Martini, Orthopädische Handchirurgie, Kap. Arthrolyse des PIP-Gelenkes). Rekonstruktion der Fingernerven.

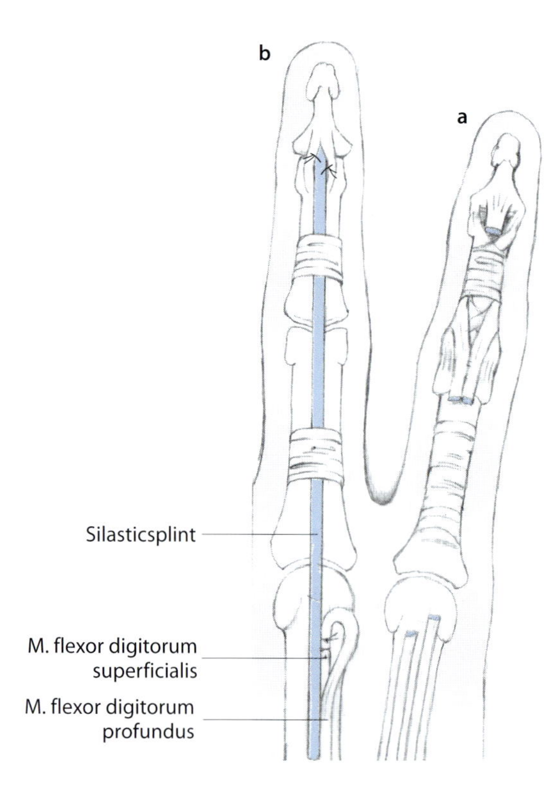

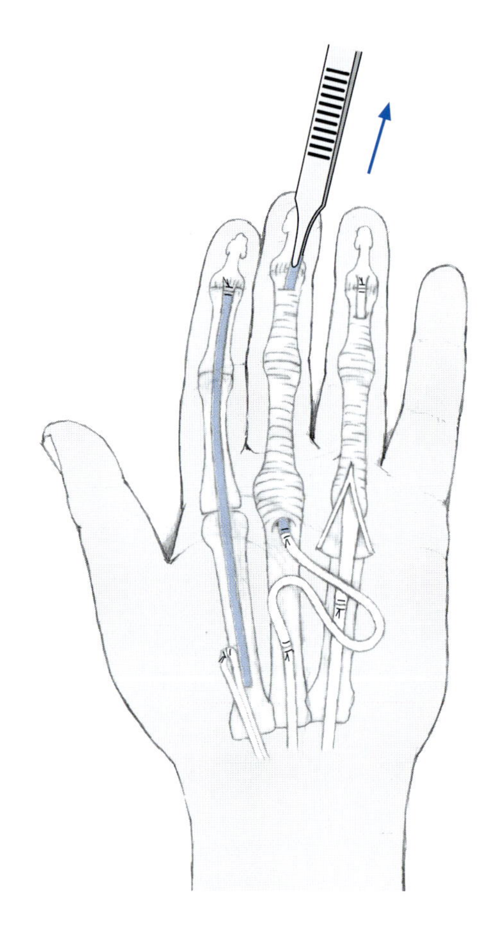

- Überprüfung der Gleitfähigkeit der proximalen Sehnenstümpfe. Bei Zerstörung und Vernarbung derselben wird die Inzision in den distalen Unterarm verlängert (langes Transplantat).
- Sind die zentralen Sehnenstümpfe gleitfähig, so werden diese im Hohlhandbereich End-zu-End miteinander mit einzelnen 5/0 Nylonnähten (**Paneva-Holevitch**) verbunden.
- Ein Silikonstab wird eingelegt. Er muss stark genug sein, um den Gleitraum vollständig auszufüllen. Naht des Platzhalters mit dem distalen Sehnenstumpf mit 3/0 Nylon-U-Nähten. Das Stabende wird angeschrägt, um Platz zu sparen.
- Das proximale Stabende bleibt in der Hohlhand oder im distalen Unterarm frei. Bewegungsprobe durch Zug am SilikonsTab. Beim Beugen des Fingers muss sich der Silikonstab frei nach proximal verschieben können.
- Rekonstruktion der Ringbänder (▶ Abschn. 5.3)
- Eröffnung der Blutleere, Blutstillung, Spülung, Drainage und Hautnaht.
- Nach Entfernung der Drainage: Beginn mit passiven Übungen des betroffenen Fingers. Um den Silikonstab bildet sich eine neue Sehnenscheide mit einer Synovialmembran. Nach 10 bis 12 Wochen erfolgt die zweite Operation.
- Freilegen beider Enden des Silikonstabes und der Sehnenschlinge.
- Hautinzision im distalen Unterarm und Freilegen der oberflächlichen Beugesehne. Durchtrennung derselben am Sehnenspiegel und Durchziehen in die Hohlhand.
- Überprüfung der Amplitude, Gleitfähigkeit und Stabilität der Nahtstelle.
- Das freie Sehnenende wird am Silikonstab befestigt und durch die neue Sehnenscheide bis zum Fingerendglied durchgezogen.
- Entfernung des Silikonstabes und Naht der Sehne mit dem Stumpf evtl. knöcherne Insertion der Sehne mit einer Ausziehdrahtnaht.
- Die Transplantatlänge und Spannung der Sehne werden wie oben beschrieben bestimmt.
- Ein freies Sehnentransplantat wird ebenso mit Hilfe des Silikonstabes durch die neue Sehnenscheide durchgezogen, distal mit dem Sehnenstumpf mittels U-Nähten und proximal nach Pulvertaft mit dem zentralen Sehnenstumpf verbunden.

Komplikationen

- Verwachsungen und Vernarbungen mit Bewegungseinschränkung. Die frühzeitige Mobilisation und schonende OP-Technik verringert diese Gefahr, können sie aber nicht verhindern.
- Ruptur der Nahtstelle.
- Nekrose des Transplantates.
- Synovialitis um den Silikonstab.
- Bewegungseinschränkung durch eine inadäquate Transplantatlänge.
- Bogensehneneffekt bei Insuffizienz oder Ruptur der Ringbänder.

Nachbehandlung

Dorsale Unterarmgipsschiene in Beugestellung des Handgelenkes und der Fingergrundgelenke. Gummizügel zur Frühmobilisation nach Kleinert (► Kap. 4.1)

Ergebnisse

Die Ergebnisse nach einer Sehnentransplantation sind in der Regel schlechter als nach einer Sehnennaht. Oft sind schon Vernarbungen und Kontrakturen vorhanden. Das Transplantat unterliegt »Umbauvorgängen« und Revaskularisation, außerdem fehlt beim Transplantat das Peritendinium.

Die durch den Silikonstab induzierte Sehnenscheide hat mehr Bindegewebe als normal und neigt zur Schrumpfung. Die Beweglichkeit kann sich im Laufe der Zeit verschlechtern.

Alternative Technik

- Bei alleiniger Durchtrennung der tiefen Beugesehne kommt keine Sehnentransplantation in Betracht. Es empfiehlt sich die Tenodese oder Arthrodese des Fingerendgelenkes.
- Bei veralteten Verletzungen der langen **Daumenbeugesehne** kann bei der 2. Operation die Superfizialissehne des Ringfingers zum Daumen transferiert werden. Die Sehne wird 1 cm proximal ihres Ansatzes durchtrennt, am Handgelenk herausgezogen, am Silikonstab angeheftet und zum Daumenendglied durchgezogen. Die Spannung wird so bestimmt: Bei neutraler Stellung des Handgelenkes zeigen Daumengrund- und endgelenk eine Beugung jeweils 40°. Passiv ist eine volle Streckung möglich.

Literatur

Bassett AL, Carroll RE (1963): Formation of tendon sheaths by silicone rod Implants. In Proceedings of the American Society of Surgery of the Hand. J Bone Jt Surg 45-A 884

Frank J (2006) Sehnentransplantation. In Marzi I. Kindertraumatologie, Steinkopff Verlag Darmstadt, S. 93

Hunter JM, Jaeger SH (1977) Tendon implants: Primary and secondary usage. Orthop Clin N Amer 8: 473-489

Murray PM (1999) Staged reconstruction of zone II flexor tendon injuries in the child. Techniques in Hand and Upper Extremity Surg 3: 272-277

Paneva-Holevitch E (1970) Tow stages tendoplasty in injury of the flexor tendon of the hand. J Bone Jt Surg 51-A 164-165

Viegas St F (2006) A new modification of tow-stage flexor tendon reconstruction. Techniques in Hand and Upper Extremity Surg 10:177-180

Wilson S, Sammut D (2003) Flexor tendon graft attachment: A reviw of methods and a newly modified tendon graft attachment. J Hand Surg 28 – B: 116-120

5.2 Tendolyse

Prinzip

Lösung von Verwachsungen und Vernarbungen zwischen den Sehnen und ihrer Umgebung nach primärer oder sekundärer Rekonstruktion. Je größer das Trauma und ausgedehnter die Operation desto größer die Gefahr der Verwachsungen.

Die Einschränkung der Gleitfähigkeit der Sehne beeinträchtigt die Gelenkbeweglichkeit und dadurch die Handfunktion. Die Tendolyse und die anschließenden intensiven Bewegungsübungen verbessern den Zustand.

Indikation

- Blockierung der Gleitfähigkeit der Sehne nach primärer oder sekundärer Sehnennaht oder Sehnentransplantation.
- Zustand nach Quetschverletzung oder Fraktur.
- Zustand nach Sehnenscheidenphlegmone.

Voraussetzungen für die Tendolyse

- Kooperation des Patienten. Nach der Operation sind eine intensive und langwierige Übungsbehandlung und das Tragen dynamischer Orthesen notwendig.
- Regelrechte Weichteilverhältnisse: gute Hautdecke, keine trophischen Störungen und eine funktionstüchtige Muskulatur.
- Die Knochenverletzung ist verheilt, das Osteosynthesematerial kann entfernt werden.
- Die Sehnenheilung muss abgeschlossen sein. Dieses ist 3 Monate nach einer Sehnennaht und 6 Monate nach Sehnentransplantation der Fall.
- Die Gelenkkontraktur kann durch eine Arthrolyse mit behandelt werden.
- Eine ungünstige Hautnarbe wird durch eine Z-Plastik oder Schwenklappen mit korrigiert.

Kommentar

Die schonende Operationstechnik und die Frühmobilisation bei der primären Sehnennaht haben die Notwendigkeit der Tendolyse deutlich verringert. Problematisch bleiben Fälle mit ausgedehnten Verletzungen und Knochenbeteiligung. Eine Schädigung oder ein Verlust der Gleitschicht führt zwangsläufig zu Vernarbungen und Verwachsungen. Quetschverletzungen, Hämatome und zu lange Ruhigstellung führen zu Vernarbungen und Beeinträchtigung der Sehnengleitfähigkeit, auch ohne Verletzung der Sehne.

Sehnentransplantate werden von der Umgebung revaskularisiert, das bedeutet zwangsläufig eine fibröse Verbindung mit dem Sehnenkanal. Die Frühmobilisation hat die Aufgabe diese Verbindungen locker zu halten, sodass sie kein Hindernis beim Gleiten der Sehne darstellen.

Bei chronischen Fällen sind auch die Gelenke kontrakt, deshalb wird die Tendolyse mit einer Arthrolyse kombiniert.

Verwachsungen der Fingerstrecksehnen treten in der Regel nach Frakturen der Metacarpalia und Phalangen auf. Adhärenzen in der Zone 4, 5 oder 6 führen zur Blockade der Beugung der Fingergelenke. Bei passiver Beugung der Grundgelenke gehen die Mittelgelenke in Streckung und umgekehrt.

Ein Streckdefizit der Fingergrundgelenke kann entweder durch die Verlängerung der Strecksehne nach Sehnennaht oder durch Verwachsungen und Blockade der Sehnen verursacht sein.

Zur Differenzialdiagnose kann die vollständige Extension unter Nutzung des Tenodeseeffekts am Handgelenk überprüft werden.

Die Tendolyse der Strecksehnen erfolgt nach den gleichen Prinzipien wie die der Beugesehnen. Sie ist obligatorisch bei ME nach Frakturen der Fingerglieder.

Technik

Tendolyse der Fingerbeugesehnen

- Plexusanästhesie und Oberarmblutleere. Manche Autoren bevorzugen einen Handblock, damit der Patient am Ende der Operation die Finger aktiv bewegt und sich vom Ausmaß der Beweglichkeit überzeugt.
- Zick-zack-förmiger oder mediolateraler Hautschnitt mit Verlängerung in der Hohlhand und evtl. Narbenkorrektur.
- Die Haut wird scharf mit dem Skalpell abgelöst.
- Die Sehnenscheide wird zwischen den Ringbändern reseziert. Es ist darauf zu achten die Oberfläche der Sehnen zu schonen.
- Die wichtigen Ringbänder A2 und A4 müssen erhalten werden.
- Außerhalb der vernarbten Region werden die Beugesehnen einzeln mobilisiert.

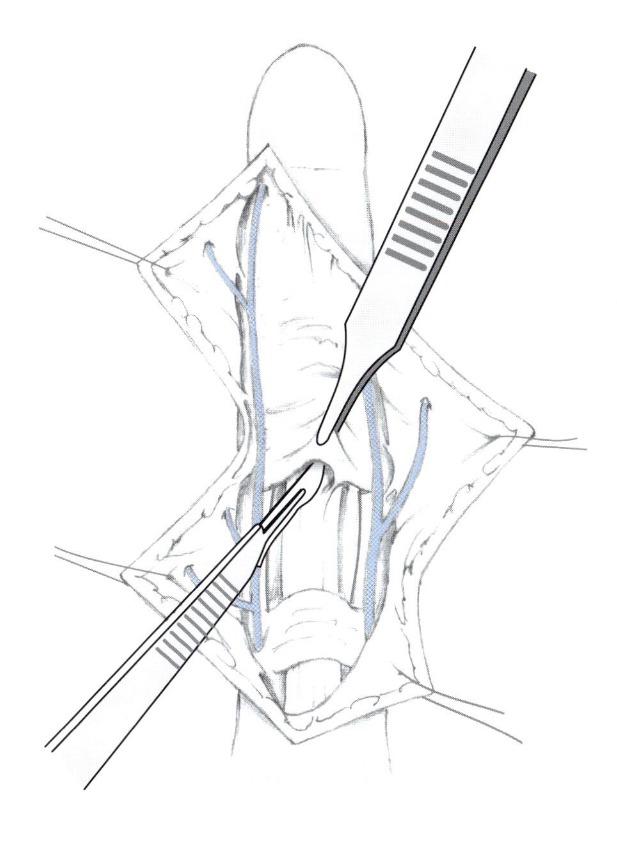

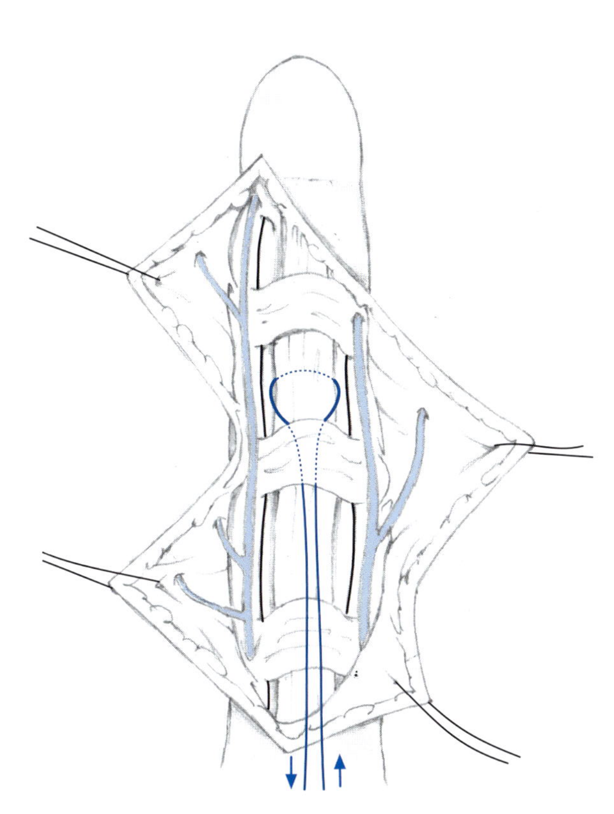

- Weitere Trennung der Beugesehnen voneinander durch scharfe Ablösung der Verwachsungen mit dem Skalpell und der Präparierschere.
- Ablösung der oberflächlichen Sehne vom Gleitlager.
- Überprüfung der Gleitfähigkeit durch Zug an der Sehne.
- Bei ausgedehnter Vernarbung und sehr engen Verhältnissen kann die Resektion eines Schenkels oder die vollständige Entfernung der oberflächlichen Beugesehne erforderlich sein.
- Für die Ablösung der Sehnen insbesondere im Bereich der Ringbänder ist die Verwendung einer Fadenschlinge sehr hilfreich. Ein 2/0 Prolenefaden wird um die Sehne geschlungen und wie eine Gigli-Säge bewegt. Der Finger wird dabei vom Assistenten in Streckstellung gehalten.
- Die Lyse soll soweit durchgeführt werden, bis eine vollständige freie Gleitfähigkeit der Sehnen und Beugung der Fingergelenke möglich ist. Bewegungsprobe durch Zug an der Sehne, oder aktive Betätigung der Muskulatur bei entsprechender Narkose.
- Die Oberfläche der Sehne muss evtl. geglättet werden, Auffaserungen werden abgetragen.
- Bei Beugekontraktur des PIP-Gelenkes erfolgt die Arthrolyse (▶ auch Martini, Orthopädische Handchirurgie, Kap. Arthrolyse des PIP-Gelenkes).
- Eröffnung der Blutleere, Blutstillung, Drainage, Hautnaht, Verband.

Tendolyse der Strecksehnen

- Die Strecksehne wird von der Haut und vom Periost, teils scharf, teils stumpf abgelöst. Im Bereich des MCP-Gelenkes wird die Sehne von der Gelenkkapsel freipräpariert. Die Lyse erfolgt vollständig, bis die Gleitfähigkeit und die volle Beugung der Fingergelenke wiederhergestellt werden.
- Ein **Littler-Release** kann erforderlich sein, mit Resektion des Mittelzügels an der Basis der Grundphalanx sowie den schrägen Fasern der Interosseusmuskulatur. Dadurch wird die extrinsische Strecksehne vom intrinsischen Strecksystem getrennt, sodass die eine das Grundgelenk und das andere das Mittelgelenk strecken kann (Littler) (▶ Martini, Orthopädische Handchirurgie, Kap. »Korrektur der Schwanenhalsdeformität«).

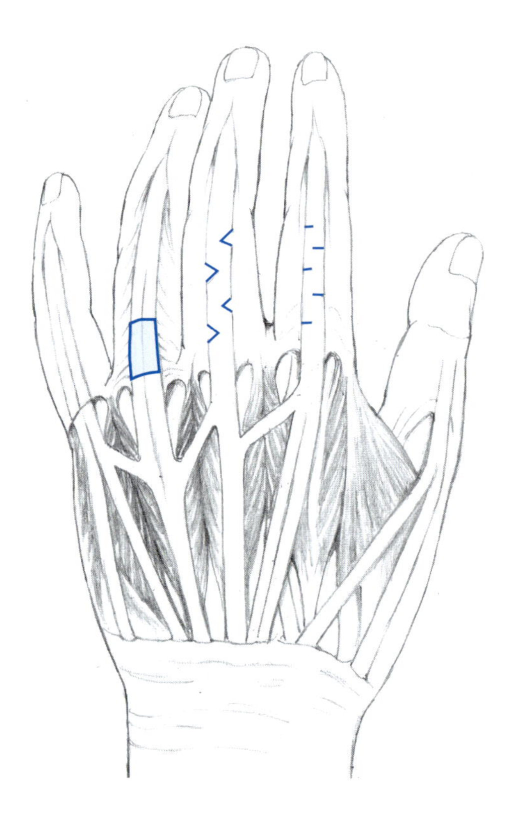

- Wird nach der Tendolyse keine volle Flexion der Fingergelenke erreicht, ist die Strecksehne zu kurz. Eine Verlängerung des Mittelzügels kann durch sich abwechselnde, stufenförmige, quere Einschnitte erfolgen. Dieser Sehnenabschnitt erweitert sich dann unter Zug girlandenartig in gewünschtem Ausmaß (Ki Lgore).

Komplikationen

- Sehnenverletzung oder sekundäre Sehnenruptur.
- Erneute Verwachsungen und Vernarbungen mit Bewegungseinschränkung. Die Interposition von Folien oder Umspülung mit Pharmaka zur Verhütung neuerlicher Verwachsungen hat sich wenig bewährt.

Nachbehandlung

- Zur Erleichterung der postoperativen Übungsbehandlung ist es empfehlenswert einen Plexuskatheter für die ersten 3 Tage anzulegen.
- Mild komprimierender Verband. Anpassen von 2 Unterarm-Gipsschienen, an denen die Finger in der intraoperativ extrem erreichten Beuge- und Streckstellung im Wechsel alle 6 Stunden ruhiggestellt werden.
- Beim Wechseln der Schienen werden aktive und passive Bewegungsübungen durchgeführt.
- Die Bewegungsübungen werden nach Abschwellung der Hand gesteigert und kombiniert mit Ergotherapie.
- Versorgung mit dynamischen Schienen und evtl. mit Motorschienen.
- Bei geschwächten Sehnen oder Ringbänder bzw. nach Rekonstruktion derselben werden die Gelenke zuerst nur passiv bewegt. Erst nach 4 Wochen kann die aktive Beugung und nach 6 Wochen gegen Widerstand geübt werden.
- Bei erneuten Verwachsungen kann die Sehne am Unterarm freigelegt werden, um durch Traktion die Verklebungen zu lösen.

Ergebnisse

Je mehr Strukturen beteiligt sind, desto schlechter das Ergebnis. Nachoperationen kommen oft vor. Ideale Indikation ist, wenn die aktive Beugung behindert ist und die Gelenke passiv frei beweglich sind. Die Nachbehandlung und die Mitarbeit des Patienten sind für den Erfolg maßgebend.

Alternative Technik

- Bei ausgedehnten und starken Vernarbungen wie z.B. nach einer Sehnenscheidenphlegmone empfiehlt sich die zweizeitige Sehnentransplantation nach Resektion der Sehnen und Sehnenscheide (► Abschn. 5.1).
- Arthrodese der PIP-Gelenke (► auch Martini, Orthopädische Handchirurgie, Kap. Arthrolyse des Fingermittelgelenkes).

Literatur

Bain GI et al (2003) Flexor tenolysis using a free suture. Techniques Hand Upper Extrem. Surg 7: 61-62

Dubert Th, Favalli P (2005) Optimization of flexor tenolysis using a suture. Techniques Hand Upper Extrem. Surg 9: 211-214.

Kilgore ES jr et al (1975) The extensor plus finger. Hand 7: 159-165

Landi A et al (1997) Complex tenolysis of the hand. In Hunter JM, Schneider LH, Mackin EJ (eds). Tendon and Nerve Surgery in the Hand: A Third Decade. Mosby St. Louis 456- 485

Littler JW (1977) The digital extensor flexor system. In: Converse JM (ed.) Reconstrucitv Plastic Surgery, Vol VI Saunders Philadelphia London Toronto

Martini, AK (2008) Orthopädische Handchirurgie –Manual für Klinik und Praxis. 2. Aufl. Steinkopff Verlag

Strickland JW (1987) Flexor tenolysis, a personal experience. In: Hunter JM, Schneider LH, Mackin EJ (eds.) Tendon and Nerve Surgery in the Hand Mosby St. Louis 368-382

5.3 Ringbandplastik

Prinzip

Für die kraftvolle Beugung des Fingers ist ein intaktes Ringbandsystem unerlässlich. Beim Fehlen der Ringbänder hebt sich die Beugesehne beim Fingerbeugen vom Knochen ab und spannt sich wie ein Flitzebogen unter der Haut (Bogensehnenphänomen). Die Gleitamplitude wird vermindert und die aktive Beugung limitiert. Insbesondere sind die A2- und A4-Ringbänder an Grund- und Mittelphalanx wichtig und müssen ersetzt werden.

Indikation

- Bogensehnenphänomen nach Sehnennaht oder -transplantation
- Bei zweizeitiger Sehnentransplantation

Kommentar

Die Ringbänder müssen einem beträchtlichen Druck der Sehnen bei der Fingerbeugung standhalten. Deshalb muss das Ersatzmaterial kräftig aber nicht zu voluminös sein und gut befestigt werden. Das neue Ringband muss außerdem die Sehne eng umschließen, aber diese nicht strangulieren.

Technik

Als Ersatzmaterial können folgende Strukturen verwendet werden:

1. Bandreste
2. Teile der resezierten Beugesehne
3. Streifen aus der palmaren Platte des Fingergelenkes
4. Sehne des M. palmaris longus
5. Teile des Retinaculum flexorum oder extensorum
6. Faszienstreifen aus dem Oberschenkel (Faszia lata).

Wir bevorzugen die Verwendung von **ortständigem Gewebe** (s. Punkte 1-3) . Dadurch ist eine feste Verankerung gewährleistet und das neue Ringband ist nicht zu dick. Bei der Resektion von narbig veränderten Sehnenscheiden und Beugesehnen können Teile dieser Strukturen oft erhalten und verwendet werden.

- Aus dem narbig veränderten Sehnengleitlager werden zwei viereckförmige lateral gestielte Lappen von etwa 1 cm Breite mobilisiert und über die Sehne bzw. den Silikonstab miteinander vernäht.

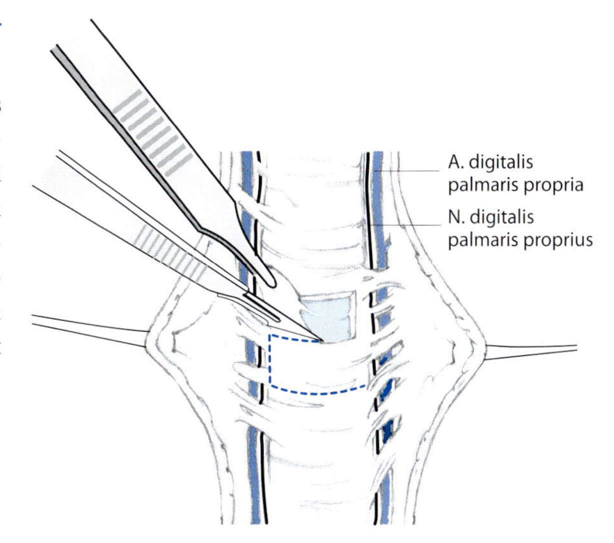

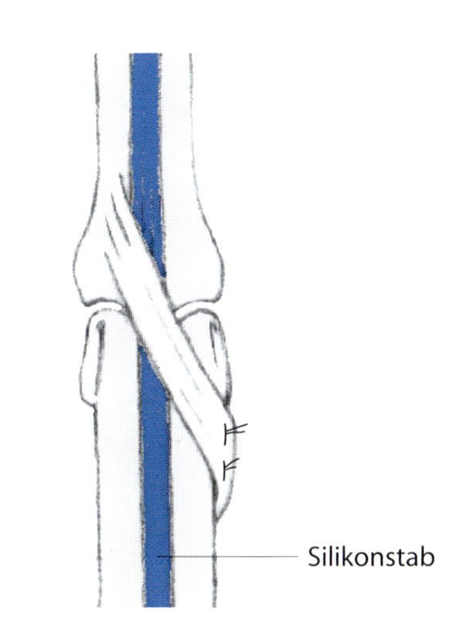

- Aus dem distalen Anteil der Superfizialissehne kann ein Zügel abgespalten, umgeschlagen und mit Resten des Ringbandes vernäht werden.
- Aus dem fibrösen Anteil der palmaren Platte proximal des Gelenkspaltes wird ein Tunnel gebildet, in dem der Silikonstab eingeführt wird (Karev); oder es wird ein Streifen mobilisiert und an einer Seite gestielt belassen. Dessen freies Ende wird mit einem Bandrest über der Beugesehne vernäht.

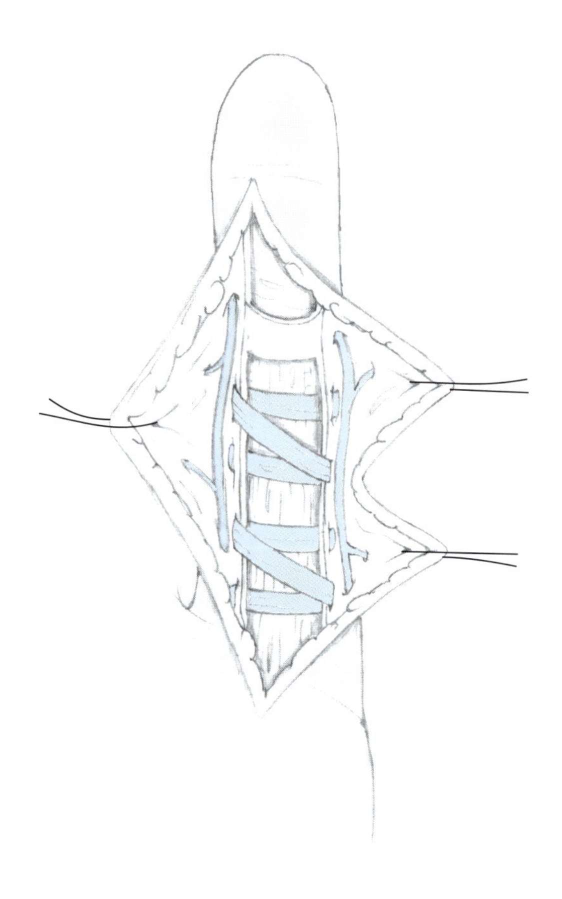

Freie Transplantate

Die Hälfte der resezierten Beugesehnen, Palmaris longus-Sehne oder Faszienstreifen werden auf verschiedene Arten verankert:

- Das Transplantat wird in den Ringbandresten durchgeflochten und mehrfach um die Sehne/Silikonstab (Weilby) geschlungen. Das Transplantat wird mit den Einstichstellen mit einzelnen 5/0 Nylonnähten befestigt.
- Das Transplantat wird um die Phalanx geführt und als Ring mit sich vernäht. Das Transplantat wird am Grundglied zwischen Knochen und Strecksehne und am Mittelglied über den Streckapparat hinweg geführt (Lister).
- Knöcherne Fixation mit Minianker. Der Anker wird seitlich der Phalanx im Knochen versenkt.
- Ein dünnes Transplantat kann durch einen queren Tunnel in der palmaren Platte gezogen und über die Sehne/Silikonstab mit sich vernäht werden (Widstrom).
- Überprüfung der Gleitfähigkeit der Sehne und der Festigkeit des neuen Ringbandes.

Komplikationen

- Strangulation oder Gleitbehinderung der Beugesehne.
- Ruptur oder Abriss des neuen Ringbandes durch zu frühe Belastung.
- Abheben der Beugesehne durch Insuffizienz oder Lockerung des neuen Ringbandes (Rezidiv).
- Verwachsungen mit den Beugesehnen.

Nachbehandlung

Ruhigstellung für 3 Wochen in Funktionsstellung. In den weiteren 2 Wochen nur Bewegungsübungen der Fingergelenke, ohne Widerstand, danach zunehmende Belastung.

Besteht die Notwendigkeit der Frühmobilisation, so dürfen in den 3 postoperativen Wochen nur vorsichtig kontrollierte Bewegungsübungen vorgenommen werden.

Ergebnisse

Bei exakter OP-Technik und Berücksichtigung der richtigen Platzierung und Insertion der neuen Ringbänder, sowie exakter Nachbehandlung können gute Ergebnisse erreicht werden mit Verbesserung der Funktion und der Ästhetik.

Literatur

Karev A (1984) The »belt loop« technique for the reconstruction of pulleys in the first stage of flexor tendon grafting. J Hand Surg 9-7: 923-924

Lister GD (1979) Reconstruction of pulleys employing extensor retinaculum. J Hand Surg 4: 461-464

Widstrom CJ et el (1989) A mechanical study of six digital pulley reconstruction techniques, Part I: Mechanical effectiveness. J Hand Surg 14-A: 821-825. Part II: Strength of individual reconstructions. J Hand Surg 14-A 86-829

Osteosynthese

6.1 Osteosyntheseverfahren

Prinzip

Eine Osteosynthese an der Hand dient nach Reposition der Retention einer Fraktur mit dem Ziel stabile Verhältnisse zu bekommen, um eine frühfunktionelle Nachbehandlung zu ermöglichen. Die Wahl des Osteosynthesematerials richtet sich nach dem Frakturtyp und der Lokalisation.

Indikation

- Instabile Fraktur.
- Relevante Verkürzung.
- Rotationsfehler insbesondere im Bereich der Mittelhand und der Phalangen.
- Relevante Angulation.
- Gelenkbeteiligung mit Dislokation.
- Trümmerfrakturen.
- Serienfrakturen, z.B. im Bereich der Mittelhand.
- Schwerwiegende therapiepflichtige Begleitverletzung der Nerven, Sehnen, Gefäße oder Weichteile.

Kommentar

Im Allgemeinen sollte eine nicht reponierbare und nicht retinierbare Fraktur osteosynthetisch versorgt werden.

Eine operative Versorgung bei Frakturen im Bereich der Hand sollte nur dann erfolgen, wenn sie der konservativen Therapie überlegen ist. Häufig wird die Möglichkeit der konservativen Therapie unterschätzt. Ziel einer Osteosynthese muss eine möglichst weichteilschonende Technik sein, um sekundäre Verklebungen und dadurch resultierende Funktionsdefizite zu verhindern. Daher sollte entsprechend der Fraktur nur so wenig Implantat wie notwendig eingebracht werden. Insbesondere im Bereich der Finger sollten, wenn möglich, K-Drähte oder Schrauben gegenüber Plattenosteosynthesen vorgezogen werden. Andererseits sollte das Bestreben sein, durch die Osteosynthese eine Übungsstabilität zu erzielen.

Nachbehandlung

Ziel einer Osteosynthese im Bereich der Hand sollte eine frühfunktionelle Nachbehandlung sein. Insbesondere wenn der Zugangsweg das Freilegen von Sehnenstrukturen erfordert, kann nur durch frühzeitiges Bewegen eine Verklebung der Sehnen verhindert oder zumindest vermindert werden. Ist eine Ruhigstellung dennoch erforderlich, sollte diese möglichst kurz sein und in der Regel nicht länger als 4 Wochen betragen.

6.1.1 Kirschner Draht

Prinzip

Die K-Drahtosteosynthese ist das vielfältigste und kostengünstigste Verfahren, welches der inneren Frakturschienung oder der Fragmenttransfixation dient. Die K-Drahtosteosynthese kann auch als Ergänzung einer Plattenosteosynthese z.B. bei Trümmerfrakturen der Gelenkfläche dienen. Darüber hinaus können K-Drähte auch erfolgreich zur Transfixation von Gelenken verwendet werden. Eine Übungsstabilität ist bei Verwendung von K-Drähten nicht immer zu erzielen, da eine interfragmentäre Kompression in der Regel nicht aufgebaut werden kann.

Indikation

- Radiusfrakturen, z.B. eine Extensionsfraktur (23A3).
- Handwurzelluxationen und karpale Bandrupturen.
- Gelenkfrakturen des Metakarpale I (z.B. Bennetfraktur) oder karpometakarpale Luxationsfrakturen der ulnaren Strahlen.
- Mittelhandfrakturen II bis V, insbesondere im retrokapitalen Anteil.
- Fingerfrakturen ohne Trümmerzone.
- Endgliedfrakturen.

Kommentar

Vorteil der K-Drahtosteosynthese ist die Schonung der Weichteile sowie der periostalen Perfusion. Durch die geschlossene OP-Technik kann eine Sehnenfreilegung vermieden werden. Bei ungünstig gewähltem Einbringungsort kann jedoch eine Fixierung von Gleitschichten, z.B. der Streckerhaube, resultieren. Auch muss bis zu einem gewissen Anteil eine inkomplette Reposition in Kauf genommen werden. Das Verfahren ermöglicht keine hohe Stabilität, sodass häufig eine postoperative Ruhigstellung notwendig ist.

Technik

Eine K-Drahtosteosynthese kann in klassischer Bohrtechnik oder durch intramedulläres manuelles Vorschieben von vorgebogenen Drähten erfolgen.

Bohrtechnik

- Bei der Bohrtechnik muss zunächst die Reposition gehalten werden und in Folge die Drähte so vorgebohrt werden, dass eine Kreuzungsstelle der Drähte außerhalb der Frakturebene liegt.
- In Ausnahmefällen, wie z.B. knöchernen Bandausrissen, kann eine K-Drahtosteosynthese mit einer Zuggurtung kombiniert werden.
- Bezüglich der Bohrtechnik sollte mit möglichst geringer Drehzahl zur Vermeidung von Hitzenekrosen gebohrt werden und der Draht in der Gegenkortikalis verankert werden.
- Bei längerem Verbleiben der K-Drähte (>6 Wochen) sollten diese zur Vermeidung der Bohrlochinfektion umgebogen und subkutan versenkt werden.
- Eine Fixierung von Sehnen sollte intraoperativ durch Bewegungskontrollen ausgeschlossen werden.

Manuelles Einbringen von intramedullären K-Drähten

- Das manuelle Einbringen von intramedullären K-Drähten ist deutlich erleichtert, wenn zuvor mit einem dickeren Draht die Kortikalis eröffnet wurde.
- Bei manuellem intramedullärem Vorschieben der K-Drähte sollten diese entsprechend vorgebogen werden, um durch Drehung des Drahtes eine Reposition des distalen Fragmentes zu erzielen.

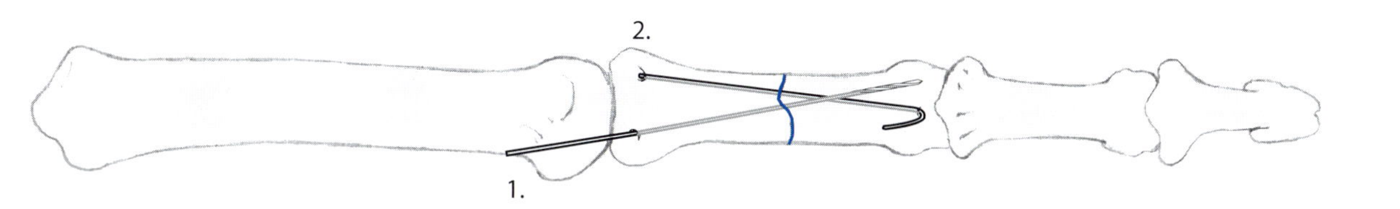

6.1.2 Schrauben

Prinzip

Die Verwendung von Schrauben stellt ein sehr elegantes und vielfältiges Verfahren dar, welches bei richtiger Technik sehr weichteilschonend angewandt werden kann. In der Regel werden Schrauben als 2-3 interfragmentäre Zugschrauben eingesetzt, wodurch eine hohe Stabilität erzielt werden kann. Aufgrund der flachen Kopfstruktur besteht nur eine sehr geringe Weichteilirritation. Je nach Frakturtyp kann eine Schraubenosteosynthese technisch anspruchsvoll sein und erfordert überwiegend die offene Einbringung. Die kanüllierte Einbringungstechnik über einen zuvor platzierten K-Draht erleichtert die Durchführung der Schraubenosteosynthese, insbesondere bei schlecht zugänglicher Lokalisation (z.B. Skaphoid).

Indikation

- Radiusfrakturen, z.B. Abrissfraktur des Styloideus radii (23B1).
- Frakturen der Handwurzel mit kanüllierten Schrauben (z.B. Herbertschraube).
- Schräg-, Spiralfrakturen der Mittelhand und Finger.
- Knöcherne Band- und Sehnenausrisse.
- Unikondyläre Gelenkfrakturen.

Kommentar

Aufgrund der geringen Weichteilbehinderung sollte eine Schraubenosteosynthese wenn immer möglich einer Plattenosteosynthese vorgezogen werden. Dies gilt insbesondere bei dünnem Weichteilmantel. Wenn möglich sollte zunächst ein geschlossener Repositionsversuch (Schräg-, Spiralfraktur) erfolgen. Nach Fixierung der Fragmente mit einer Repositionszange erfolgt die Schraubenosteosynthese perkutan. Bei der Notwendigkeit einer offenen Reposition ist auf eine Schonung der Weichteile durch sparsames Deperiostieren zu achten. In der Regel kann mit einer Schraubenosteosynthese eine übungsstabile Frakturversorgung erzielt werden.

Technik

- Vor Durchführung der Schraubenosteosynthese sollte eine fortlaufende Fissur ausgeschlossen werden.
- Der Schraubenosteosynthese geht eine exakte anatomische Reposition und Fixation mithilfe einer Repositionszange ggf. einem temporärem K-Draht voraus.
- Ist eine offene Reposition notwendig, sollte sehr weichteilschonend operiert werden, um sekundären Verklebungen vorzubeugen.
- Je nach Frakturverlauf sollten 2-3 Zugschrauben verwendet werden. Wichtig ist es, einen ausreichenden Abstand zwischen Schraube und Frakturrand einzubehalten, welcher den Durchmesser eines Schraubenkopfes nicht unterschreiten sollte.
- Wenn notwendig können auch verschiedene Schraubendurchmesser zu Anwendung kommen. Die Schrauben sollten senkrecht zur Frakturlinie eingebracht werden, um eine Fragmentverschiebung beim Anziehen der Schraube zu verhindern. Es ist leichter, von dem kleineren in das größere Fragment zu bohren.
- Bei der Zugschraubentechnik (größeres proximales, kleineres distales Bohrloch) ist die Verwendung des Kopfraumsenkers ist zu empfehlen.

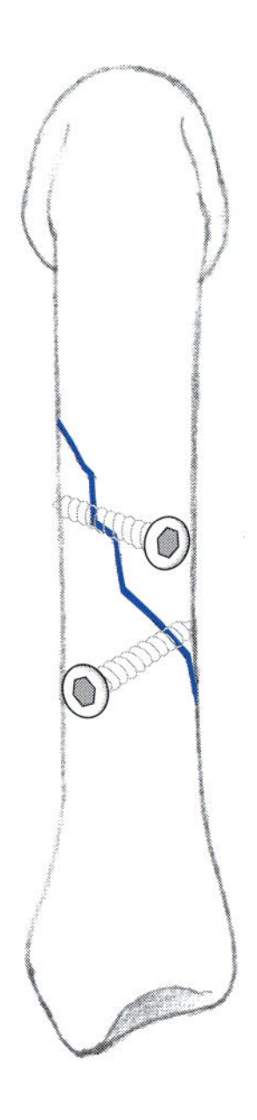

6.1.3 Zerklage

Prinzip

Mithilfe einer Zerklage kann ein ausgerissenes Fragment an seinen Ursprung heran gezügelt werden. In Kombination mit K-Drähten wird das klassische Verfahren der Zuggurtung angewandt. Im Bereich der Hand wird in der Regel eine Drahtstärke von 0,6-0,8 mm verwendet. Als Zerklage kann ggf. auch ein nicht resorbierbarer, stabiler Faden verwendet werden.

Indikation

- Arthrodesen durch Verwendung einer Zuggurtungsosteosynthese.
- Knöcherne Band- und Sehnenausrisse, z.B. Styloideus ulnae.
- Schaftfraktur, z.B. bei Replantationen zur schnellen Osteosynthese.

Kommentar

Zerklagen werden im Bereich der Hand überwiegend für Arthrodesen eingesetzt. In Kombination mit K-Drähten kann im Einzelfall, z.B. bei Replantation, auch eine Schaftfraktur im Sinne einer Zuggurtungsosteosynthese versorgt werden. Der Einsatz von Knochenankern hat die Verwendung von Zerklagen deutlich reduziert.

Technik

- Bei der Zuggurtungsosteosynthese wird der Zerklagedraht um die vorgebohrten K-Drähte im Sinne einer Achtertour gelegt und verspannt.
- Wird eine Zuggurtungsosteosynthese durchgeführt, sollte der Zerklagedraht im oberen Drittel des Knochendurchmessers liegen.
- Bei alleiniger Verwendung einer Zerklage ist ein Durchschneiden des Drahtes durch das Fragment zu vermeiden.

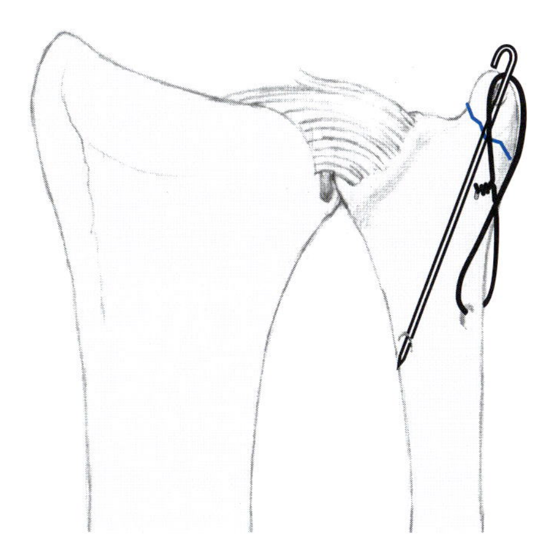

6.1.4 Platte

Prinzip

Das Angebot an Platten im Bereich der Handchirurgie ist vielfältig und richtet sich nach der anatomischen Lokalisation und dem geforderten Maß an Stabilität. Während bei diaphysären Quer-, Schräg-, Spiralfrakturen die klassische Plattenosteosynthese ggf. mit ergänzender Zugschraube zu Anwendung kommt, werden bei Frakturen mit Trümmerzone zunehmend winkelstabile Implantate im Sinne eines Fixateur interne verwendet.

Indikation

- Radiusfrakturen insbesondere mit Trümmerzone.
- Trümmer- und Defektfrakturen.
- Quer-, Schräg-, Spiralfrakturen der Mittelhand und Finger.
- Bikondyläre Gelenkfrakturen.
- Kombinationsverletzungen.

Kommentar

Der Vorteil der Plattenosteosynthese ist das Erzielen einer hohen Stabilität, welche eine frühzeitige Beübung, z.B. bei gleichzeitigen Sehnennähten, ermöglicht. Andererseits führt eine Platte häufig zu einer Beeinträchtigung des Sehnengleitens, sodass Sehnenverklebungen und Bewegungseinschränkungen häufig beobachtet werden. Sekundäre Arthrolysen und Tenolysen in Kombination mit einer Metallentfernung sind insbesondere im Bereich der Phalangen bei Plattenosteosynthesen sehr häufig notwendig.

Die Schwierigkeit der Plattenosteosynthese liegt unter anderem in der richtigen Wahl des Zugangswegs und des Implantats. So sollte am distalen Radius, wenn möglich, der palmare Zugang bevorzugt werden, da hierbei der größte Abstand zwischen Platte und Sehnen erreicht wird. An den Mittelhandknochen kann die höchste Stabilität durch eine dorsale Plattenlage erzielt werden, während am Grundglied die laterale Plattenosteosynthese die Sehnenstrukturen am geringsten kompromittiert.

Technik

- Die Technik der Plattenosteosynthese richtet sich nach Frakturtyp und Lokalisation.
- Bei Quer- und Schrägfrakturen werden die klassischen Prinzipien der Frakturversorgung mit Vorbiegen der LC DCP-Platte und exzentrischem Bohren zur Erhöhung der interfragmentären Kompression angewandt.
- Bei gelenknahen Frakturen werden zunächst die Gelenkfragmente reponiert und gegeneinander mit einem K-Draht fixiert.
- Bei Verwendung von Kondylenplatten ist daraufhin die Bohrung für die Kondylenklinge notwendig, bevor die Platte angelegt und verschraubt werden kann.
- Bei winkelstabilen Implantaten kann häufig über die Bohrzentrierungshülse die Gelenkfragmentreposition und -fixation erzielt werden, bevor die K-Drähte durch Schrauben ersetzt werden. Die scharfe Spitze der selbstschneidenden Schrauben darf nicht aus der Kortikalis herausragen, um Sehnenrupturen zu vermeiden.

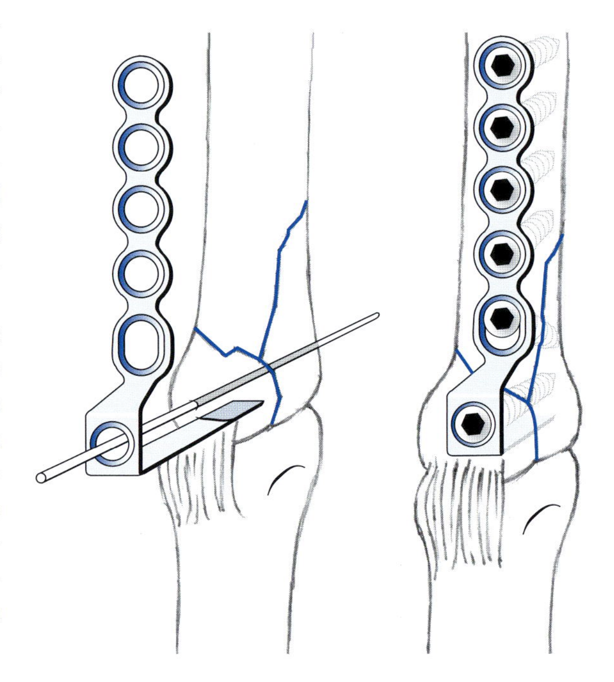

6.1.5 Fixateur externe

Prinzip

Durch Verwendung eines Fixateur externe kann eine Frakturzone perkutan winkelstabil überbrückt werden. Die Montage ist schnell durchführbar und kann bei zweitzeitigem Vorgehen (sekundäre Plattenosteosynthese) vor weiteren Weichteilschäden schützen. Bei Luxationsfrakturen, insbesondere am Fingermittelgelenk, werden Bewegungsfixateure verwendet, welche zum einen über Ligamentotaxis eine Distraktion und Reposition der Fraktur bewirken und zum anderen eine Bewegung im betroffenen Gelenk ermöglichen.

Indikation

- Offene Frakturen mit ausgedehntem Weichteilschaden.
- Trümmerfrakturen.
- Frakturen, die mit einer ausgedehnten Schwellung einhergehen, sodass die definitive Osteosynthese erst sekundär erfolgen kann.
- Gelenkluxationsfrakturen (Fingermittelgelenk).
- Infektionen.
- Kallusdistraktion.

Kommentar

Die Verwendung des Fixateur externe ist für den Patienten sperrig und unbequem. Daher erfolgt die Verwendung nur im Ausnahmefall, wenn eine andere Osteosynthese nicht möglich ist. Dieser liegt insbesondere bei stark verschmutzten offenen Frakturen oder Frakturen mit ausgeprägtem Weichteildefekt vor. Häufig wird im Verlauf der Behandlung ein Verfahrenswechsel vom Fixateur auf eine interne Osteosynthese vollzogen. Hierfür ist mitverantwortlich, dass die eingebrachten Schanzschrauben oft zu einer Beeinträchtigung des Sehnengleitens führen und bei längerem Verbleiben des Fixateurs die Rate der Pininfektionen ansteigt.

Technik

- Moderne Fixateur-Systeme erlauben eine modulare Bauweise, sodass nach Einbringung der proximalen und distalen Schanzschrauben der Fixateur externe entsprechend montiert werden kann.
- Bei Einbringen der Schanzschrauben ist auf wichtige anatomische Strukturen wie Sehnen und Nerven zu achten. Es empfiehlt sich, eine Stichinzision und ein Spreizen der Wunde vorher vorzunehmen. Eine anteilige Reposition vor Einbringung der Schanzschrauben erleichtert jedoch in aller Regel die Montage.
- Bei Verwendung von Doppelbacken oder weniger modularen Modellen ist der entsprechende Abstand zwischen den Pinverankerungen zu berücksichtigen.
- Allgemein gilt, dass der Fixateur so positioniert werden sollte, dass die Gleitfähigkeit der Sehne am geringsten beeinträchtigt wird.
- Die Verwendung von Doppellängsträgern erhöht die Stabilität des Fixateur externe deutlich.
- Bei Defektzonen sollte, wenn möglich, eine Rahmenkonstruktion montiert werden.

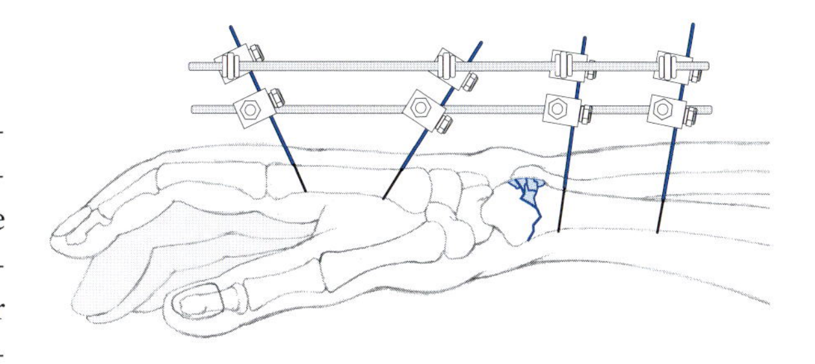

6.2 Frakturen

6.2.1 Endglied

Prinzip

Frakturen des Endglieds werden hinsichtlich der Ätiologie und Therapie in **intra-** und **extraartikuläre** Frakturen unterteilt. Hierbei ist die extraartikuläre, in der Regel durch direkte Quetschung verursachte Nagelkranzfraktur der häufigsten knöchernen Endgliedverletzung. Bei Nagelluxation entsprechen Nagelkranz- und Endgliedschaftfrakturen einer offenen Fraktur. Insgesamt sind Begleitverletzungen der Weichteile häufig und müssen entsprechend Berücksichtigung finden. Lappenplastiken des Endglieds werden daher bei Weichteildefekt häufig notwendig.

Zu den artikulären Frakturen zählen die streck- oder beugeseitigen knöchernen Sehnenausrisse und die knöchernen Ausrisse der Kollateralbänder, die je nach Gelenkflächenanteil zu einer Subluxation des Endgelenks führen können.

Indikation

- Bei Endgliedschaftfakturen mit Nagelluxation und Nagelbettzerreißungen sollte eine Rekonstruktion/Naht des Nagelbetts erfolgen. Eine diagonale K-Draht Stabilisierung des Endglieds wird häufig als Ergänzung durchgeführt.
- Die Indikation für die Refixation eines knöchernen Sehnenausrisses hängt von dem Ausmaß der Gelenkbeteiligung und von der Fragmentdislokation ab. Allgemein wird empfohlen, eine operative Refixation ab einem Gelenkflächenanteil von >1/3 und einer Dislokation von >1 mm vorzunehmen.
- Unabhängig davon sollte bei jeder Subluxation im DIP eine operative Refixation des Fragmentes und Reposition des Gelenks erfolgen.

Kommentar

Die überwiegende Anzahl der Nagelkranzfrakturen und knöchernen Strecksehnenausrisse können konservativ behandelt werden. Das die Nagelkranzfraktur begleitende subunguale Hämatom sollte jedoch immer durch eine Trepanation entlastet werden.

Die Reposition des Fingernagels zur Schienung und zum Schutz der Nagelmatrix ist für das Ausheilungsergebnis wichtig. Insbesondere am Daumen entsteht bei knöchernen Ausrissen der Strecksehne durch den starken Zug der Beugesehne leicht eine Subluxation, sodass häufig die Indikation zur operativen Refixation gegeben ist.

Technik

Offene Endgliedfraktur mit Zerreißung der Nagelmatrix

- Abheben des Nagels soweit notwendig, ggf. muss der komplette Nagel abgehoben werden.
- Reposition der Fraktur und Stabilisierung mit diagonal verlaufendem K-Draht (Stärke: 0,8-1,0 mm)
- Sparsame Naht der Nagelmatrix mit dünnem resorbierbarem Faden (z.B. 5-0 Vicryl rapid)
- Reposition des Nagels und Fixierung des Nagels oder eines Nagelersatzes durch zwei laterale Nähte.

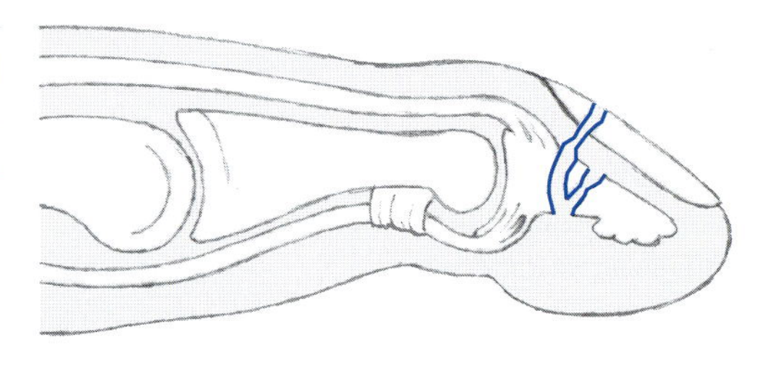

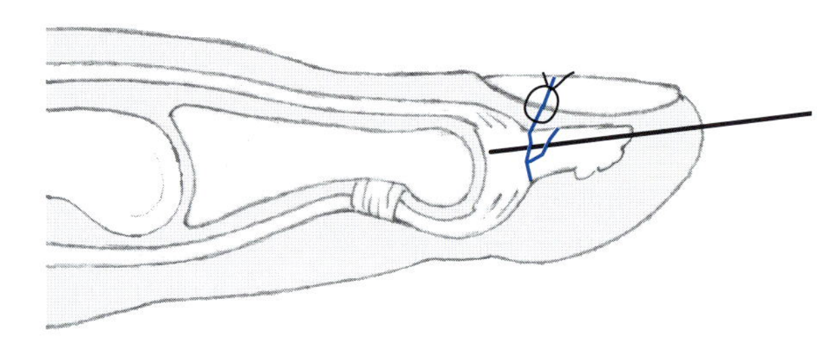

Knöcherner Strecksehnenausriss

- H-förmige Inzision über dem Endgelenk und vorsichtige Präparation der Hautlappen ohne Verletzung der Nagelmatrix
- Identifizierung der Frakturdehiszenz ggf. mit Kanüle und Röntgenkontrolle und Säubern der Frakturzone
- Vorsichtige Refixation des Fragments durch Extension im DIP und Anlage einer spitzen Repositionszange, welche proximal des Fragments durch die Strecksehne angelegt wird und an der Fingerbeere ihr Widerlager hat.
- Stabilisierung mit 1-2 Schrauben (1,0 mm), die nach beugeseitig-distal verlaufen.
- Bei sehr kleinem knöchernem Fragment kann ggf. eine temporäre Transfixation des DIP-Gelenks in leichter Extensionsstellung mit einem dünnen K-Draht (0,8-1,0 mm) notwendig werden.

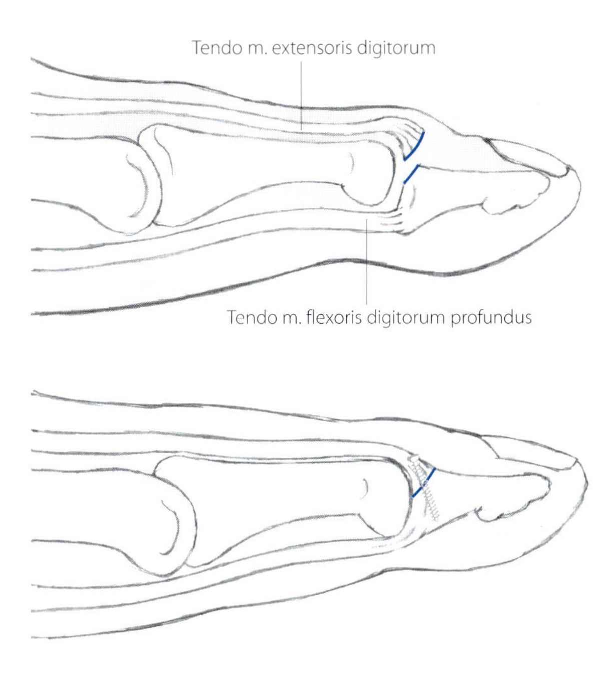

Komplikationen

Bei offenen Frakturen können Infektionen auftreten, weshalb eine antibiotische Abschirmung erfolgen sollte. Taubheitsgefühle, Kälteempfindlichkeit, Hyperästhesien und verminderte 2-Punkte-Diskriminierung sind häufige Komplikationen ausgeprägter Quetschverletzungen. Nach der Refixation eines knöchernen Strecksehnenausriss können insbesondere bei unvorsichtiger Präparation Nagelwachstumsstörungen auftreten. Das Fragment sollte sehr vorsichtig manipuliert werden, um ein weiteres Fragmentieren zu vermeiden. Bei der temporären Arthrodese des DIP-Gelenks sollte der Durchmesser des K-Drahtes im Verhältnis zur Knorpelfläche stehen. Daher sollte ein Drahtdurchmesser von 1 mm nicht überschritten werden.

Bei Kindern kann im Rahmen einer Quetschverletzung eine Fraktur in Höhe der Epiphyse (Salter I und II) auftreten und zu einer deutlichen Dislokation führen, welche eine operative Reposition der Epiphyse erfordert. Bei kleineren Kindern kann aufgrund der kleinen Größenverhältnisse zur temporären Fixation ein K-Draht der Stärke 0,8 mm und bei noch kleineren Größenverhältnissen auch eine Kanüle verwendet werden.

Nachbehandlung

Die operative Versorgung der Nagelkranz- oder Endgliedschaftfraktur bedarf einer Ruhigstellung für 4 Wochen. Bei der Schraubenosteosynthese eines knöchernen Sehnenausriss ist bei gutem Halt der Schrauben eine funktionelle Nachbehandlung möglich. Wurde eine K-Drahttransfixation durchgeführt, sollte der Draht nach 4 Wochen entfernt werden.

Ergebnisse

Sowohl bei der konservativen als auch bei der operativen Therapie verbleibt häufig eine endgradige Bewegungseinschränkung des DIP-Gelenkes, welche bei der konservativen Behandlung die Streckung und bei der operativen Therapie die Beugung betrifft. In der Regel sind die Ergebnisse jedoch funktionell gut.

Alternative Technik

Neben der offenen Reposition kann auch eine geschlossene Technik nach Inhiguro (▶ Kap. 4.2.1) angewandt werden, bei der zunächst ein K-Draht von dorsal proximal des Fragments in das Mittelgliedköpfchen gebohrt wird. Danach erfolgen die Extension im DIP und die Transfixation des Gelenks in Repositionsstellung. Durch den primären Draht wird das knöcherne Fragment gegen das extendierte Endglied gedrückt. Als weiter Alternative besteht die alleinige Transfixation des DIP oder die Verwendung einer Hakenplatte.

6.2.2 Mittelglied

Prinzip

Schaft- und subkapitale Frakturen des Mittelglieds sind häufig instabile Frakturformen, da der Zug der superfizialen Beugesehne in der Regel eine Angulation hervorruft. Wie auch an den übrigen Phalangen sollte bei Schräg- und Torsionsfrakturen eine Zugschraubenosteosynthese mit funktioneller Nachbehandlung angestrebt werden.

Querfrakturen können durch anterograde intramedulläre Schienung oder mit zwei gekreuzten K-Drähten stabilisiert werden. Nur im Ausnahmefall ist eine Plattenosteosynthese indiziert, welche insbesondere am Mittelglied die Sehnenfunktion nachhaltig beeinträchtigt.

Gelenkfrakturen des Mittelgliedköpfchens können häufig durch Schraubenosteosynthesen stabilisiert werden, bei Y-Frakturen ist ggf. eine seitliche Kondylenplattenosteosynthese notwendig.

Die häufigsten proximalen Gelenkfrakturen des Mittelglieds stellen die knöchernen **Ausrisse der palmaren Platte** dar, welche zur Subluxation des Fingermittelgelenks neigen. Daher sollten größere und dislozierte Fragmente bei Ausriss der palmaren Platte refixiert werden (▶ Kap. 7, Kapsel-Band-Verletzungen). Eine Subluxation im PIP-Gelenk kann bei nicht exakt durchgeführter seitlicher Aufnahme übersehen werden. Daher ist bei Ausriss der palmaren Platte immer ein streng seitliches Bild des Fingers zu erzwingen.

Stauchungsfrakturen der Mittelgliedbasis können häufig nicht ausreichend osteosynthetisch stabilisiert werden, sodass sich hierbei der Einsatz eines Bewegungsfixateurs anbietet. Dieser bewirkt durch die Ligamentotaxis eine anteilige Reposition und ermöglicht bei funktioneller Nachbehandlung eine Remodelierung der Gelenkfläche. Bei stark imprimierter Gelenkfläche ist jedoch zusätzlich zum Fixateur eine vorsichtige Rekonstruktion der Gelenkfläche durch einen gebogenen, von distal intramedulär eingebrachten Draht notwendig. Mithilfe des umgebogenen Drahtendes kann die imprimierte Gelenkfläche von intramedullär gegen das Mittelgliedköpfchen angehoben werden.

Indikation

- Eine Instabilität oder eine nicht reponierbare oder retenierbare Fraktur stellt eine Operationsindikation dar.
- Bei Frakturen im Schaftbereich sollte bei Rotationsfehlstellung, bei Achsenfehlstellung oder deutlicher Verkürzung, welche häufig bei Schräg-, Spiral- und Trümmerfrakturen festzustellen ist, eine operative Reposition und Osteosynthese erfolgen.
- Darüber hinaus stellt eine Gelenkstufe oder Subluxationsstellung im PIP-Gelenk eine Operationsindikation dar.

Kommentar

Bei einer geplanten Schraubenosteosynthese sollte, wenn möglich, zu Beginn der OP zunächst ein geschlossener Repositionsversuch mit einer perkutan (Stichinzision) angelegten spitzen Repositionszange erfolgen. Gelingt es nicht, die Fraktur zu stellen und mit einer Zange die Reposition zu fixieren, sollte der Zugang in der Mittseitlinie gewählt werden und die Reposition offen erfolgen. Der dorsale Zugang sollten nur im Ausnahmefall verwendet werden. Einzig bei der Reposition einer impaktierten Mittelgliedbasis kann der Zugang im sehnenfreien Dreieck distal des Mittelzügelansatzes an der dorsalen Mittelgliedbasis verwendet werden.

Technik I

Schaftquerfraktur

- Reposition der Fraktur durch Längszug und Beugung im Grundgelenk, sowie anteilig im PIP-Gelenk und Streckung im DIP-Gelenk.
- Vorbohren des 1. diagonalen 1-1,2 mm K-Drahts anterograd von der radialen oder ulnaren Mittelgliedbasis in Richtung gegenseitiger Mittelgliedkondyle.
- Nach Einbringen des 1. K-Drahtes sollte eine Dreh- und Achsenfehlstellung ausgeschlossen werden.
- Vorbohren des 2. diagonalen 1-1,2 mm K-Drahtes anterograd von der zweiten Mittelgliedbasis in Richtung gegenseitiger Mittelgliedkondyle.
- Kürzen und Umbiegen der Drähte

Schaftschräg-, Spiralfraktur

- Bilaterale Stichinzision zum späteren Aufsetzen der spitzen Repositionszange.
- Versuch der Reposition durch Längszug und Korrektur der Rotation, dann Fixierung durch die Repositionszange.

- Bohrung senkrecht zur Frakturfläche.
- Zunächst Bohren des größeren Loches in der ersten Kortikalis, dann Bohren des kleineren Bohrloches in der distalen Kortikalis. Alternativ können zunächst mit dem dünneren Bohrer beide Kortikales durchbohrt werden und anschließend mit dem dickeren Bohrer nur das Bohrloch der erste Kortikalis aufgeweitet werden.
- Verwendung des Kopfraumsenkers.
- Perkutane Verschraubung als Zugschraube. Auf ausreichenden Abstand zwischen Schraube und Frakturrand achten (Abstand > Durchmesser Schraubenkopf).

Komplikationen der Schaftschräg-, Spiralfraktur

Aufgrund des kleinen Knochendurchmessers kann es leicht zu einem Ausbrechen der Schrauben kommen. Daher werden am Mittelglied nur kleine Schrauben mit einem maximalen Durchmesser von 1,3 mm verwendet. Ebenso sollte die Repositionszange nur sehr vorsichtig angezogen werden. Die Verwendung von Platten sollte wegen der sekundären Sehnenadhäsion am Mittelglied vermieden werden.

Technik II

Kondylenfraktur

- s. Grundglied (► Abschn. 6.2.3)

Knöcherner Ausriss der palmaren Platte mit Instabilität des PIP-Gelenks (ohne Trümmerzone)

- Zick-zack-förmiger palmarer Zugang nach Bruner auf der Beugeseite des Fingermittelgelenks.
- Sparsames Eröffnen der Sehnenscheide ggf. mit Kulissenphänomen, »Zur-Seite-Halten« der Beugesehne.
- Darstellung des knöchernen Fragments.
- Einsetzen eines Knochenankers durch die Frakturzone in die Mittelgliedbasis.
- Verknoten des Fragments und damit der palmaren Platte an seinen Ursprung in leichter Beugung.
- Bei einem großen Fragment (dreifache Schraubengröße) mit entsprechendem Gelenkflächenanteil kann ggf. eine Schraubenosteosynthese erfolgen.
- Präzise Naht der Sehnenscheide.
- Hautnaht.

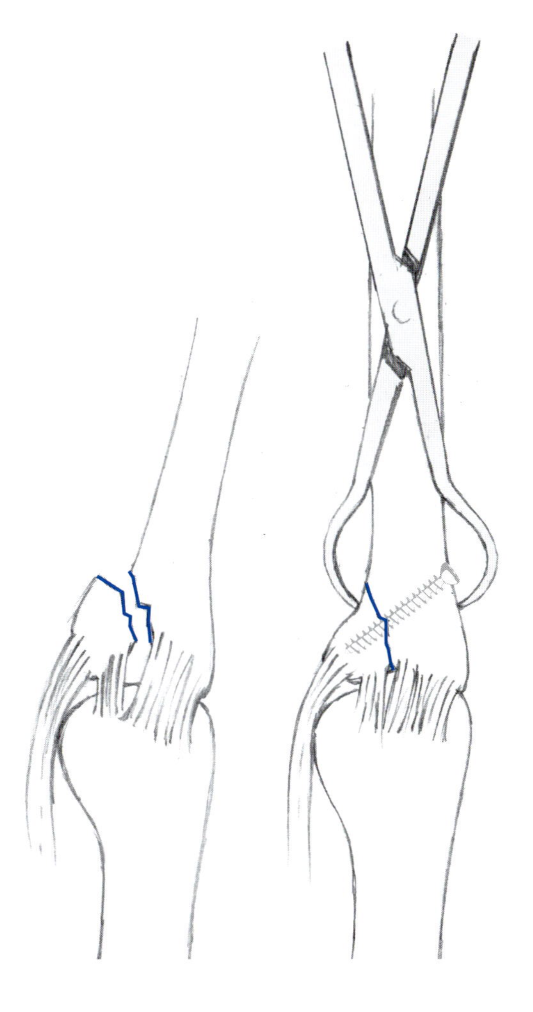

Trümmerfraktur Mittelgliedbasis mit dorsaler Subluxation

- Identifizierung des Rotationszentrums am Grundgliedkopf in der seitlichen Röntgenprojektion.
- Perkutanes Einstechen eines langen 1,4 mm K-Drahtes mediolateral im Rotationszentrum des Grundgliedkopfes und Durchbohren des Grundglieds senkrecht zur Schaftachse und exakt im Rotationszentrum.
- Radiologische Kontrolle der korrekten Position.
- Perkutanes Einstechen und Vorbohren eines 1,2 mm K-Drahtes leicht dorsal versetzt durch die Mittelgliedbasis senkrecht zur Schaftachse.
- Perkutanes Einstechen eines langen 1,4 mm K-Drahtes mediolateral senkrecht zu Schaftachse im distalen Mittelglied und Umbiegen der beiden Enden zu einem proximal offenen U.
- Radiologische Kontrolle der korrekten Drahtlage
- Der proximale K-Draht wird wie ein Steigbügel hautnah senkrecht nach distal umgebogen und an beiden Ende zu einem distal offenen U umgebogen. Wichtig ist, das die beiden Drahtschenkel lang genug sind, um deutlich über den distalen der 3 K-Drähte bis in Höhe des Endglieds heraus zu ragen.
- Der Steigbügel des 1. Drahtes muss dorsal auf den 2. K-Draht zu liegen kommen, um eine Palmarisierung der Mittelgliedbasis zu erzielen.
- Einsetzen von 2 Gummibändern zwischen die U-Biegungen des 1. und 3. K-Drahtes.
- Durch den Zug der Gummibänder wird das Mittelglied distrahiert.
- Überprüfung der Beweglichkeit und radiologische Stellungskontrolle.
- Bei Reposition des Gelenks jedoch Persistenz der Fragmentdislokation kann durch 0,8 mm K-Drähte die Gelenkfläche stabilisiert werden. Bei starker Impression kann transossär durch das dorsale Mittelglied die Gelenkfläche herunter gestößelt werden (▶ Abschn. 6.1)
- Die Verwendung eines vorgefertigten Bewegungsfixateurs ermöglicht eine einfache Montage, ohne die Notwendigkeit aus Drähten eine entsprechende Vorrichtung intraoperativ zu fertigen, und spart daher viel Zeit.

Nachbehandlung

Eine K-Drahtosteosynthese erfordert in der Regel eine Ruhigstellung des betroffenen Gelenks in Extensionsstellung. Diese sollte nicht länger als 4 Wochen betragen. Bei Schraubenosteosynthesen ist eine funktionelle Nachbehandlung anzustreben und eine Ruhigstellung ist – wenn überhaupt – nur für wenige Tage sinnvoll. Darüber hinaus kann eine Zügelung des betroffenen Fingers am Nachbarfinger einen gewissen Schutz bei erhaltener Beweglichkeit bieten. Bei Anlage des Bewegungsfixateurs ist die frühzeitige Beübung wichtig.

Ergebnisse

Einfache Quer-, Schräg- und Spiralfrakturen des Mittelglieds heilen in der Regel ohne Funktionsverlust aus. Voraussetzung hierfür ist die weichteilschonende Präparation und perkutane Technik. Frakturen mit Beteiligung des Mittelgelenks resultieren häufig in einer endgradigen Bewegungseinschränkung, deren Ausmaß durch eine frühe und intensive Physiotherapie verringert werden kann.

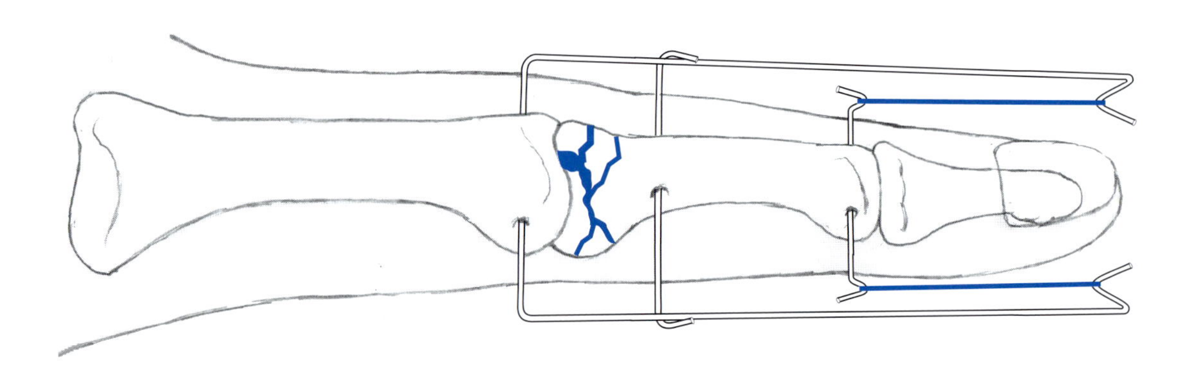

6.2.3 Grundglied

Prinzip

Am Grundglied lassen sich in Analogie zum Mittelglied die Frakturen in proximale Frakturen, Schaft- und Kondylenfrakturen unterscheiden, bei vergleichbaren Operationsmethoden. Als relevanter anatomischer Unterschied zum Mittelglied, ist das Grundglied jedoch von der Streckerhaube seitlich und dorsal umschlossen. Da die Streckerhaube bei 90°-Beugung im MCP-Gelenk eine gute Schienung des Grundgliedschafts bewirkt, können viele Grundgliedfrakturen konservativ in der Intrinsic-Plus-Stellung behandelt werden. Andererseits ist eine Fixierung der Streckerhaube bei der Operation zu vermeiden, da dies zu Adhäsionen führt.

Indikation

- Eine nicht reponierbare und retinierbare Instabilität stellt auch am Grundglied eine Operationsindikation dar.
- Ein Rotationsfehler ist durch Faustschluss auszuschließen, ansonsten bedarf dieser der operativen Korrektur.
- Ebenso stellt der Nachweis einer Gelenkstufe der Grundgliedbasis oder der Grundgliedkondyle eine Operationsindikation dar.
- Bei einfacher Kondylenfraktur reicht die Schraubenosteosynthese, während bei Y-Frakturen in der Regel eine Kondylenplatte verwendet wird.
- Zu versorgende Begleitverletzungen der Streck- oder Beugesehnen bedürfen einer soliden Osteosynthese, um eine frühe Mobilisierung zu gewährleisten.
- An den Grundgliedern findet man insbesondere beim älteren Menschen häufiger pluridigitale Frakturen, welche operativ versorgt werden sollten.
- Knöcherne Seitenbandausrisse der Grundgliedbasis bedürfen bei Nachweis der Gelenkinstabilität der Refixation.

Kommentar

Die schonende Präparation der Weichteile ist für das funktionelle Ergebnis von großer Bedeutung. Obwohl viele verschiedene Platten für das Grundglied existieren, sollte insbesondere die dorsale Plattenosteosynthese nur Ausnahmefällen vorbehalten sein. Hierzu zählen Trümmer- und Defektfrakturen, welche einen primären Weichteilverschluss ermöglichen.

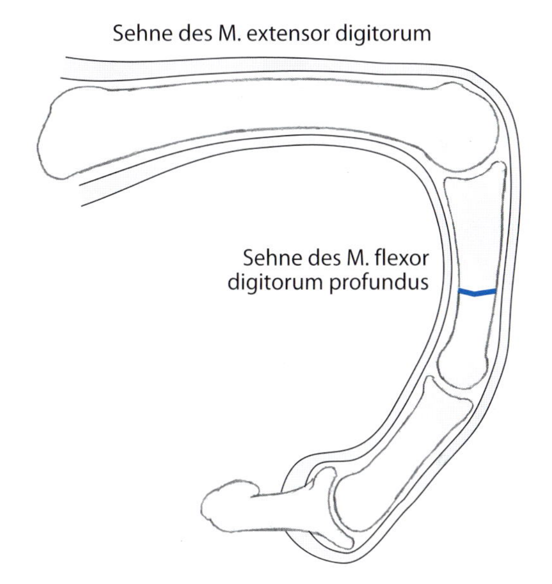

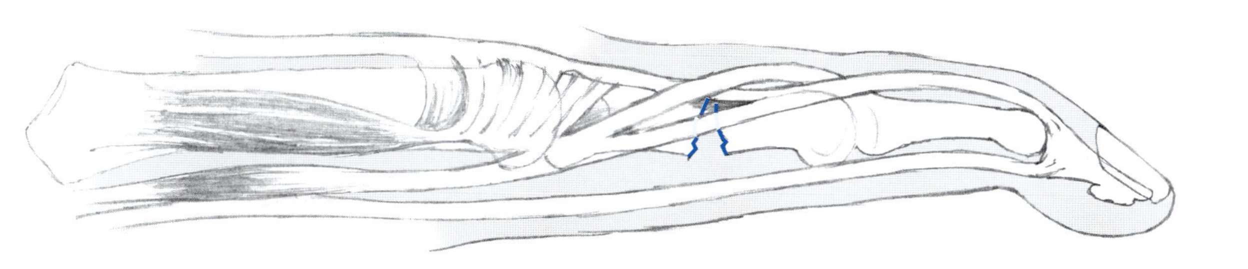

Technik

Schaftquerfraktur

- Reposition der Fraktur durch Beugung im Grundgelenk und Streckung von PIP- und DIP-Gelenk.
- Vorbohren der diagonalen 1,0/1,2 mm dicken K-Drähte anterograd von der radialen und ulnaren Grundgliedbasis in Richtung gegenseitiger Grundgliedkondyle.
- Nach Einbringen des 1. K-Drahtes sollte eine Dreh- und Achsenfehlstellung ausgeschlossen werden.
- Die beiden Drähte sollen so vorgebohrt werden, dass sie proximal der Grundgliedkondyle den Kochen verlassen und durch die Haut weiter vorgebohrt werden.
- Es ist darauf zu achten, dass die Drähte die Weichteile in der Mediolaterallinie verlassen, um eine Verletzung der palmar liegenden Gefäß-, Nervenverletzungen zu vermeiden.
- Umsetzen des Bohrers nach distal und weiteres Herausbohren bis zum Versenken des proximalen Drahtendes in der Grundgliedbasis. Hierdurch wird eine Irritation der Streckerhaube vermieden.
- Kürzen und Umbiegen der Drähte distal.

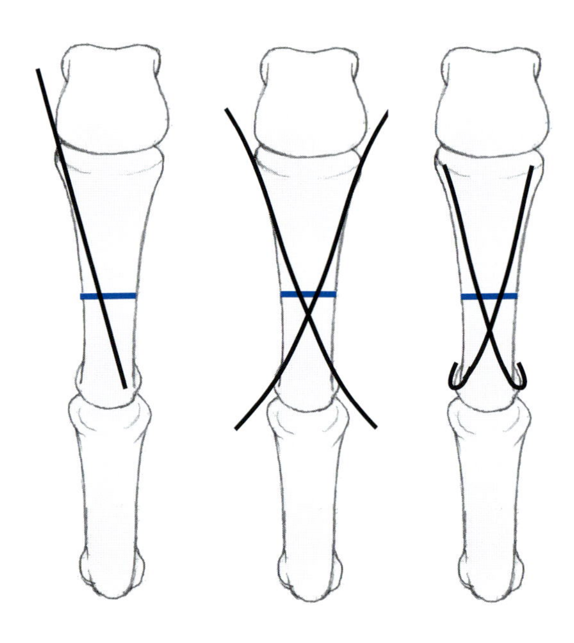

Schaftschräg-, Spiralfraktur

- siehe Mittelglied (▶ Abschn. 6.2.2)

Subkapitale oder Y-Kondylenfraktur (▶ Abschn. 6.1.4)

- Medio-lateraler Zugang und Darstellung der Streckerhaube.
- Längsinzision der Streckerhaube zwischen Seit- und Mittelzügel.
- Offene Reposition durch Längszug und Streckung im PIP (anteilig ist eine leichte Flexionsstellung im PIP hilfreich).
- Temporäre Fixation der beiden Kondylenfragmente mit einem 1,0 mm K-Draht. Der K-Draht sollte wenn möglich den Verlauf der später einzusetzenden Schraube haben. Hierdurch wird der distale Gelenkblock stabilisiert.
- Das Loch für die Klinge wird mit einem zweiten K-Draht palmar der Schaftlängsachse durch beide Kondylen gebohrt und die Klingenlänge bestimmt. Wichtig ist die orthograde Ausrichtung des Klingenlagers zur Schaftachse.
- Die Klinge wird entsprechend der erforderlichen Länge gekürzt und eingebracht und die Platte proximal unter die Streckerhaube rotiert.
- Reposition der subkapitalen Fraktur mit der einliegenden Platte und Röntgenkontrolle.
- Es folgt die Besetzung eines proximalen Schraubenlochs.
- Überprüfung der richtigen Achs- und Rotationsstellung bei Streckung und im Faustschluss.
- Der dorsale K-Draht im Bereich der Kondylen wird durch eine Schraube ausgetauscht.
- Besetzen der übrigen Schraubenlöcher.
- Adaptierende Naht des Mittel- und Seitzügels.
- Hautnaht.

Komplikationen

Aufgrund der anatomischen Lage der Streckerhaube neigen operativ versorgte Grundgliedfrakturen zu einer Sehnenadhäsion und einer daraus resultierenden Bewegungseinschränkung. Im weiteren Verlauf entwickeln sich arthrogene Bewegungseinschränkungen mit insgesamt ungünstiger Prognose. Daher sind eine weichteilschonende Operationstechnik und eine differenzierte Indikationsstellung besonders wichtig.

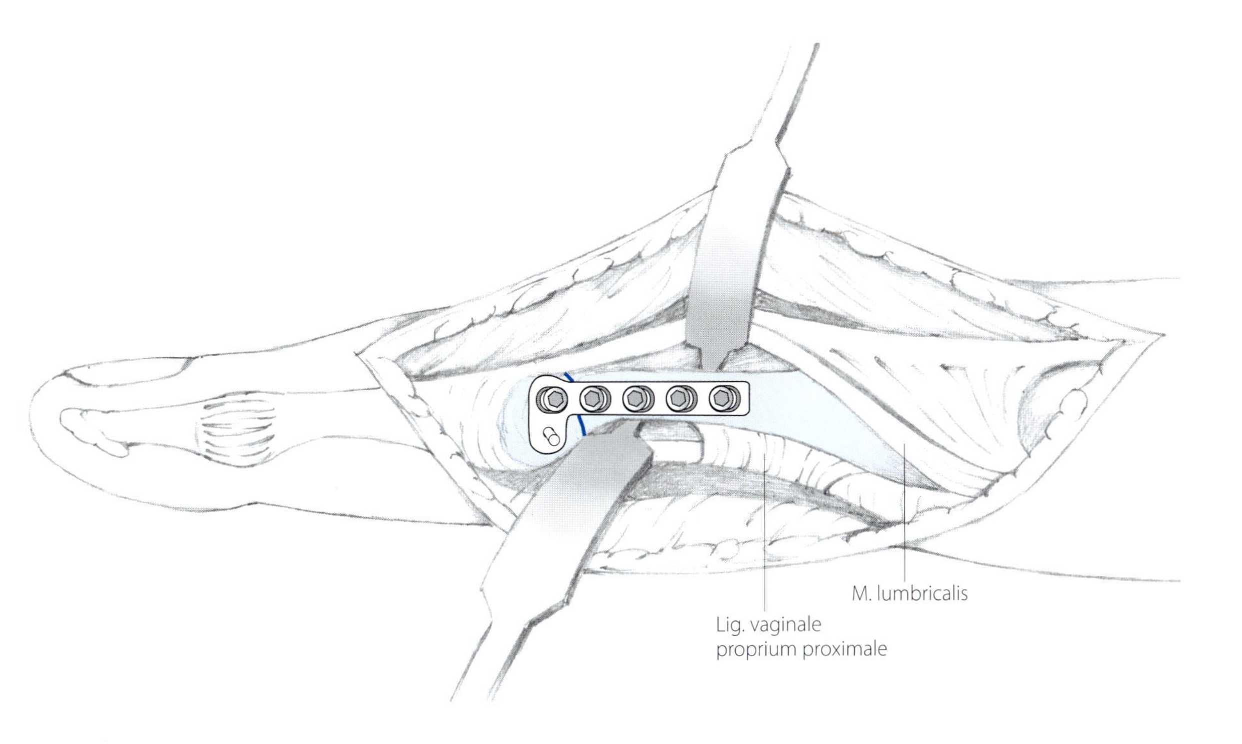

Bei offenen Osteosynthesen ist daher eine funktionelle Nachbehandlung zu fordern. Weitere Komplikationen können Pininfektionen bei Verwendung von K-Drahtosteosynthesen oder dem Fixateur externe sein. Fehlstellung, Pseudarthrose, Implantatversagen und posttraumatische Arthrosen stellen weitere Komplikationen dar.

Nachbehandlung

Die Nachbehandlung richtet sich nach der Stabilität der Osteosynthese. So bedürfen K-Drahtosteosynthesen in der Regel einer Ruhigstellung in Intrinsic-Plus-Stellung, welche für 4 Wochen erfolgen sollte. Bei offenen Osteosynthesen ist eine funktionelle Nachbehandlung zu fordern.

Ergebnisse

In Analogie zu den Mittelgliedfrakturen heilen Grundgliedfrakturen mit Beteiligung des Mittelgelenks zu einem Teil mit einer Bewegungseinschränkung aus. Entscheidend für das Ergebnis ist die Beteiligung der umgebenden Weichteile im Rahmen des Traumas als auch der operative Weichteilschaden. Insbesondere Plattenosteosynthesen am Grundglied führen daher weit überdurchschnittlich zu Sehnenadhärenzen, die im Rahmen der Metallentfernung eine begleitende Teno- und Arthrolyse erfordern. Bei der konservativen Therapie ist die engmaschige radiologische Kontrolle notwendig, um eine sekundäre Fehlstellung auszuschließen. Verletzungen der Finger führen häufig zu einer lang anhaltenden Schwellneigung und Überempfindlichkeit.

Literatur

Hintringer W, Ender HG (1986) Perkutane Versorgung von intraartikularen Frakturen der Fingermittelglieder. Handchir Mikrochir Plast Chir, 18(6): 356-62

Kozin SH, Thoder JJ, Lieberman G (2000) Operative treatment of metacarpal and phalangeal shaft fractures. J Am Acad Orthop Surg, 8(2): 111-21

Kurzen P, Fusetti C, Bonaccio M, Nagy L (2006) Complications after plate fixation of phalangeal fractures. J Trauma, 60(4): 841-3

Windolf J, Siebert H (2007) Finger- und Mittelhandfrakturen. Orthopädie und Unfallchirurgie up2date, 2: 41-62

Windolf J, Siebert H, Werber KD, Schadel-Hopfner M (2008) Behandlung von Fingerfrakturen : Empfehlungen der Sektion Handchirurgie der Deutschen Gesellschaft für Unfallchirurgie. Unfallchirurg, 111(5): 331-8; quiz 339

6.2.4 Mittelhandknochen

Distale Mittelhandfraktur

Prinzip

Subkapitale Metakarpalfrakturen entstehen nach Faustschlag insbesondere am 5. Strahl. Es resultiert eine Flexionsstellung des Kopfes zur Schaftachse unterschiedlichen Ausmaßes.

Indikation

- Die Empfehlungen zur operativen Stellungskorrektur in Abhängigkeit der Flexionsstellung variieren erheblich und liegen für das **Metakarpale V** zwischen 40° und 70°. Bei hohem Anspruch an die Handfunktion (z.B. Musiker) sollte auch eine geringere Fehlstellung operativ korrigiert werden.
- Je weiter radial der frakturierte Strahl liegt, umso weniger Flexionsfehlstellung kann toleriert werden. So sollte die Angulation am **Metakarpale IV** 20° und an den **Metakarpale II** und **III** 10° nicht überschreiten.
- Während die subkapitale Metakarpalfraktur geschlossen durch intrameduläre Schienung gut therapiert werden kann, ist bei einer Kopffraktur eine offene Reposition in der Regel notwendig.

Kommentar

Die intramedulläre anterograde Reposition und Stabilisierung ist technisch einfach und erfolgt schnell, während eine zu starke Flexionsfehlstellung zu einer palmaren Prominenz des betroffenen Mittelhandköpfchens und einer kompensatorischen Zick-zack-Stellung des Fingers mit Einschränkung der Feinmotorik führen kann. Daher sollte der operativen gegenüber der konservativen Therapie im Zweifel der Vorzug gegeben werden.

Technik

- Stichinzision der Haut und Eröffnen der Markhöhle an der Metakarpalbasis mit einem 1,6 mm K-Draht.
- In der Region des Eintrittspunktes der K-Drähte an der Metakarpalbasis verläuft der Ramus dorsalis des ulnaren Hautnervens, welcher zu schonen ist.
- Entfernen des Drahtes und Einführen des ca. 50° umgebogenen stumpfen Endes eines 1,4 mm K-Drahtes in das Metakarpale durch das präformierte Loch.
- Der K-Draht sollte in einem Dreipunktefutter eingespannt sein und unter Röntgendurchleuchtung entlang der Metakarpalmarkhöhle vorgeschoben werden.

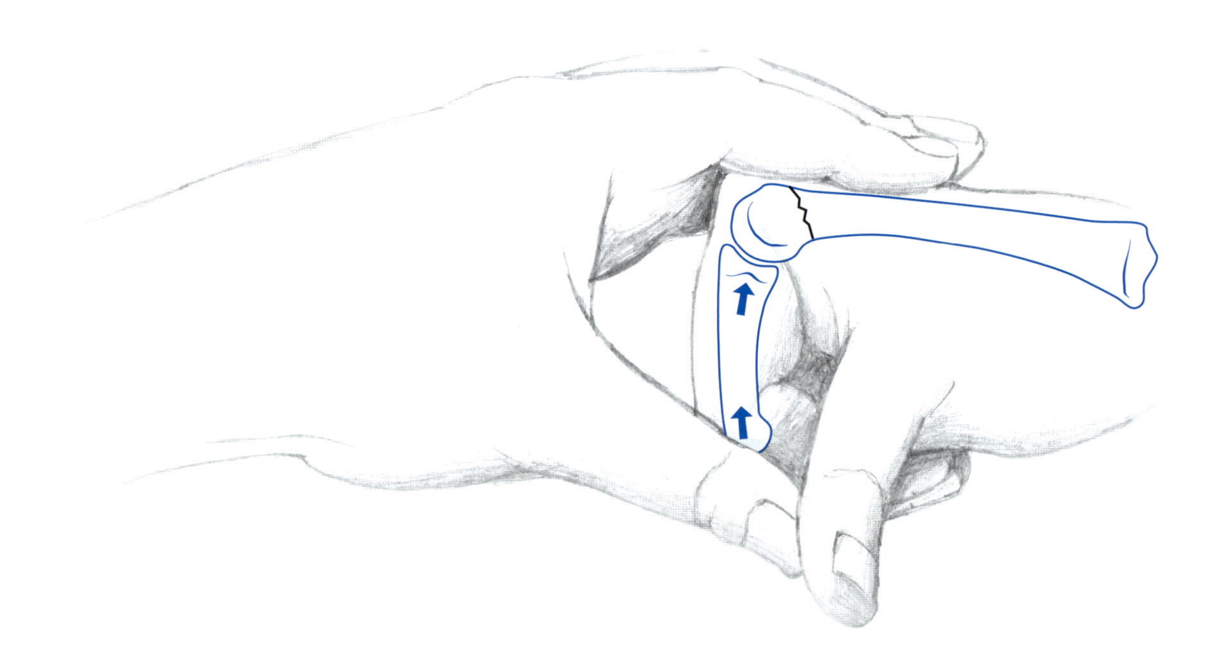

- Vor Erreichen der Frakturzone erfolgt die Reposition der Flexionsfehlstellung. Bei 90°-Beugung im Grundgelenk wird durch Druck gegen das Grundgliedköpfchen und den Metakarpalschaft der Metakarpalkopf dorsalisiert und reponiert.
- Dann erfolgt das weitere Vorschieben des intramedullären, nach palmar zeigenden K-Drahtes bis in den Metakarpalkopf und die Rotation des Drahtes (i.d.R. nach lateral), sodass das vorgebogene Drahtende nach dorsal zeigt und den Kopf abstützt.
- Im Rahmen der Reposition ist darauf zu achten, dass der K-Draht den Metakarpalkopf nicht perforiert.
- Ausschluss einer Rotationsfehlstellung durch Beugung der Finger.
- Bei erreichter Reposition erfolgt die zusätzliche Fixierung der Reposition durch einen weiteren K-Draht, welcher einen intramedullären geraden Verlauf nimmt. Die Drähte werden gekürzt und umgebogen.
- Sollte ein zweiter K-Draht nicht bis zur Fraktur vorgeschoben werden können, so kann diese zur Blockierung des 1. Drahtes auch nur anteilig in der Markhöhle belassen werden.

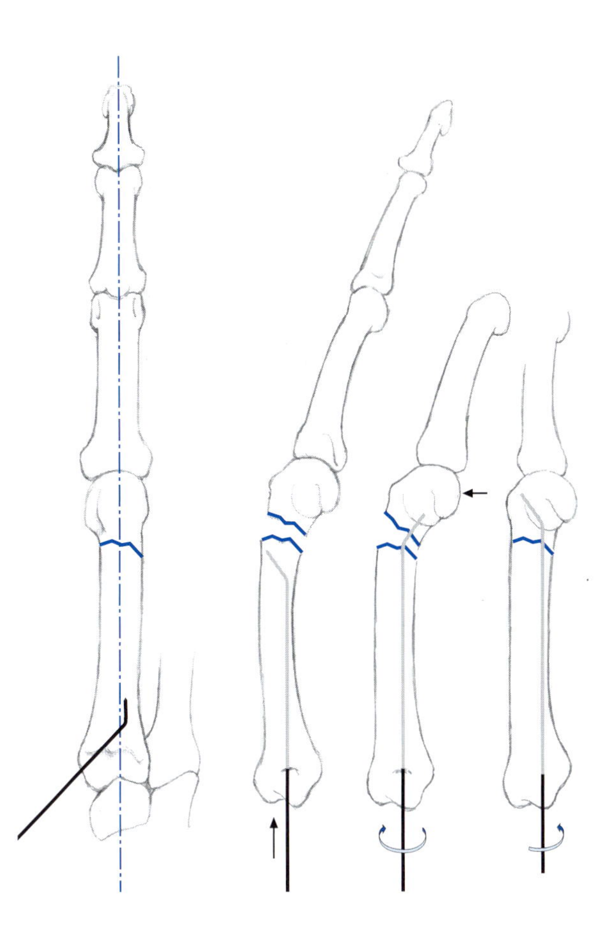

Komplikationen

Komplikationen der anterograden intramedullären Stabilisierung einer subkapitalen Metakarpalfraktur ist die inkomplette Reposition, der Rotationsfehler, das Durchschneiden oder Perforieren des Kopfes, die Läsion des dorsalen ulnaren Hautnervens, oder die K-Drahtinfektion. Wichtig ist bei Hautläsionen über dem Metakarpalkopf nach Faustschlag eine offene Verletzung des Gelenks (z.B. durch den Zahn des Kontrahenten) auszuschließen, was nur in Beugung erfolgen kann. Bei offener Verletzung ist eine Gelenkspülung und antibiotische Abschirmung besonders wichtig.

Nachbehandlung

Die Ausheilung erfolgt in einer Schiene in Intrinsic-Plus-Stellung des betroffenen und des angrenzenden Fingers für 2 Wochen und ggf. Wechsel zum »buddy splint« für weitere 2 Wochen. Eine frühzeitige Drahtentfernung (nach 4-6 Wochen) sollte erfolgen.

Ergebnisse

Distale Mittelhandfrakturen heilen in der Regel ohne Funktionseinschränkung aus.

Schaftfraktur

Prinzip

Schaftfrakturen der Mittelhandknochen ermöglichen häufig eine konservative Behandlung. Insbesondere Frakturen der mittelständigen Metakarpalia werden durch die intermetakarpalen Bänder stabilisiert und können in der Regel konservativ ausbehandelt werden. Bei Frakturen der randständigen Strahlen fehlt diese Stabilisierung anteilig, sodass diese häufiger zur Fehlstellung neigen. Zur operativen Therapie der Metakarpalfraktur steht das ganze Arsenal der Osteosynthesetechniken zur Verfügung und sollte in Abhängigkeit des Frakturtyps gewählt werden.

Indikation

- Eine erkennbare Rotationsfehlstellung des Fingers stellt eine Indikation zur operativen Therapie einer Mittelhandschaftfraktur dar.
- Ebenso stellt eine Angulation des Schaftes, welche bei den radialen Strahlen 10° und bei den ulnaren Strahlen 20° bis 30° überschreitet, eine Operationsindikation dar.
- Darüber hinaus sollte eine Verkürzung von mehr als 5 mm nicht belassen werden.
- Trümmer- und Serienfrakturen erfordern aufgrund der resultierenden Instabilität in der Regel eine operative Versorgung.

Kommentar

Im Rahmen der operativen Versorgung sollte weichteilschonend vorgegangen werden und z. B. die Sehnenscheiden, wenn möglich, nicht eröffnet werden, um Verklebungen entgegen zu wirken.

Spiral- oder Schrägfrakturen können häufig allein durch Schraubenosteosynthesen versorgt werden.

Bei Vorliegen eines Biegungskeils oder bei Mehrfragmentfrakturen kann eine dorsale Platte ggf. in Kombination mit Zugschrauben notwendig werden.

Trümmer- und Defektfraktur erfordern in der Regel eine Plattenosteosynthese, wobei eine Winkelstabilität des Implantats die Rekonstruktion deutlich erleichtern kann.

Bei Serienfrakturen sollte eine Luxation der Basis des Metakarpale V im Karpometakarpalgelenk ausgeschlossen werden, da diese Verletzung leicht übersehen werden kann.

Eine operative Versorgung erfordert die Notwendigkeit der frühfunktionellen Nachbehandlung. In Abgrenzung zur offenen Reposition können Querfrakturen auch perkutan durch eine intramedulläre K-Drahtosteosynthese stabilisiert werden.

Technik

- Verwendung eines streckseitigen längs verlaufenden geraden oder geschwungenen Hautschnitts unter Berücksichtigung der zu versorgenden Mittelhandknochen.
- Schonende Präparation der Weichteile ohne Eröffnung der Sehnenfächer.
- Scharfes Längseröffnen des Periosts und sparsames Abschieben von Periost und Muskulatur en bloc.
- Reposition unter Zug und Rotation und Fixierung mit Repositionszange.
- Bohrung der Zugschraube senkrecht zur Frakturfläche.
- Zunächst Bohren des größeren Loches in der ersten Kortikalis, dann Bohren des kleineren Bohrloches in der distalen Kortikalis. Alternativ können zunächst mit dem dünneren Bohrer beide Kortikales durchbohrt werden und anschließend mit dem dickeren Bohrer nur das Bohrloch der ersten Kortikalis aufgeweitet werden.
- Verwendung des Kopfraumsenkers.
- Einbringen der Zugschraube. Auf ausreichenden Abstand zwischen Schraube und Frakturrand achten (Abstand > Durchmesser Schraubenkopf).
- Überprüfen der korrekten Schaftachse in Streckung und Rotationsstellung bei Faustschluss.
- Auswahl und Auflegen der Platte. Temporäre Fixation der Platte mit einer Repositionszange.
- Besetzen der Schraubenlöcher, wobei bei einer Reposition und Fixierung mit einer interfragmentären Zugschraube ein exzentrisches Bohren zum Einbringen einer Kompressionsschraube nicht notwendig ist.
- Naht des Periosts und ggf. des Sehengleitlagers.
- Nach Erzielen einer übungsstabilen Osteosynthese erfolgt der Hautverschluss.

Komplikationen

Eine der häufigsten Komplikation nach metakarpaler Osteosynthese stellt die Bewegungseinschränkung dar, welche durch eine entsprechende OP-Technik und frühfunktionelle Nachbehandlung entgegnet werden kann. Darüber hinaus können Fehlstellungen, Pseudarthrosen und Plattenbrüche auftreten, welche anteilig auf die Osteosynthesetechnik zurückzuführen sind. Beim Bohren oder Verschrauben kann ein Rotationsfehler erzeugt werden, welcher auszuschließen ist. Das Problem lässt sich durch eine temporäre Fixation des Repositionsergebnisses mit einer Repositionszage während des Bohrens und Verschraubens vermeiden.

Nachbehandlung

Die Nachbehandlung richtet sich nach der Stabilität der verwendeten Osteosynthese. Nur bei perkutanen Verfahren wie der K-Drahtosteosynthese sollte eine Ruhigstellung in Intrinsic-Plus-Stellung für 3-4 Wochen erfolgen. Offene Osteosynthesen erfordern eine frühfunktionelle Nachbehandlung, welche durch die Verwendung von »buddy splints« einen gewissen Rotationsschutz bietet. Bei ausgeprägter Schwellung kann zur Weichteilkonsolidierung kurzfristig (max. 2 Wochen) eine Schienenruhigstellung erfolgen, welche jedoch durch Krankengymnastik und Lymphdrainage aus der Schiene heraus ergänzt werden sollte.

Ergebnisse

Bei gewebeschonender Präparation und frühfunktioneller Nachbehandlung heilen Mittelhandschaftfrakturen in der Regel ohne Funktionseinschränkung aus. Rotationsfehler, Pseudarthrosen und Plattenbrüche kommen vor, sind jedoch häufig auf operative Mängel zurückzuführen.

Literatur

Henry MH (2008) Fractures of the proximal phalanx and metacarpals in the hand: preferred methods of stabilization. J Am Acad Orthop Surg, 16(10): 586-95

Kozin SH, Thoder JJ, Lieberman G (2000) Operative treatment of metacarpal and phalangeal shaft fractures. J Am Acad Orthop Surg, 8(2): 111-21

Windolf J, Siebert H (2007) Finger- und Mittelhandfrakturen. Orthopädie und Unfallchirurgie up2date, 2: 41-62

Basisfraktur Metakarpale I

Prinzip

Basisfrakturen des Metakarpale I sind häufige Verletzungen der Hand und werden je nach Frakturtyp in Bennett-, Rolando- oder Wintersteinfrakturen unterteilt. Hierbei entspricht die **Bennettfraktur** dem knöcherne Ausriss des Lig. metakarpale dorsale und Lig. trapeziometakarpale. Durch Zug der Abduktor pollicis longus Sehne resultiert eine Subluxation im Daumensattelgelenk. Bei der **Rolandofraktur** handelt es sich um eine Y-Fraktur der Metakarpale I-Basis, während die **Wintersteinfraktur** einer proximalen Schaftfraktur entspricht.

Indikation

Aufgrund der Zugwirkung der Abduktor pollicis longus Sehne besteht bei einer Fraktur der Metakarpale I-Basis mit Gelenkbeteiligung in der Regel eine Instabilität des Daumensattelgelenks. Die aus der Instabilität resultierende Subluxation im Sattelgelenk stellt die Indikation zur operativen Versorgung der Basisfraktur dar.

- Bei einer Bennett- und Rolandofraktur besteht in aller Regel eine Operationsindikation.
- Eine relevante Achsenabweichung, welche im Gips zwar reponiert jedoch nicht retiniert werden kann, erfordert beim Vorliegen einer Wintersteinfraktur die operative Versorgung.

Kommentar

In Abhängigkeit des Frakturverlaufs und der Reponierbarkeit besteht die Möglichkeit der geschlossenen oder offenen Versorgung einer Bennettfraktur des Metakarpale I. Es sollte daher zunächst ein geschlossener Repositionsversuch durchgeführt werden. Gelingt dieser, kann durch eine gering invasive Transfixation zwischen Metakarpale I und II eine rasche und einfache Stabilisierung erzielt werden. Hingegen ist die offene Reposition und Schrauben-, Plattenosteosynthese den komplexeren oder geschlossen nicht reponierbaren Bennett- und Rolandofrakturen vorbehalten.

Technik

Geschlossene Transfixation einer Bennettfraktur

- Vorbohren eines 1,2 mm K-Drahtes gelenkflächennah an der Metakarpale I-Basis bis zur Frakturlinie.
- Dann Reposition der Fraktur durch gleichzeitigen Längszug am Daumen in leichter Abduktionsstellung sowie Druck von dorsoradial auf die Metakarpale I-Basis.

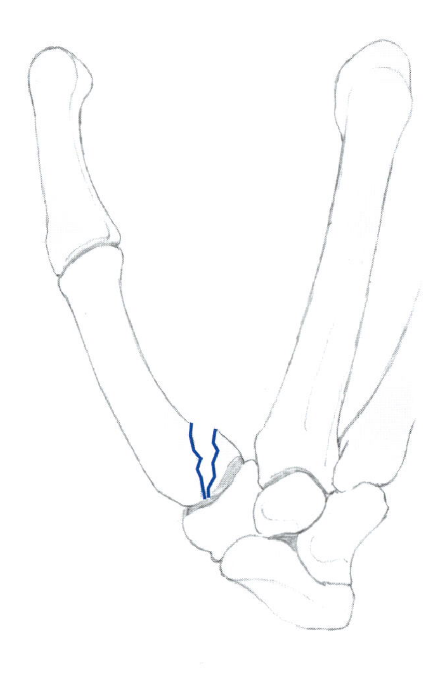

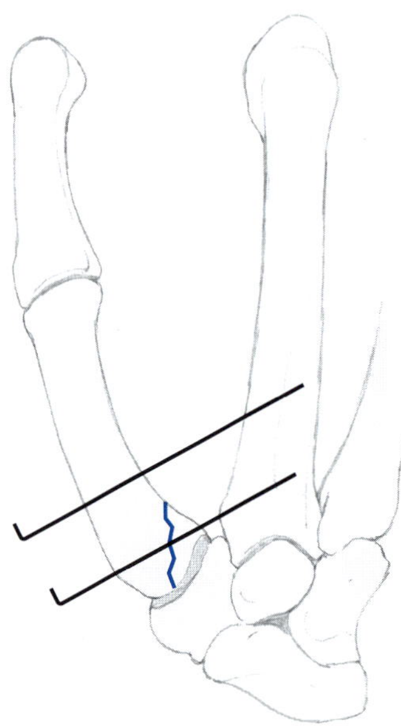

- Bei Reposition der Fraktur kann der K-Draht bis in das ulno-palmare Fragment der Bennettfraktur vorgebohrt werden.
- Die exakte Reposition der Fraktur bei stufenfreier Gelenkfläche ist in verschiedenen Ebenen radiologisch zu überprüfen. Wird in nur 2 Ebenen geröntgt, kann eine Stufenbildung leicht übersehen werden.
- Bei korrekter Reposition und Drahtlage wird ein zweiter 1,2 mm oder 1,4 mm K-Draht bei Abduktion. Oppositionsstellung des Daumens vom Metakarpale I transfixierend in das Metakarpale II vorgebohrt.

Offene Reposition einer Rolandofraktur

- Dorsoradialer s-förmiger Hautschnitt im Bereich des Daumensattelgelenks auslaufend entlang der Metakarpale I-Basis.
- Schonende Präparation der Weichteile unter Schutz der Hautnerven.
- Zugang zum Sattelgelenk zwischen der Extensor pollicis brevis-Sehne und Abduktor pollicis longus-Sehne.
- Unter Längszug am Daumen kann das Daumensattelgelenk eingesehen werden und mit einem feinen Elevatorium können die Fragmente manipuliert und reponiert werden.
- Es erfolgt die temporäre Fixation mit 0,8-1,0 mm K-Drähten. Dann Wahl der Osteosynthese in Abhängigkeit des Frakturverlaufs und Verschraubung der Fraktur.
- Am häufigsten wird eine T-Platte oder eine alleinige Schraubenosteosynthese verwendet.
- Bei Trümmerfrakturen ist die Verwendung von winkelstabilen Implantaten von Vorteil.
- Adaptierende Kapselnaht und Hautverschluss.

Komplikationen

Bei Gelenkflächenbeteiligung der Metakarpale I-Basisfraktur, wie bei der Bennett- und Ronaldofraktur, ist wie an anderen Gelenken auch die anatomisch exakte Reposition hinsichtlich der Vermeidung einer Sekundärarthrose von besonderer Bedeutung.

Bei der perkutanen Transfixation einer Bennettfraktur ist die intraoperative Stellungskontrolle in mindestens 3 Ebenen besonders wichtig, da ansonsten eine insuffiziente Reposition leicht übersehen werden kann. Bei der Transfixation des Metakarpale I an das

Metakarpale II kann bei zu dünnen Drähten im Laufe der Nachbehandlung ein Drahtbruch resultieren. Verletzungen der Gefäßnervenbündel sind bei der Transfixation ebenfalls beschrieben worden.

Bei der offenen Reposition und Plattenosteosynthese an der Metakarpale I Basis können insbesondere bei unvorsichtiger Präparation Verletzungen des Ramus superfizialis des N. radialis resultieren.

Bei Rolandofrakturen mit ulnarer Trümmerzone erleichtert die Verwendung von winkelstabilen Plattensystemen die Korrektur und Retention der Angulation der Gelenkfläche zum Schaft deutlich.

Nachbehandlung

Die Nachbehandlung der perkutanen Reposition und Transfixation einer Metakarpale I-Fraktur erfolgt in einem Handschuhgips für 4 Wochen. Alle offenen Repositionsverfahren sollten frühfunktionell schienenfrei nachbehandelt werden.

Ergebnisse

Bennett- und Rolandofrakturen sind schwere Verletzungen des I. Strahls und führen insbesondere bei inkompletter Reposition mit Stufenbildung zu einer sekundären Arthrose im Daumensattelgelenk. Darüber können schmerzhafte Neurome bei Verletzungen der feinen Hautnerven resultieren. Eine klinisch relevante Bewegungseinschränkung des Daumensattelgelenks wird selten beobachtet.

Literatur

Carlsen BT, Moran SL (2009) Thumb trauma: Bennett fractures, Rolando fractures, and ulnar collateral ligament injuries. J Hand Surg Am, 34(5): 945-52

Windolf J, Siebert H (2007) Finger- und Mittelhandfrakturen. Orthopädie und Unfallchirurgie up2date, 2: 41-62

Metakarpale II-V

Prinzip

Luxationsfrakturen der Metakarpalbasis können aufgrund der erschwerten radiologischen Darstellung in der üblichen Röntgeneinstellung der Mittelhand in a.p. und schräg leicht übersehen werden. Insbesondere bei einer scheinbar isolierten Fraktur des Metakarpale IV sollte eine Luxation des Karpometakarpale V-Gelenks (Baby-Bennett) immer bewusst ausgeschlossen werden. Im Zweifel sollte eine streng seitliche Aufnahme, oder besser noch eine Computertomographie der Mittelhand erfolgen. Aufgrund des Zuges der Extensor carpi ulnaris-Sehne wird die Metakarpale V-Basis im Rahmen der Fraktur in eine dorsoulnare Subluxation gezogen, welche durch eine Gipsbehandlung nicht zuverlässig in Reposition gehalten werden kann. Bei Verletzungen der Mittelhand sollte daher immer an die Luxation des Karpometakarpalgelenks gedacht werden.

Indikation

- Luxationsfrakturen der Karpometakarpalgelenke II-V stellen instabile Frakturen dar und bedürfen in der Regel einer operativen Therapie.

Kommentar

Am V. Strahl ist eine Luxation des Karpometakarpalgelenks häufig mit einer Trümmerfraktur der Metakarpalbasis vergesellschaftet. Bei ausgeprägten Fällen ist eine offene Reposition nicht möglich, sodass hierbei die Transfixation der Metakarpale IV und V unter Distraktion und Palmarisierung des Metakarpale V sinnvoller ist. Basisnahe Schaftfrakturen des Metakarpale V bedürfen teilweise einer offenen Reposition und Plattenosteosynthese. An den Metakarpale II bis IV ist nach Reposition in der Regel eine Transfixation des Gelenks ausreichend.

Technik

Die Reposition einer Luxationsfraktur des Karpometakarpalgelenks sollte immer unter entsprechender Analgesie erfolgen und kann insbesondere bei einer Reihenverletzung einen relativ hohen Kraftaufwand erfordern.

- Erst Längszug an Mittelhand, dann dorsaler Druck mit dem Daumen auf die Metakarpalbasis.
- Häufig kann mit einem Schnappphänomen die Reposition gespürt werden.

- (Im Gegensatz dazu gelingt dieses Manöver aufgrund der Instabilität an dem V. Strahl in der Regel nicht. Am Metakarpale V führt das Nachlassen des Längszugs wieder zur Zunahme der Fehlstellung.)
- Beim Einbringen der K-Drähte ist darauf zu achten, dass die Strecksehnen nicht mit fixiert werden. Daher den Eintrittspunkt seitlich neben der Strecksehne wählen.

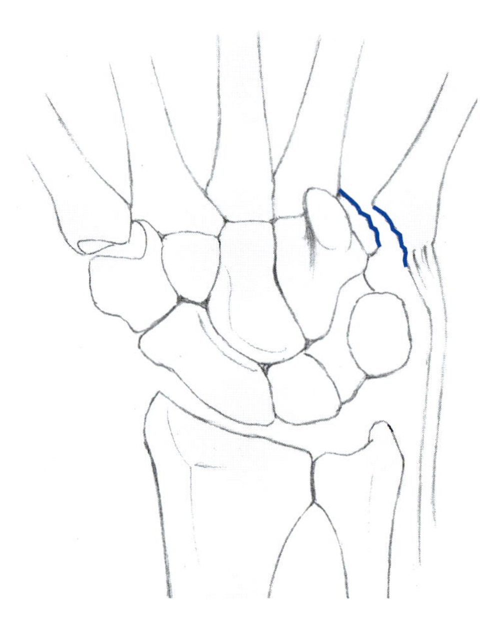

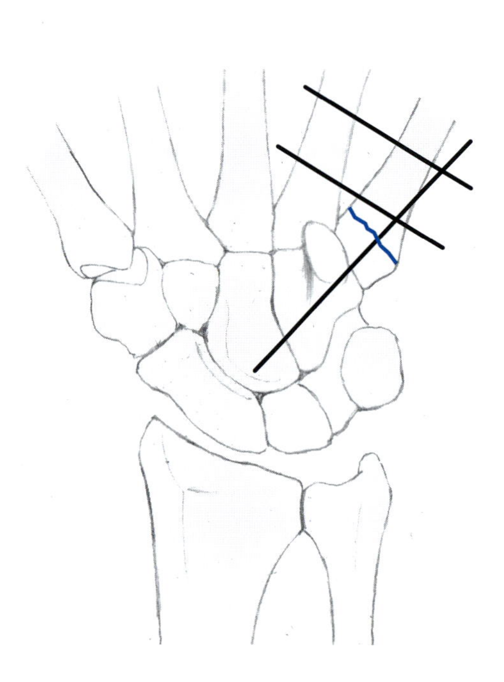

- Vorbohren eines transfixierenden 1,2 mm K-Drahtes von der metakarpalen Basis aus in den Handwurzelknochen. Es ist wichtig hierbei den Draht entsprechend flach zur Schaftachse vorzubohren, damit dieser nicht palmar an der Handwurzel vorbei gebohrt wird.
- Am Metakarpale V sollte zur Neutralisierung des Zugs der Extensor carpi ulnaris-Sehne zusätzlich die Transfixation mit 1- bis 2-mal 1,2 mm oder 1,4 mm K-Drähten an das Metakarpale IV erfolgen.
- Abschließend ist die Kontrolle der Rotationsstellung des betroffenen Strahls durch Beugung des Fingers obligat.
- Bei verbliebener Inkongruenz im Karpometakarpalgelenk (insbesondere MC V) sollte die Trümmerzone perkutan von intramedullär durch die Metakarpalbasis herunter gestößelt werden.

Komplikationen

Bei Trümmerfrakturen der Metakarpale V-Basis kann eine sekundäre Arthrose entsprechende Schmerzen verursachen. Eine sekundäre Luxation ist bei korrekter Reposition und Transfixation hingegen die Ausnahme. An der Basis des V. Strahls kann eine Verletzung des Ramus superfizialis des N. ulnaris resultieren. Bei zu subkutan versenkten K-Drähten können Strecksehnenrupturen auftreten.

Nachbehandlung

Damit eine ausreichende Heilung der gerissenen Bandstrukturen ermöglicht wird, sollten die K-Drähte für 6 Wochen belassen werden. Eine palmare Schiene in Intrinsic-Plus-Stellung sollte für 4 Wochen angelegt werden, wobei eine Beübung aus der Schiene heraus in Kombination mit Lymphdrainage jedoch frühzeitig begonnen werden sollte.

Ergebnisse

Bei korrekter Reposition des Mittelhandknochens im Karpometakarpalgelenk ist in der Regel mit einem guten Ergebnis zu rechen. Ein verbleibende Subluxationsstellung insbesondere am V. Strahl resultiert in einer Arthrose mit Krafteinschränkung des Grobgriffes.

6.2.5 Kahnbein

Prinzip

Das Kahnbein stellt das mechanische Bindeglied zwischen der proximalen und distalen Handwurzelreihe dar. Es stabilisiert somit, vergleichbar mit einem Pfeiler, das Mediokarpalgelenk und verhindert ein Verkippen der beiden Handwurzelreihen gegeneinander. Aufgrund der hohen mechanischen Belastung des Kahnbeins, des fehlenden periostalen Überzugs bei weitgehend knorpeliger Oberfläche sowie der prekären Blutversorgung erklärt sich die hohe Skaphoidpseudarthrosenrate bei inadäquater Therapie einer Kahnbeinfraktur.

Indikation

- Alle instabilen Skaphoidfrakturen bedürfen der operativen Therapie. Hierzu zählen die Frakturen des proximalen Pols, Trümmer-, Schrägfrakturen, Frakturen mit Biegungskeil als auch dislozierte Frakturen.
- Nicht dislozierten Querfrakturen des mittleren und distalen Drittels ermöglichen sowohl die konservative als auch die operative Therapie entsprechend der Bedürfnisse des Patienten.
- Nicht dislozierte Längsfrakturen des Tuberculums des Skaphoids können häufig im Gips zur Ausheilung gebracht werden.

Kommentar

Skaphoidfrakturen können leicht bagatellisiert werden, da die Beschwerden zum Teil weniger stark ausgeprägt sind und die Standardröntgenbilder des Handgelenks eine Fraktur nicht immer sicher nachweisen. Daher sind im Zweifel (insbesondere bei Vorliegen des typischen Tabatière-Druckschmerzes) Schrägaufnahmen zu fordern. Besser noch ist die Veranlassung einer Dünnschicht-Computertomografie in Längsachse des Skaphoids, die zur Beurteilung der Frakturform und daher zur Festlegung der Therapie ohnehin notwendig ist. (Bei einer CT-Rekonstruktion des Skaphoids kann in Folge einer inkorrekten Lagerung der Hand im CT eine Fraktur leicht übersehen werden).Bei Beschwerdepersistenz sollte in unklaren Fällen eine kernspintomografische Untersuchung innerhalb der ersten 2 Wochen durchgeführt werden, um ein Knochenödem des Skaphoids als indirektes Frakturzeichen auszuschließen. Eine unbehandelte Skaphoidfraktur resultiert in einem hohen Prozentsatz in einer Pseudarthrose, welche langfristig aufgrund der chronischen Instabilität zu einer Handgelenkarthrose führt.

Technik

Die Verschraubung einer Skaphoidfraktur ist technisch anspruchsvoll und sollte nicht unterschätzt werden. Prinzipiell besteht die Möglichkeit der Verschraubung von proximal-dorsal oder palmar-distal, wobei der Frakturtyp den Zugangsweg definiert.

Frakturen des proximalen Kahnbeindrittels (proximaler Pol) werden in der Regel durch einen kleinen Zugang von proximal-dorsal verschraubt.

- Einzeichnen der Skaphoidachse in 2 Ebenen (a.p. und seitlich) auf der Haut mittels Röntgenkontrolle durch Auflegen eines K-Drahtes.
- Schräge Inzision (entlang der Skaphoidachse) ulnar des Tuberculum listeri in Höhe der Radiuskante.
- Identifizierung des 3. Strecksehnenfachs und kurzstreckige Längseröffnung desselben.

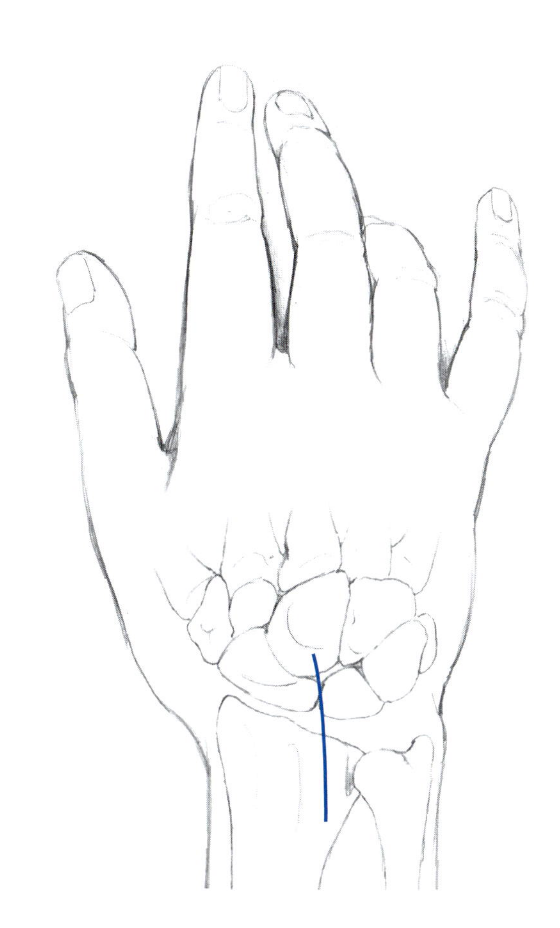

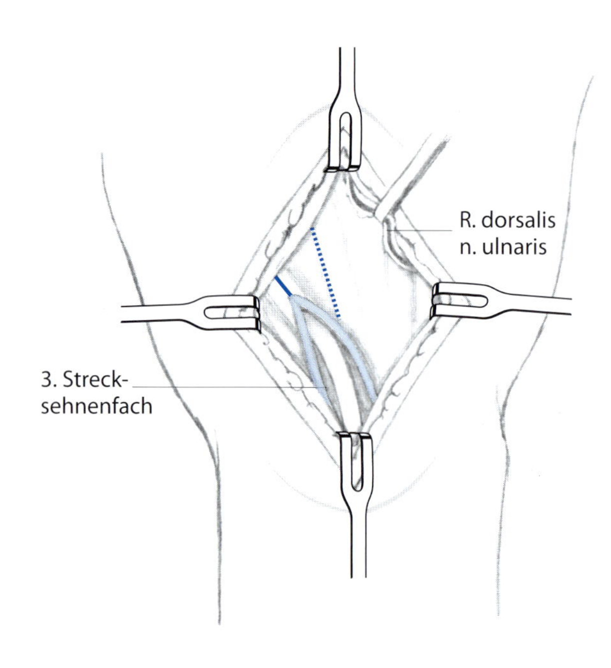

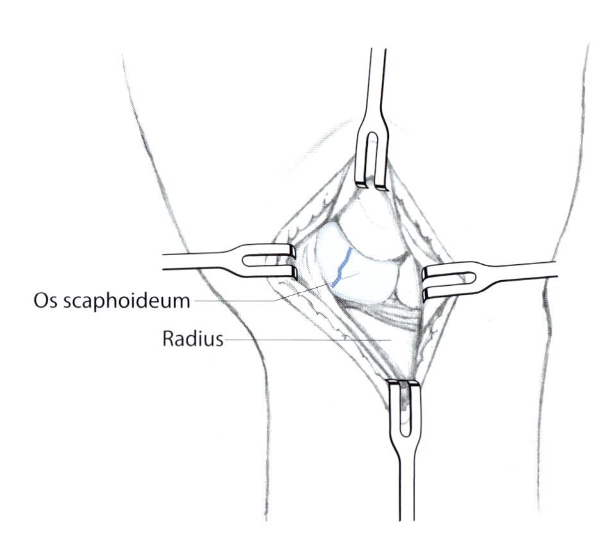

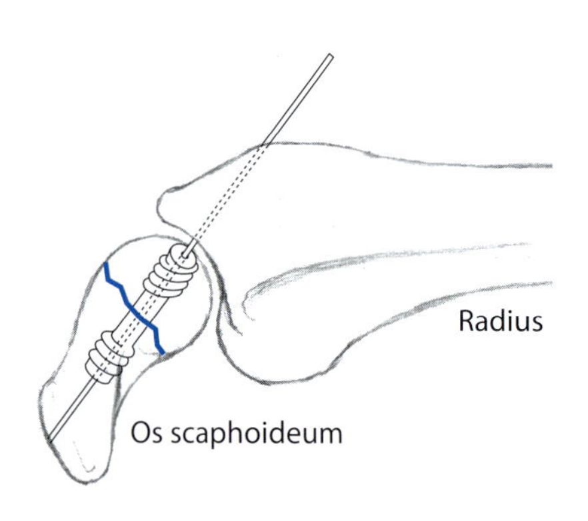

- Unter Schutz der EPL-Sehne wird die Gelenkkapsel über dem proximalen Skaphoidpol eröffnet. Es muss darauf geachtet werden, dass das SL-Band bei der Kapseleröffnung nicht beschädigt wird.
- Das Handgelenk wird in maximale Flexion gebracht und mit zwei Haken das proximale Skaphoid dargestellt.
- Überprüfung der Reposition der Faktur und Fixierung durch einen zentralen K-Draht, der am SL-Bandansatz eingebracht und Richtung Daumen vorgebohrt wird.
- Kontrolle der Drahtposition im Bildverstärker bei weiterhin gebeugtem Handgelenk.
- Bei korrekter Position des Führungsdrahtes Längenmessung und Einbringen der Schraube, welche einen kleinen Durchmesser (3,2 mm) aufweisen sollte.
- Versenken der Herbertschraube unter das Knorpelniveau.
- Entfernung des Bohrdrahtes und Röntgenkontrolle in verschiedenen Ebenen.
- Naht des Strecksehnenfaches, Hautverschluss.

Nicht oder gering dislozierte **Frakturen des mittleren und distalen Kahnbeindrittels** können perkutan von distal-palmar verschraubt werden. Bei einer Verschraubung von proximal besteht die Gefahr der Fixierung in einer Flexionsfehlstellung der Skapoidfraktur aufgrund der notwendigen Handgelenkflexion beim anterograden Verfahren, sodass die retrograde Verschraubung sicherer ist.

- Einzeichnen der Skaphoidachse in 2 Ebenen (a.p. und seitlich) auf der Haut mittels Röntgenkontrolle bei aufliegendem K-Draht.
- Das Handgelenk wird in maximaler Extensionsstellung über ein Hypomochleon (Rolle) gebracht.
- Inzision entlang der Skaphoidachse über dem proximalem Trapeziumrand und Eröffnung des ST-Gelenks.
- Einbringen der Gewebeschutzhülse.
- Aufsetzen des zentralen Bohrdrahtes und Ausrichtung entlang der eingezeichneten Skaphoidachse.
- Es muss sichergestellt werden, dass der Eintrittspunkt des Drahtes tief genug im Gelenk zwischen Skaphoid und Trapezium liegt und nicht zu tangential oberflächlich im Skaphoid verläuft. Die Schwierigkeit der retrograden Verschraubung liegt insbesondere in der Positionierung des idealen Eintrittspunktes der Schraube am distalen Skaphoid. Damit der Eintrittspunkt tiefer im skapho-trapetialen Gelenk möglich ist und somit die Schraube nicht zu tangential palmar zu liegen kommt, kann mit dem Luer eine kleine »Schneise« für den Führungsdraht in das Trapezium geschaffen werden, wodurch die Platzierung des Drahtes deutlich erleichtert wird.
- Radiologische Kontrolle der Reposition, der Skaphoidachse und der Drahtposition in verschiedenen Projektionen, ggf. Korrektur der K-Drahtlage.
- Bei korrekter Position des Führungsdrahtes Längenmessung (i.d.R. 24 mm ggf. kürzer) und Einbringen der Herbertschraube und Versenken der Schraube unter das Knorpelniveau.
- Entfernung des Bohrdrahtes und Röntgenkontrolle in verschiedenen Ebenen.
- Naht der Gelenkkapsel, Hautverschluss.

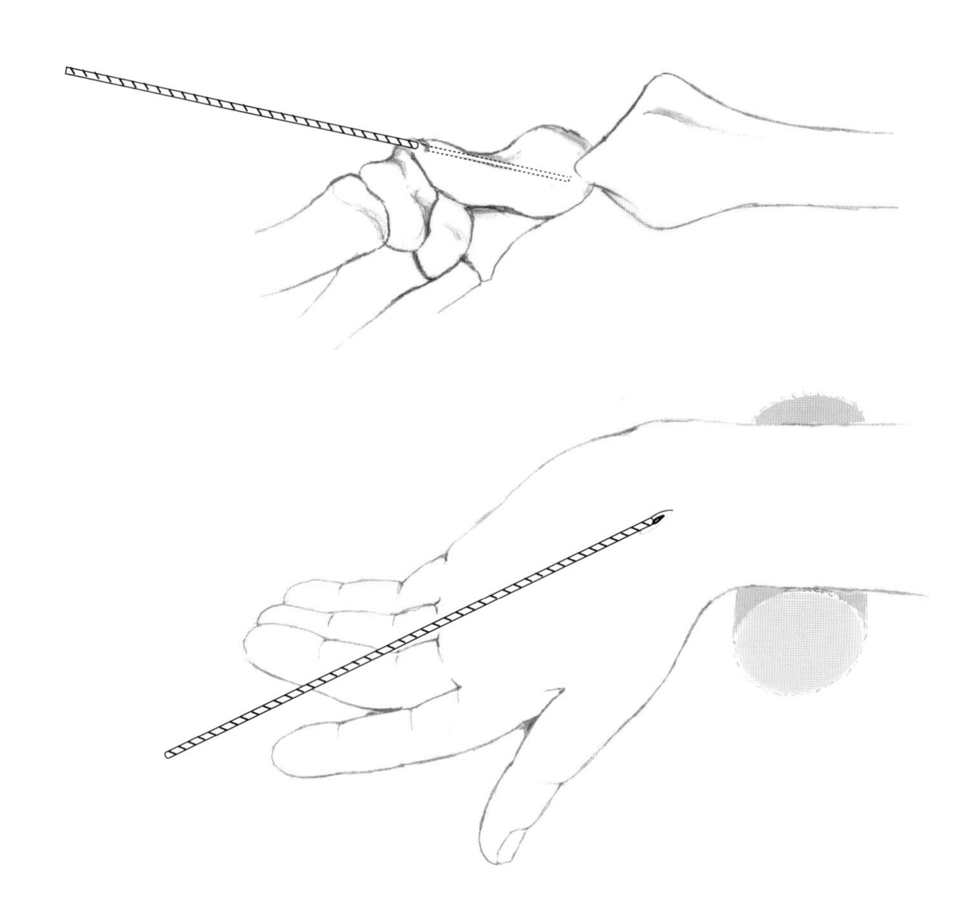

Instabile Skaphoidfrakturen und Frakturen mit Trümmerzone des mittleren und distalen Drittels sollten offen von distal-palmar verschraubt werden. Somit besteht die Möglichkeit der offenen Reposition und Spongiosaplastik. Die operativen Schritte entsprechen bis auf den Zugangsweg denen der perkutanen Methode.

- Einzeichnen der Skaphoidachse in 2 Ebenen (a.p. und seitlich) auf der Haut mittels Röntgenkontrolle.
- Das Handgelenk wird in maximaler Extensionsstellung über eine Hypomochleon (Rolle) gebracht.
- Angulierte Inzision zunächst entlang der Skaphoidachse von dem proximalem Trapeziumrand bis zur Handgelenkbeugefalte, dann weiter entlang des Unterarms ca. 1 cm nach proximal.
- Eröffnung der Sehnenscheide der Flexor carpi radialis-Sehne und ulnare Retraktion der Sehne.
- Ligatur des oberflächlichen Astes des A. radialis, wenn notwendig.
- Inzision der Gelenkkapsel entlang der Skaphoidachse von der Radiuskante bis zum proximalen Trapeziumrand. Hierbei wird der Thenarmuskel geringfügig im Faserverlauf gespalten.
- Anteiliges Eröffnen des skapho-trapezialen Gelenks ohne komplette Destabilisierung der distalen Skaphoidverankerung.
- Darstellung und Reposition der Fraktur, ggf. Einsetzen eines Knochenblocks in den Defektbereich.
- Verschraubung in Analogie zur perkutanen Methode.
- Naht der Gelenkkapsel.

Komplikationen

Die grundlegende Komplikation der Skaphoidfraktur ist die Ausbildung der Pseudarthrose, welche es aufgrund der resultierenden Handgelenkarthrose zu vermeiden gilt. Daher sollte eine konservative Behandlung nach einem Jahr entsprechend radiologisch kontrolliert werden.

Die operativen Komplikationsmöglichkeiten sind vielfältig. Auch die operative Versorgung kann in einem Anteil von ca. 10% zu einer Pseudarthrosenbildung führen. Eine Schraubenfehllage ist eine weitere relativ häufige Komplikation, welche jedoch bei gründlicher intraoperativer Röntgenkontrolle in mehreren Projektionen vermieden werden kann. Die Fixierung des Skaphoids in Fehlstellung (z.B. Flexionsfehlstellung) sollte durch Verwendung des optimalen Zugangswegs minimiert werden. Eine zu ausgedehnte Eröffnung des skapho-trapezialen Gelenks kann ebenso zu einer karpalen Instabilität führen wie die akzidentelle Verletzung des SL-Bandes.

Nachbehandlung

Die Ruhigstellungszeiten bei der operativ versorgten Skaphoidfraktur haben sich im Laufe der Jahre deutlich reduziert. So kann eine einfache perkutan verschraubte Querfraktur bei gutem Fassen der Schraube gipsfrei nachbehandelt werden. Bei der konservativen Therapie ist hingegen eine Ruhigstellung im Unterarmgips mit Daumeneinschluss für 8 Wochen notwendig. Eine operativ versorgte Fraktur des proximalen Pols oder eine Fraktur mit ausgeprägter Instabilität sollte zur Verbesserung der Durchbauungsrate in einem Unterarmgips mit Daumengrundgliedeinschluss für 4 Wochen nachbehandelt werden.

Ergebnisse

Das Ergebnis nach Skaphoidfraktur hängt entscheidend von der korrekten anatomischen Rekonstruktion des Knochens ab. Eine in Flexionsstellung verheilte Skaphoidfraktur (Humpback) resultiert in einer Inkongruenz der komplexen karpalen Geometrie mit Ausbildung einer sekundären Arthrose. Eine Pseudarthrose tritt bei konservativer und operativer Therapie in ca. 10% der Fälle auf und liegt bei der konservativer Therapie einer dislozierten Skaphoidfraktur wesentlich höher. Eine Fraktur des proximalen Skaphoidpols ist aufgrund der prekären Blutversorgung als prognostisch ungünstig einzustufen. Je nach operativem Zugang können endgradige Bewegungseinschränkungen des Handgelenks verbleiben.

Literatur

Ram AN, Chung KC (2009) Evidence-based management of acute nondisplaced scaphoid waist fractures. J Hand Surg Am, 34(4): 735-8

Sauerbier M, Muller M (2007) Skaphoidfrakturen: Diagnostik, Zugangswege, Komplikationen. Zentralbl Chir, 132(3): W42-53; quiz W54-5

6.2.6 Distaler Radius

Prinzip

Das Spektrum der distalen Radiusfrakturen ist groß und reicht von der einfachen metaphysären Querfraktur mit oder ohne dorsale Trümmerzone, über einfache Gelenkfrakturen bis hin zur Trümmerfraktur des Schaftes und des Gelenks. Ebenso vielfältig wie die Frakturformen sind die Osteosyntheseverfahren, welche das gesamte Spektrum der unterschiedlichen Fixierungsmöglichkeiten beinhalten.

Indikation

Die Indikation zur operativen Therapie einer Radiusfraktur besteht bei einer relevanten Dislokation oder dem Nachweis von Instabilitätszeichen. So stellen folgende radiologischen Zeichen eine Operationsindikation dar:

- Dorsale Verkippung >10°.
- Axiale Einstauchung > 5 mm (relevanter Ulnarvorschub).
- Dislozierte distale Ulnafraktur/radioulnäre Instabilität.
- Dislozierte radiokarpale oder distale radioulnare artikuläre Fraktur.

Die Einführung der winkelstabilen palmaren Platten hat die konservative Therapie der metaphysären Radiusfraktur aufgrund der zuverlässigen Retention der Frakturreposition durch die Platte zurückgedrängt. Trotzdem kommt der konservativen Therapie weiterhin ein wichtiger Stellenwert zu und sie sollte daher bei geeigneten Fällen immer in Erwägung gezogen werden. Zeigt sich die Fraktur im Gipsverband als instabil, so sollte kein zweiter Repositionsversuch vorgenommen werden, sondern eine operative Therapie erfolgen.

Kommentar

Die Vielzahl der unterschiedlichen Osteosyntheseverfahren am distalen Radius erschwert eine einfache Therapieempfehlung. Häufig sind bei einem Frakturtyp unterschiedliche Osteosyntheseverfahren möglich, sodass die Auswahl von jedem Operateur selbst anhand der eigenen Erfahrungen und Präferenzen erfolgen sollte. Es werden daher im Folgenden die unterschiedlichen Operationsverfahren mit dem jeweiligen Indikationsspektrum dargestellt.

Technik

K-Drahtosteosynthese

Indikation: Die **geschlossenen Reposition und K-Draht-Spickung** kann bei metaphysären Frakturen ohne ausgeprägte Trümmerzone erfolgen. Bei einer ausgeprägten metaphysären Trümmerzone, die in der Regel mit einer relevanten Osteoporose einhergeht, führt die K-Drahtosteosynthese häufig zu einem sekundären Korrekturverlust, der noch nach der Drahtentfernung eintreten kann.

Technik: Prinzipiell kann die intrafokale **Spickung nach Kapandji** und die **extrafokale Stabilisierung nach Willenegger** unterschieden werden, wobei beide Verfahren auch kombiniert werden können.

- Reposition einer Extensionsfraktur durch Längszug und Flexion des distalen Fragments.
- Einbringen eines dorsalen 1,6 mm K-Drahtes deutlich distal des Handgelenks zwischen dem 3. und 4. Strecksehnenfach.
- Manuelles subkutanes Vorschieben des K-Drahtes bis zum Ertasten der Fraktur und Vorschieben in den Frakturspalt.

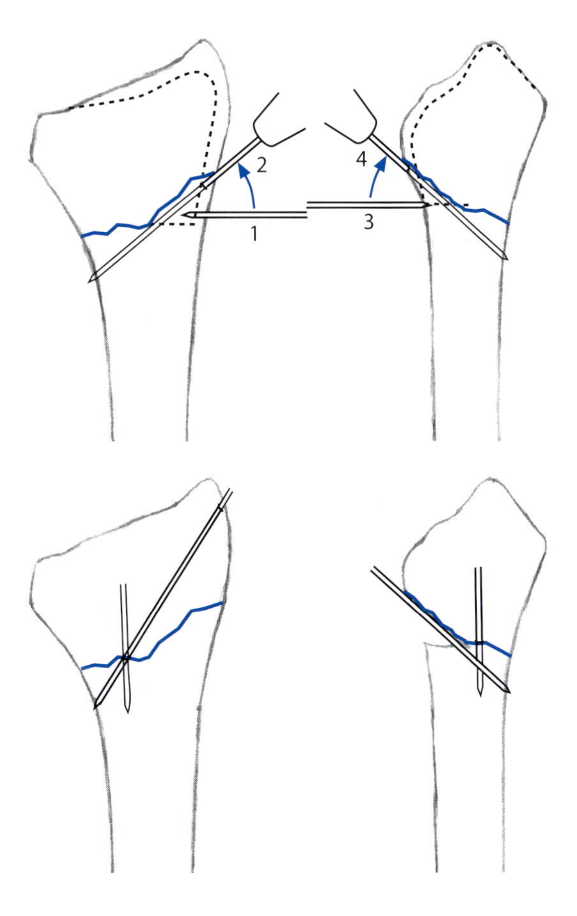

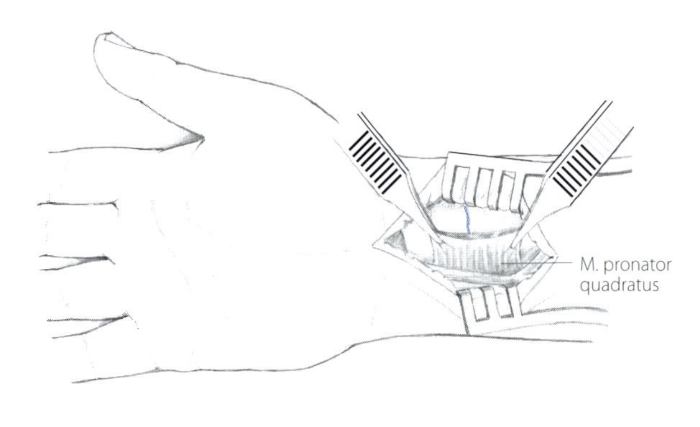

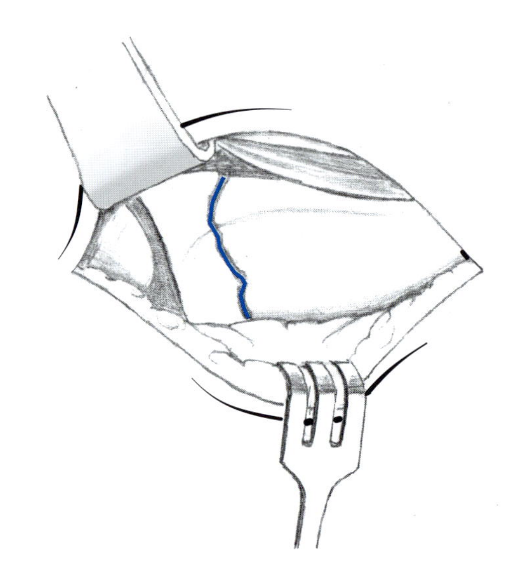

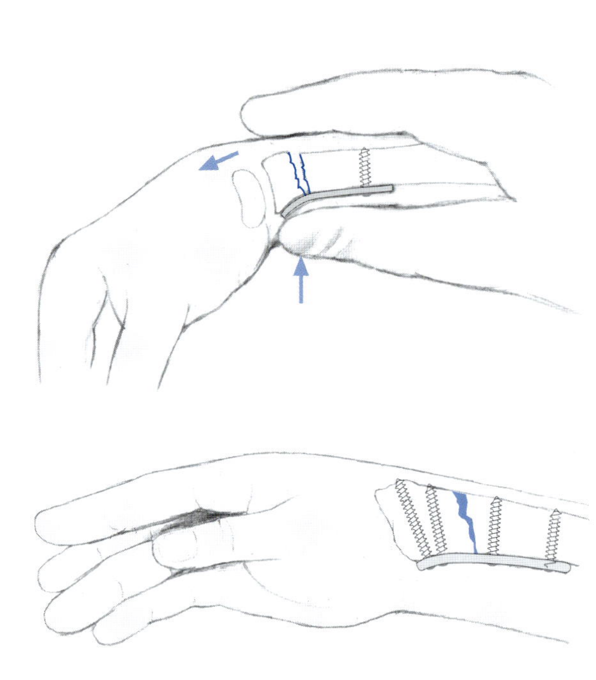

- Bei gehaltener Reposition (Flexionstellung des Handgelenks) Vorbohren des K-Drahtes in die Diaphyse und Verankerung in der palmaren Kortikalis.
- Radiologische Stellungskontrolle.
- Inzision über dem 1. Strecksehnenfach leicht distal des Proc. styloideus radii.
- Vorsichtiges Spreizen der subkutanen Strukturen und Vorschieben der Bohrhülse zum Schutz des Ramus superficialis, N. radialis
- Vorbohren des zweiten 1,6 mm K-Drahtes vom Proc. styloideus radii in die gegenseitige Schaftkortikalis.
- Umbiegen und Kürzen der Drähte.

Palmare Plattenosteosynthese

Indikation: Die **palmare Plattenosteosynthese** kann bei metaphysären Radiusfrakturen (23A3) und Gelenkfrakturen (23C1-23C3) verwendet werden. Während bei Vorliegen einer dorsalen Trümmerzone eine winkelstabile Platte verwendet werden sollte, ist bei Flexionsfrakturen und palmaren Randfrakturen (23B3) eine nicht winkelstabile Abstützplatte ausreichend.

Technik:
- Radiopalmare Längsinzision über der Flexor carpi radialis-Sehne bis zur Handgelenkbeugefalte.
- Inzision der Fascia antebrachii direkt radial der Flexor carpi radialis-Sehne, wenn möglich ohne Eröffnung des Sehnenfachs der FCR-Sehne. Wichtig ist es, nicht zu radial zu inzidieren, um keine Verletzung der A. radialis zu verursachen.
- Zur Seite halten des Beugesehnenpakets mit dem darin liegenden N. medianus nach ulnar.
- Scharfes Ablösen des M. pronator quadratus an der radialen Insertion und Abschieben zusammen als Block mit dem Radiusperiost nach ulnar.
- Darstellung der Fraktur und Auflegen der anatomisch angepassten Platte (10°-Inklination); Besetzen des Gleitloches der Platte im Schaftbereich.
- Reposition des distalen Fragments durch Flexion/Distraktion im Handgelenk, wobei der Daumen des Operateurs als Widerlager palmar auf der Fraktur liegt (bei Extensionsfrakturen mit dorsaler Trümmerzone 23A3).
- Halten der Reposition durch Flexion und Ulnarduktion im Handgelenk und je nach Plattenmodell temporäre winkelstabile Fixation des distalen Fragments mit einem K-Draht.

- Bei radiologisch korrekter Plattenlage und Repositionsstellung besetzen der distalen winkelstabilen Schraubenlöcher mit subchondraler Schraubenverankerung und Kortikalisschrauben im Schaftbereich.
- Röntgenkontrolle auch schräg zur Beurteilung der Gelenkfläche.
- Refixation des M. pronator quadratus am Boden des 1. Strecksehnenfachs.
- Fasziennaht (nicht bei deutlicher Schwellung) und Hautverschluss.
- Überprüfung der Umwendbewegung und der radio-ulnaren Stabilität.

Kommentar: Bei Frakturen mit Gelenkbeteiligung sollte immer zuerst der Gelenkblock zumindest durch temporäre K-Drähte gestellt werden. Als alternative Repositionstechnik kann die winkelstabile Platte vor der endgültigen Reposition zunächst nur epiphysär mit den Schrauben subchondral verankert werden, während die Platte entsprechend der Frakturverkippung anguliert vom Schaft absteht. Durch Heranziehen der Platte an den Schaft wird dann die Inklination des distalen Fragments eingestellt und die endgültige Reposition erzielt. Hinsichtlich der Plattenlage ist es wichtig zu berücksichtigen, dass diese distal nicht vom Radius absteht oder der Radiuskante distal übersteht, da ansonsten ein Durchscheuern der Beugesehen an der distalen Plattenkante resultieren kann. Die Schraubenlänge sollte exakt gemessen werden, was insbesondere im Bereich des Tuberculum listeri gilt, da eine Schraubenüberlänge eine sekundäre Strecksehnenruptur, insbesondere der Extensor pollicis longus-Sehne, verursachen kann. Die subchondrale extraartikuläre Schraubenlage kann radiologisch im seitlichen Strahlengang am besten bei 10-20° Angulation (Ulnarinklination des Radius) des Unterarms zum Röntgengerät und zusätzlich im dorso palmaren Strahlengang mit 10-15° angehobenem distalen Unterarm erfolgen.

Dorsale Plattenosteosynthese

Indikation: Die **dorsale Plattenosteosynthese** wird insbesondere bei Extensionsfrakturen mit dorsalen artikulären Kantenfragmenten (23C3) verwendet. Der Vorteil liegt in der besseren Darstellung der Gelenkfläche. Von Nachteil ist jedoch die größere Zugangsmorbidität im Vergleich zur palmaren Platte. Es gibt sowohl einzelne schmale anatomisch geformte winkelstabile Platten zur Rekonstruktion der ulnaren und radialen Säule als auch breitere Leiterplattensysteme.

Technik:
- Dorsale Inzision über dem Tuberculum listeri.
- Darstellung und z-förmige Spaltung des Retinakulum extensorum des 3. Strecksehnenfaches.
- Unterminieren des 4. Strecksehnenfaches soweit notwendig.
- Reponieren des ulnaren Fragments unter Sicht und temporäre K-Drahtfixation.
- Einbringen der Platte und Fixieren der ulnaren Säule durch die dorsale ulnare Radiusplatte.
- Eine zweite radiale Platte kann von radial am Boden des 1. Strecksehnenfaches eingebracht und fixiert werden.
- Naht des Retinakulum extensorum mit oder ohne Subkutanverlagerung der Extensor pollicis longus Sehne.
- Überprüfung der Beweglichkeit und radiologische Kontrolle.
- Hautverschluss.

Alternative Techniken

- **Intramedulläre Verfahren** stellen eine Alternative bei Extensionsfrakturen mit metaphysärer Trümmerzone dar. Je nach System wird entweder über

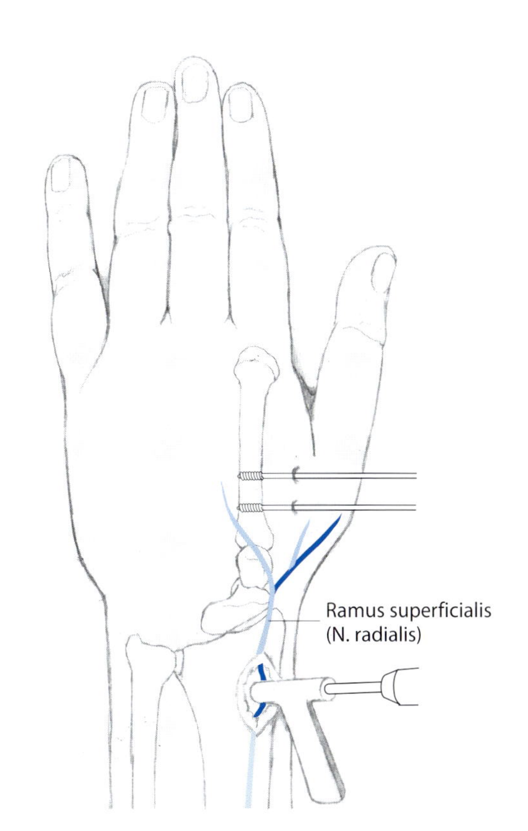

den Proc. styloideus radii oder durch den dorsalen Bruchspalt das Implantat intramedullär eingebracht und durch externe Zielbohrhülsen verankert. Nachteile der bisherigen Systeme sind das eingeschränkt Indikationsspektrum und die häufig erschwerte Metallentfernung. Insbesondere bei der styloidalen Einbringung sind Läsionen des Ramus superficialis, N. radiali zu befürchten.

- Der **Fixateur externe** findet insbesondere bei offenen Frakturen und ausgeprägten Trümmerzonen Anwendung. Darüber hinaus kann der Fixateur externe auch zur Versorgung von metaphysären Trümmerfrakturen (23A3) sowie bei artikulären Frakturen in Kombination mit K-Drähten verwendet werden.
  - Stichinzision über dem dorso-radialen Metakarpale II.
  - Bohren mit Bohrhülse und Einbringen der beiden 2-3 mm dicken Schanzschrauben.
  - Einbringen von zwei 3-4 mm Schanzschauben am distalen Radiusschaft unter Schutz des Ramus superfizialis des N. radialis.
  - Reposition der Fraktur und Montage des Fixateurs.

Komplikationen

Eine inkomplette Reposition im metaphysären Bereich kann zu einer Einschränkung der Umwendebewegung (Rotationsfehler) oder einem ulnaren Impaktionssyndrom (Überbelastung des Ulnarkopfes bei sekundärem Ulnarvorschub aufgrund einer Radiusverkürzung) führen. Bei Verbleib einer Gelenkstufe besteht ein erhöhtes Risiko der Ausbildung einer Handgelenkarthrose. Überlange Schrauben oder prominente Platten können zur Sehnenrupturen führen. Hiervon betroffen sind insbesondere die Extensor pollicis longus- und Flexor pollicis longus-Sehne, sowie die tiefe Beugesehne des Zeigefingers. Wird der palmare Schnitt in einer Linie über die Handgelenkbeugefalte fortgeführt, können Narbenkontrakturen auftreten. Wird der palmare Zugang zu weit medial (ulnar der FCR-Sehne) durchgeführt, sind häufig sekundäre Verwachsungen des N. medianus in der Narbe zu beobachten. Bei dem dorsalen Zugang verbleibt häufig eine Flexionseinschränkung des Handgelenks. Darüber hinaus kann wie bei allen Eingriffen an der oberen Extremität eine sympathische Reflexdystrophie auftreten.

Wichtig ist es, Begleitverletzungen der Radiusfraktur auszuschließen. So können artikuläre Frakturen mit karpalen Bandverletzungen einhergehen. Weitere Begleitverletzungen sind die Skaphoidfraktur, Handwurzelluxationen, Diskus triangularis Verletzungen oder die distale Ulnafraktur mit Instabilität im distalen radio-ulnaren Gelenk.

Nachbehandlung

Während eine K-Drahtosteosynthese eine sechswöchige Ruhigstellung erfordert, kann bei winkelstabiler Plattenosteosynthese mehrheitlich nach 2 Wochen Schienenruhigstellung funktionell nachbehandelt werden.

Eine gipsfreie Nachbehandlung nach palmarer winkelstabiler Plattenosteosynthese bei extraartikulären Extensionsfrakturen ist prinzipiell auch möglich, führt jedoch häufig zu deutlichen Schmerzen in dem mitverletzten distalen Radioulnargelenk. Ein Implantatversagen wird selten beobachtet, ebenso wie ein sekundäres Durchschneiden der distalen Schrauben.

Ergebnisse

Die überwiegende Mehrheit der Radiusfrakturen heilt ohne Funktionsdefizit aus. Bei Verwendung einer palmaren Plattenosteosynthese werden Strecksehnenrupturen (Überlänge der Schrauben), Rupturen der Beugesehnen insbesondere des langen Daumen- und Zeigefingerbeugers (distale Plattenlage) beobachtet. Bei inkorrekter Reposition der Gelenkfläche treten sekundäre radiokarpale Arthrosen auf. Der dorsale Zugang führt in einen relevanten Anteil zu einer Einschränkung der Flexion.

Wichtig ist die Überprüfung der Reposition und Stabilität im distalen Radioulnargelenk, da ansonsten Einschränkungen der Umwendebewegung und sekundäre Arthrosen auftreten. Bei Verwendung der K-Drahtfixation oder des Fixateur externe werden sekundäre Korrekturverluste beobachtet.

Literatur

Henry MH (2008) Distal radius fractures: current concepts. J Hand Surg Am, 33(7): 1215-27

Uzdil T, Winkel KH (2007) Distale Radiusfrakturen. Orthopädie und Unfallchirurgie up2date, 2: 1-20

6.2.7 Distale Ulna

Prinzip

Die überwiegende Anzahl der distalen Ulnafrakturen betrifft den distalen Anteil des Proc. styloideus ulnae und führen daher nicht zu eine radio ulnaren Instabilität. Läuft die Frakturlinie jedoch im Ulnakopf aus, so besteht ein kompletter knöcherner Abriss des fibrocartilaginären Komplexes von der Ulna, was eine Instabilität zur Folge hat.

Indikation

- Eine **Instabilität im distalen Radioulnargelenk** stellt eine Operationsindikation dar. Als radiologisches Zeichen findet sich häufig ein weit proximaler (basisnaher) Abriss des Proc. styloideus ulnae. Bei ausgeprägter Instabilität ist bereits auf dem präoperativen streng seitlichem Röntgenbild die Subluxation im DRUG zu erkennen. Die Instabilität wird nach durchgeführter Plattenosteosynthese des Radius unter dem Bildverstärker geprüft. Hierbei wird die anatomische Reposition der Ulnafraktur nach korrekter Versorgung (korrekte Länge) der Radiusfraktur überprüft. Ein Hinweis auf eine Instabilität stellt eine Persistenz der Dislokation des Proc. styloideus ulnae oder eine Subluxation des Ulnakopfes zur Fossa sigmoidea dar. Bei der Bewegungsprobe sollte ein Klickphänomen einhergehend mit einer dorsopalmaren Überbeweglichkeit im DRUG ausgeschlossen werden.
- Bei basisnahen Processus styloideus ulnae-Frakturen bietet sich die Schrauben- oder Zuggurtungsosteosynthese an.

Kommentar

Eine Instabilität des distalen Radioulnargelenks wird leicht übersehen, wenn am Ende der Osteosynthese des Radius diese nicht gezielt überprüft wird. Da die sekundäre Rekonstruktion technisch deutlich schwieriger ist und insgesamt schlechtere Ergebnisse als die primäre Stabilisierung aufweist, sollte eine Instabilität des distalen Radioulnargelenks immer gezielt ausgeschlossen oder entsprechend therapiert werden. Die Reposition der distalen Ulna setzt die korrekte Reposition der Radiusfraktur voraus.

Technik

- Längsinzision ulnar, leicht nach palmar versetzt.
- Vorsichtiges subkutanes Präparieren zum Schutz des N. ulnaris-Astes.
- Darstellung der Spitze des Processus styloideus ulnae und der Fraktur in Neutralstellung des Unterarms.
- Auffädeln des Styloids mit dem K-Draht einer kanülierten Kompressionsschraube und Vorbohren in die distale Ulna unter Reposition.
- Längenmessung und Einbringen einer kanülierten 2,0 mm Schraube
- Röntgenkontrolle und Bewegungsprobe insbesondere der Pro- und Supination.

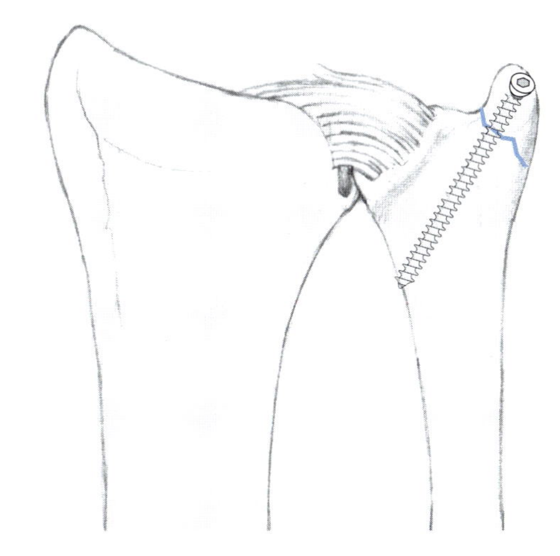

Komplikationen

Verletzung des Ramus superficialis des N. ulnaris können bei unvorsichtiger Präparation auftreten. Die Ausbildung einer Pseudarthrose stellt eine weitere Komplikation dar, welche jedoch nicht immer zu Beschwerden führen muss. Eine übersehene symptomatische Instabilität des distalen Radioulnargelenks bedarf der sekundären Rekonstruktion (s. Martini, Orthopädische Handchirurgie, Kap. »Bandplastik des distalen Radioulnargelenks«)

Nachbehandlung

Zur Sicherung der Osteosynthese sollte für 4-6 Wochen ein Unterarmgips mit Kondylenwangen (Zuckerzangen- oder Münstergips) angelegt werden, welcher bei erhaltener Flexions-Extensions-Bewegung im Ellenbogen eine Umwendung verhindert. Bei einer dorsalen Instabilität im distalen Radioulnargelenk sollte der Unterarm in Supinationsstellung fixiert werden. Alternativ kann eine Transfixation zwischen Ulna und Radius proximal des distalen Radioulnargelenks für 6 Wochen erfolgen.

Ergebnisse

Eine primär korrekt operierte Instabilität im distalen Radioulnargelenk heilt in der Regel mit einem guten funktionellen Ergebnis aus. Bei verbleibender Instabilität ist hingegen mit Einschränkungen der Umwendebewegung und Kraftverlust zu rechnen.

Literatur

Greenberg JA (2009) Reconstruction of the distal ulna: instability, impaction, impingement, and arthrosis. J Hand Surg Am, 34(2): 351-6

Martini, AK (2008) Orthopädische Handchirurgie –Manual für Klinik und Praxis. 2. Aufl. Steinkopff Verlag

Prommersberger KJ, van Schoonhoven J (2008) Störungen des distalen Radioulnargelenkes nach distaler Radiusfraktur. Unfallchirurg, 111(3): 173-84; quiz 185-6

Schmelzer-Schmied N, Wieloch P, Martini AK, Daecke W (2009) Comparison of external fixation, locking and non-locking palmar plating for unstable distal radius fractures in the elderly. Int Orthop, 33(3): 773-8

Trankle M, van Schoonhoven J, Krimmer H, Lanz U (2000) Indikation und Ergebnisse der Ulnaverkurzungsosteotomie bei ulnokarpalem Handgelenkschmerz. Unfallchirurg, 103(3): 197-202

6.3 Sekundäre Eingriffe

6.3.1 Korrekturosteotomie

Prinzip

In Fehlstellung verheilte Frakturen im Bereich der Hand können eine relevante Funktionseinschränkung zur Folge haben und darüber hinaus zu Sekundärarthrosen führen. Daher sollte die Korrekturosteotomie bei einer radiologisch in Fehlstellung durchbauten Fraktur in Erwägung gezogen werden.

Indikation

Die Indikation zur Korrekturosteotomie richtet sich nach der fehlstellungsbedingten Funktionseinschränkung. Typische Indikationen für eine Korrekturosteotomie sind:

- Rotationsfehlstellungen an Phalangen oder Mittelhandknochen.
- Verkürzungen >2 mm oder Verkippung >10° am Grundglied mit sekundärem Extensionsdefizit im PIP-Gelenk.
- Verkürzungen des Radius >5 mm oder sekundäres ulnares Impaktions Syndrom.
- Extensionsfehlstellung des distalen Radius mit sekundärer Fehlstellung im distalen Radioulnargelenk.
- Verbleib einer Gelenkstufe >2 mm.

Kommentar

Bei der Indikationsstellung einer Korrekturosteotomie sollte das Ausmaß der Fehlstellung, die technische Korrekturmöglichkeit mit der Funktionseinschränkung, den Beschwerden und Erwartungen des Patienten als auch dem Patientenalter abgewogen werden. Alternativ zur Korrekturosteotomie besteht nicht selten die Möglichkeit, durch ein weniger aufwendiges Verfahren die Funktion zu verbessern. So kann z.B. bei sekundärer Funktionsstörung im distalen Radioulnargelenk nach Radiusfraktur durch die Operation nach Sauvé-Kapandji (Segmentresektion der Ulna mit Fusion des distalen Radioulnargelenks, s. Martini, Orthopädische Handchirurgie, Kap. »OP nach Sauvé-Kapandji«) zuverlässig eine Schmerzreduktion und Funktionsverbesserung erreicht werden.

Technik

Die häufigste Korrekturosteotomie wird **am distalen Radius bei einer in Verkürzungs-, Extensionsfehlstellung verheilten Radiusfraktur** durchgeführt. Eine entsprechende Korrekturosteotomie am distalen Radius kann über einen dorsalen Zugang mit einer dorsalen Plattenosteosynthese versorgt werden. Der Vorteil liegt darin, dass hierbei die Korrektur mit Einbringung des Knochenblocks erleichtert ist und die Osteosynthese eine höhere Stabilität durch die sichere Fixierung der Länge durch die dorsale Plattenlage aufweist. Bei weniger ausgeprägter Fehlstellung ist eine Radiuskorrekturosteotomie jedoch auch mit einer winkelstabilen palmaren Platte in Analogie zur palmaren Versorgung einer Radiusfraktur technisch einfacher und daher der dorsalen Platte vorzuziehen.

- Dorsaler Zugang mit Eröffnung des 2. und 3. Strecksehnenfachs.

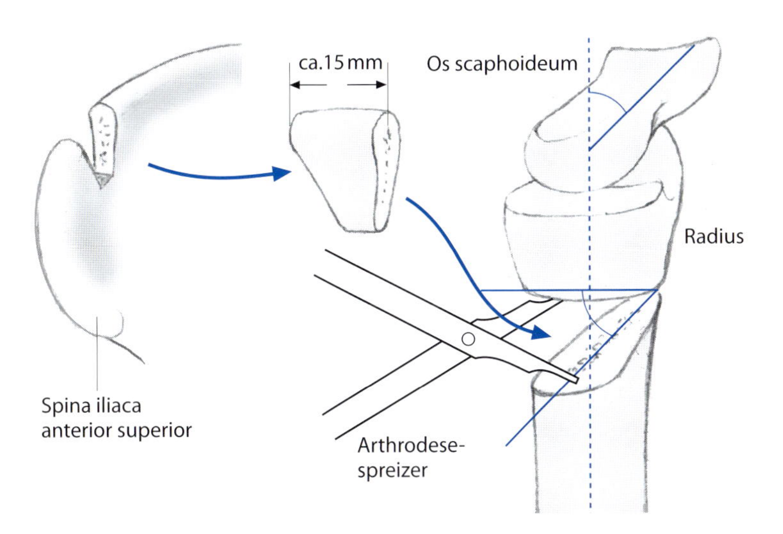

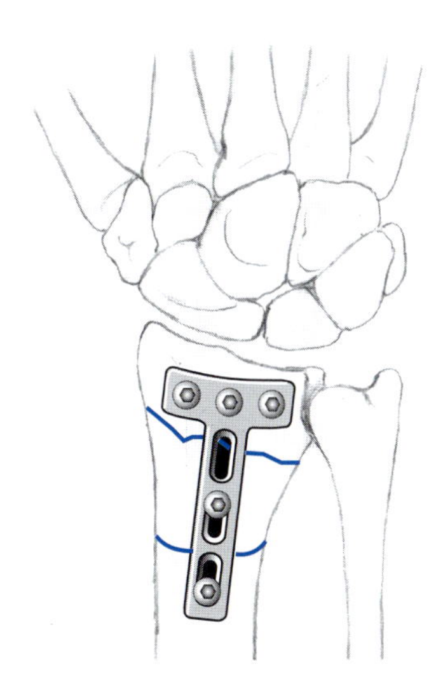

- Abtragung des Tuberculum listeri und Unterminierung des 1. und 4. Strecksehnenfachs.
- Vorbohren jeweils eines K-Drahtes parallel zur radialen Gelenkfläche und zur Markierung der Osteotomie.
- Überprüfung der Osteotomiehöhe, die Osteotomie darf nicht im distalen Radioulnargelenk auslaufen. Wichtig ist es, die Osteotomie parallel zur Radiusgelenkfläche durchzuführen.
- Eine Radiusfehlstellung kann zum Anteil auch eine Rotationskomponente aufweisen, die bei der Korrektur der Länge und Inklination mit berücksichtigt und korrigiert werden sollte.
- Zur Korrektur eines Rotationsfehlers hat sich das temporäre Einbringen von zwei zur Schaftachse orthograden K-Drähten als Rotationskontrolle bewährt.
- Osteotomie des Radius mit oszillierender Säge unter Schutz der Sehnen.
- Aufspreizen der Osteotomie mit dem AO-Spreizer und Einbolzen des Knochenblocks vom Beckenkamm, ggf. temporäre Fixierung mit einem K-Draht.
- Radiologische Kontrolle der Korrektur.
- Aufsetzen und Verschrauben der vorgebogenen Platte (10°-Inklination).
- Bedecken der Platte mit Weichteil (z.B. Retinakulumstreifen)
- Subkutanverlagerung der Extensor pollicis longus-Sehne und Naht des Retinaculum extensorum.
- Überprüfung der Handgelenksbeweglichkeit in allen Ebenen.

Komplikationen

Das Spektrum der Komplikationen nach einer Korrekturosteotomie an der Hand entspricht dem der primären Osteosynthese.

Nachbehandlung

Insbesondere bei dem dorsalen Zugang der Radiuskorrekturosteotomie sollte zur Verbesserung der Beweglichkeit eine frühe Beübung aus der Schiene heraus erfolgen. Das Tragen einer Unterarmschiene ist jedoch in der Regel für 4-6 Wochen notwendig. Die Nachbehandlung entspricht weitestgehend derer der primären Frakturversorgung.

Korrekturosteotomie Phalangen oder Mittelhandknochen

Die Korrekturosteotomie erfolgt in der Ebene der Fehlstellung, vergleichbar mit dem Vorgehen am Radius. Zur Fixierung wird in der Regel am Finger und am Mittelhandkopf eine Kondylenplatte, ansonsten eine reguläre Platte verwendet.

Ergebnisse

Die Ergebnisse der Korrekturosteotomie sind bei korrekter Indikationsstellung überwiegend gut. Insbesondere bei streckseitiger Plattenosteosynthese treten jedoch Einschränkungen der Flexion auf. Eine Karpaltunnelsymptomatik kann sich nach Korrekturosteotomie über den dorsalen Zugang allein durch die Korrektur der Angulation spontan zurückbilden.

Literatur

Freeland AE, Lindley SG (2006) Malunions of the finger metacarpals and phalanges. Hand Clin, 22(3): 341-55

Martini, AK (2008) Orthopädische Handchirurgie –Manual für Klinik und Praxis. 2. Aufl. Steinkopff Verlag

Prommersberger KJ, van Schoonhoven J (2007) Korrektureingriffe nach distaler Radiusfraktur. Unfallchirurg, 110(7): 617-27, quiz 628-9

6.3.2 Pseudarthrose

Prinzip

Eine inadäquate Ruhigstellung, eine prekäre Perfusion oder eine verminderte biologische Potenz (Rauchen, Alter) können neben weiteren Ursachen zur Ausbildung einer Pseudarthrose führen. Diese Risikofaktoren gelten insbesondere für Frakturen des Kahnbeins, aber auch an den Phalangen, Metakarpalia und am Radius treten Pseudarthrosen auf.

Indikation

- Eine radiologisch ausbleibende Knochenheilung über einen Zeitraum von mehr als 6 Monaten stellt in der Regel die Indikation für eine operative Pseudarthrosensanierung dar.
- Bei Auslockerung der Implantate kann eine operative Revision bereits zu einem früheren Zeitpunkt erfolgen.

Kommentar

Im Bereich der Handwurzelknochen führen Pseudarthrosen aufgrund der Instabilität des Karpus langfristig zu einer Handgelenkarthrose, sodass allein hierdurch die Indikation zur Sanierung gegeben ist. Die Verwendung von winkelstabilen Implantaten ohne Spongiosaplastik führt radiologisch häufiger zu einer verzögerten Durchbauung der Fraktur. Liegt jedoch in solchen Fällen keine Implantatlockerung vor, kann eine knöcherne Ausheilung auch über einen längeren Zeitraum von bis zu 1 Jahr abgewartet werden.

Technik

Da die Skaphoidpseudarthrose die häufigste Pseudarthrose im Bereich der Hand ist, wird deren operative Therapie dargestellt. Insbesondere bei Frakturen des proximalen Skaphoiddrittels sollte vor dem Eingriff MR-tomografisch eine Nekrose des proximalen Skaphoidpols ausgeschlossen werden. Im Fall einer Perfusionsstörung des proximalen Fragments sollte im Rahmen der Pseudarthrosensanierung ein gefäßgestieltes Knochentransplantat verwendet werden (s. Martini, Orthopädische Handchirurgie, Kap. »Gefäßgestielte Knochentransplantate«). In diesen Fällen bietet sich der dorsale Zugang mit Verwendung eines dorsalen gefäßgestielten Radiusspans an. Skaphoidpseudarthrosen im mittleren und distalen Drittel können in der Regel in Analogie zum offenen Zugang bei der Skapoidfraktur von palmar operiert werden.

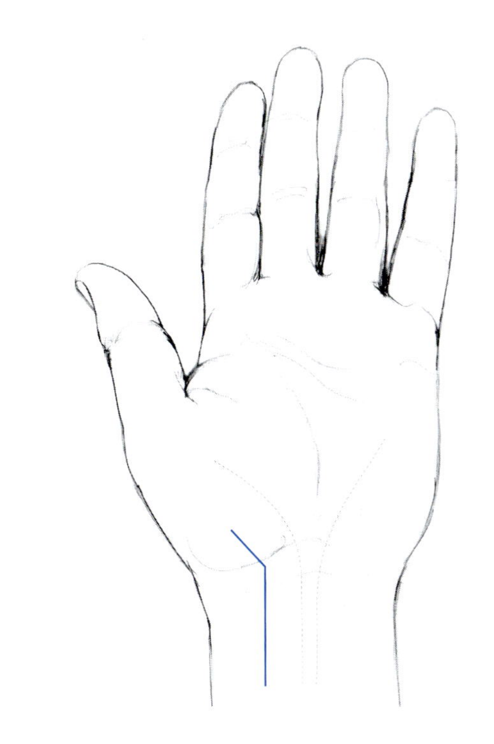

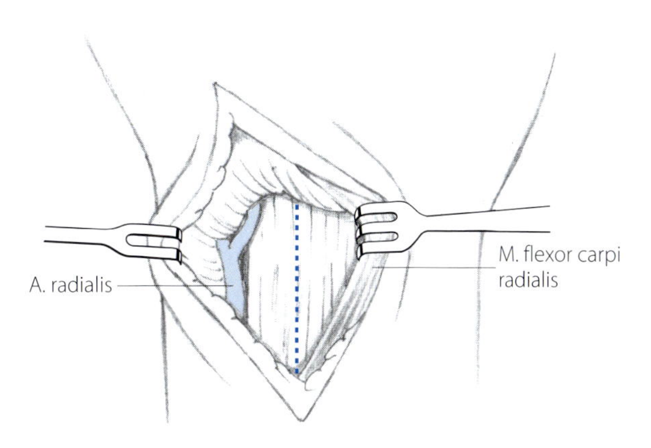

- Einzeichnen der Skaphoidachse in 2 Ebenen (a.p. und seitlich) auf der Haut mittels aufgelegtem K-Draht und Röntgenkontrolle.
- Das Handgelenk wird in maximaler Extensionsstellung über eine Hypomochleon (Rolle) gebracht.
- Angulierte Inzision zunächst entlang der Skaphoidachse vom proximalen Trapeziumrand bis zur Handgelenkbeugefalte, dann abgewinkelt weiter entlang des Unterarms ca. 1 cm nach proximal.

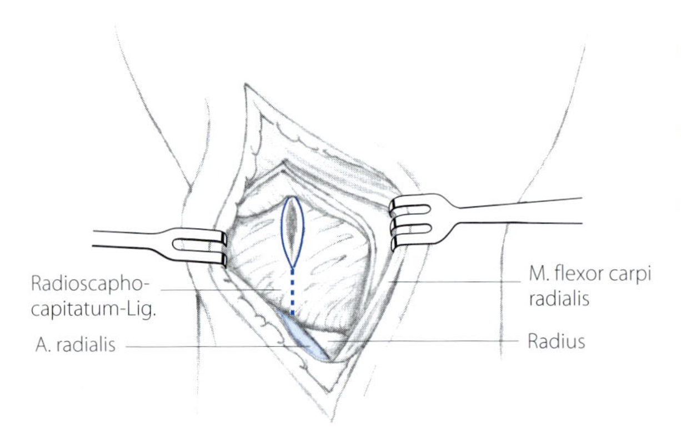

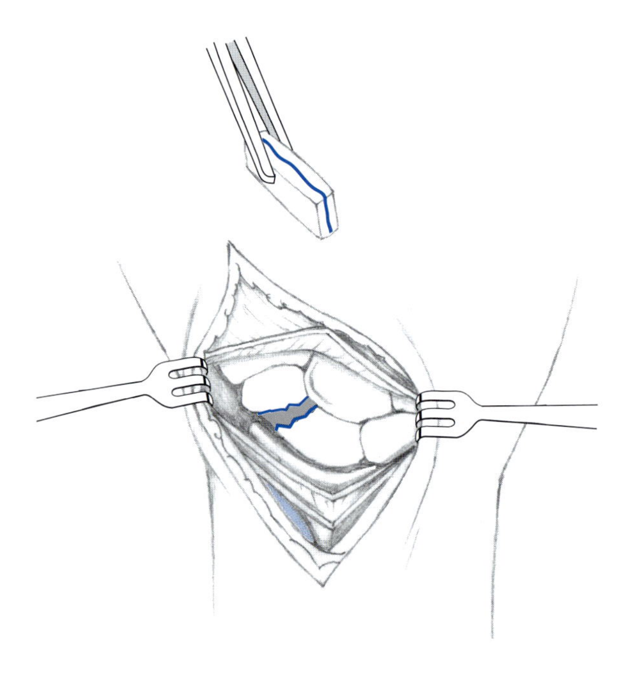

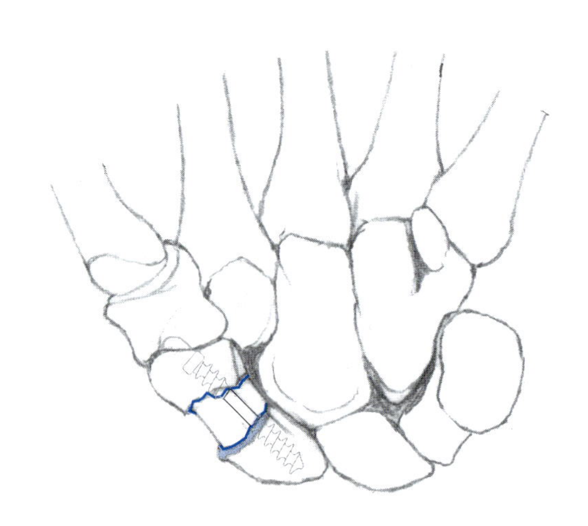

- Eröffnung der Sehnenscheide der Flexor carpi radialis-Sehne und ulnare Retraktion der Sehne.
- Ligatur des oberflächlichen Astes des A. radialis, wenn notwendig.
- Inzision der Gelenkkapsel entlang der Skaphoidachse von der Radiuskante bis zum proximalen Trapezium. Hierbei wird der Thenarmuskel geringfügig im Faserverlauf gespalten.
- Zur besseren Darstellung der Pseudarthrose ist ein Einkerben des radio-scapho-kapitalen Bandes häufig notwendig.
- Anteiliges Eröffnen des skapho-trapezialen Gelenks ohne komplette Destabilisierung der distalen Skaphoidverankerung.
- Darstellung und Reposition der Pseudarthrose und Anfrischen der Skerosezone mit dem Meißel oder einer Kugelfräse. Es ist hilfreich, die dorsale Kortikalis zur Orientierung der Rekonstruktion zu belassen.
- Entnahme des kortikospongiösen Spans am Becken. Die Verwendung einer Diamanthohlfräse zur Entnahme des Knochenblocks am Becken erleichtert die Entnahme deutlich.
- Einsetzen eines Knochenblocks in den Defektbereich, wobei die Länge des Skaphoids korrekt wieder eingestellt werden sollte (ggf. Vergleich mit Gegenseite). Zur Vermeidung einer Flexionsangulation im Skaphoid (humpback) muss der Knochenblock in der Regel einem Keil mit palmar gelegener Basis bei Belassen einer dünnen Kortikalisschicht entsprechen.
- Vorbohren des Führungsdrahts vom Tuberculum scaphoideum durch das Knochentransplantat in den proximalen Skaphoidpol. Damit der Eintrittspunkt tiefer im skapho-trapezialen Gelenk möglich ist und somit die Schraube nicht zu tangential palmar zu liegen kommt, kann mit dem Luer eine kleine »Schneise« für den Führungsdraht in das Trapezium geschaffen werden, wodurch die Platzierung des Drahtes deutlich erleichtert wird.
- Nach Einbringung und K-Drahtfixation des Knochenblocks sollte radiologisch eine Verkippung des Lunatums und die Dorsalverlagerung des Capitatums (DISI-Deformität) in der seitlichen Aufnahme als Zeichen einer insuffizienten Skaphoidlänge ausgeschlossen werden.
- Radiologische Kontrolle der Skaphoidrekonstruktion und Drahtlage in mehreren Ebenen.

- Verschraubung in Analogie zur Frakturversorgung.
- Naht des radio-scapho-kapitalen Bandes und der Gelenkkapsel.
- Hautnaht.

Komplikationen

Am Skaphoid ergeben sich die gleichen Komplikationen wie bei der Frakturversorgung. Bei der Pseudarthrosensanierung an den Phalangen sind aufgrund der Notwendigkeit zur Verwendung von Plattenosteosynthesen Weichteilverklebungen mit resultierender Bewegungseinschränkung häufig.

Nachbehandlung

Die Nachbehandlung entspricht weitestgehend derer der primären Frakturversorgung. Im Bereich der Phalangen und Mittelhand sollte die Osteosynthese eine übungsstabile gipsfreie Nachbehandlung ermöglichen.

Ergebnisse

Die operative Therapie der Skaphoidpseudarthrose führt in 80-90% zu einer knöchernen Ausheilung. Ein korrekte Rekonstruktion des Skaphoidlänge und Achse ist von Bedeutung um das Risiko einer sekundären Arthrose zu verhindern, die in 10-30% auftritt. Eine Pseudarthrose im Bereich des proximalen Skaphoidpols ist prognostisch als ungünstig einzustufen, insbesondere bei dem Hinweis auf eine Nekrose des proximalen Fragments.

Pseudarthrosen des übrigen Handskeletts haben in der Regel eine gute Prognose.

Literatur

Daecke W, Wieloch P, Vergetis P, Jung M, Martini AK (2005) Occurrence of carpal osteoarthritis after treatment of scaphoid nonunion with bone graft and herbert screw: a long-term follow-up study. J Hand Surg Am, 30(5): 923-31

Martini, AK (2008) Orthopädische Handchirurgie – Manual für Klinik und Praxis. 2. Aufl. Steinkopff Verlag

Therapie von Kapsel-Band-Verletzungen

7.1 Fingergelenkluxationen, -kapselverletzungen

Prinzip

Fingergelenkluxationen und -kapselverletzungen betreffen wesentlich häufiger die Fingermittelgelenke als die Grundgelenke. Rupturen der Seitenbänder und der Gelenkkapsel führen zu seitlicher Instabilität, während die Ruptur der palmaren Platte eine dorsale Luxation zur Folge haben kann. Bei allen Fingergelenkluxationen sollte der sofortige Repositionsversuch durch Längszug erfolgen.

Indikation

Die meisten Fingergelenkluxationen und -kapselverletzungen können konservativ behandelt werden. Seitenbandrupturen mit statischer Instabilität bedürfen hingegen der operativen Refixation. Kann eine dorsale Luxation im Mittel- oder Grundgelenk nicht geschlossen reponiert werden, ist in der Regel die palmare Platte in das Gelenk eingeschlagen, sodass die operative offene Reposition notwendig wird.

Kommentar

Besondere Aufmerksamkeit ist bei einer beugeseitigen Luxation der Mittelgliedbasis geboten. Bei dieser Verletzung reißt der Mittelzügel der Strecksehne von der Mittelgliedbasis ab. Da initial eine aktive Streckung durch den Reservestreckapparat (Seitzügel) noch möglich ist, wird die Schwere der Verletzung in der Regel nicht erkannt und eine nur schlecht therapierbare Knopflochdeformität des Fingers resultiert. Eine operative Refixation des Mittelzügels sollte daher initial erfolgen.

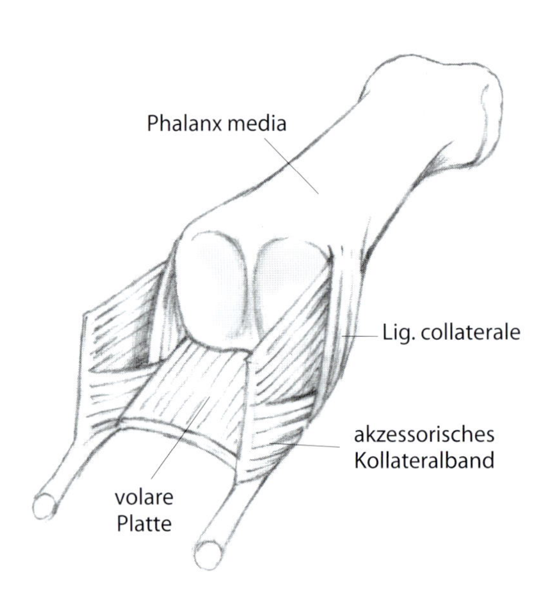

Technik

Offene Reposition des PIP-Gelenks bei eingeschlagener palmaren Platte

- Palmarer zick-zack-förmiger Hautschnitt (Bruner) vom Grund- bis zum Mittelglied.
- Darstellung der Sehnenscheide und der Ringbänder.
- Türflügelartiges Eröffnen der Sehnenscheide zwischen dem A2- und A4-Ringband und zur Seite Halten der Beugesehnen unter weitgehender Schonung der Vinculae.
- Unter Längszug kann die palmare Platte aus dem Gelenk herausgezogen werden.
- Refixation der palmaren Platte am Grundglied mit einzelnen transossären 4/0 Nylonnähten.
- Die Verwendung eines Knochenankers erleichtert die Refixation der palmaren Platte deutlich. Dies gilt auch für den Fall eines kleinen knöchernen Ausriss.
- Naht der Sehnenscheide mit 5-0 PDS-Faden.
- Hautverschluss.

Komplikationen

Eine persistierende Instabilität, aber auch eine Bewegungseinschränkung kann nach einer Luxation im Fingerbereich verbleiben.

Nachbehandlung

Sowohl die konservative als auch eine operative Therapie einer Luxation im Fingerbereich sollte funktionell nachbehandelt werden. Eine narbige Ausheilung der zerrissenen palmaren Platte kann bei einer streckseitigen Luxation des PIP-Gelenks zu einer Beugekontraktur führen, bei zu früher Extension kann hingegen eine Schwanenhalsdeformität resultieren. Daher wird eine frühzeitige Beübung des Fingers empfohlen. Hierbei hat sich die Verwendung einer »Achterschlinge« (»buddy splint«-Verband) bewährt. In besonderen Fällen kann auch eine Schienenanordnung mit Bewegungsblock (z.B. Vermeidung der Hyperextension) verwendet werden.

Alternative Verfahren

Als Alternative zur Refixation der palmaren Platte mit einem Kochenanker kann eine **Ausziehnaht nach Lengemann** verwendet werden. Hierbei wird der Faden transossär nach streckseitig durch das sehnenfreie Dreieck distal des Mittelzügelansatzes ausgeleitet und mit einer Kunststoffscheibe und der Bleikugel fixiert. Der Nachteil der Methode ist die Gefahr der Hautmazeration unterhalb der Kunststoffscheibe. Die Drahtentfernung der Lengemannnaht erfolgt nach 4 Wochen.

Ergebnisse

Eine verbleibende Bewegungseinschränkung im PIP kann nach Refixation der palmaren Platte verbleiben.

Literatur

Hintringer W, Leixnering M (1991) Knocherne oder ligamentare Verletzungen am Mittelgelenk und ihre Behandlung. Handchir Mikrochir Plast Chir, 23(2): 59-66

Rudolf KD (2008) Operationsindikation bei Verletzungen der palmaren Platte des Mittelgelenks. Orthopäde, 37(12): 1187-93

7.2 Daumengelenkluxationen, -kapselverletzungen (Skidaumen)

Prinzip

Naht bzw. Refixation des ausgerissenen ulnaren Seitenbands zur Wiederherstellung der ulnaren Stabilität des Daumengrundgelenks.

Indikation

- Die klinisch nachgewiesene Ruptur des ulnaren Seitenbands am Daumengrundgelenk mit einer Aufklappbarkeit >30° im Seitenvergleich stellt eine Operationsindikation dar.
- Liegt eine geringfügig vermehrte Aufklappbarkeit vor, kann eine Ruhigstellung im Handschuhgips mit Daumengrundgliedeinschluss für 3-4 Wochen erfolgen.

Kommentar

Bei einer vermehrten Aufklappbarkeit von über 30° geht man von einer **Stener-Läsion** aus, welche operativ behandelt werden muss. Bei dieser Verletzung ist das distal ausgerissene ulnare Seitenband an der Adduktoraponeurose nach proximal umgeschlagen. Hierdurch wird ein Wiederanwachsen des Seitenbands distal unmöglich und eine chronische Instabilität resultiert. Neben dem ulnaren Seitenband kann auch die palmare Gelenkkapsel zerrissen sein. Eine veraltete Ruptur bedarf einer Bandplastik (s. Martini, Orthopädische Handchirurgie Kap. »Ersatz des ulnaren Seitenbandes des Daumengrundgelenkes«).

Technik

- Längs verlaufender ulnar-konvexer Hautschnitt über dem Grundgelenk.
- Präparation auf die Aponeurose des M. adduktor pollicis unter Schonung des dorso-ulnaren Hautnervs.
- Die Adduktoraponeurose wird im distalen Anteil eingekerbt und die Ränder mit Fäden markiert.
- In der Regel kann jetzt der zurückgeschlagene, distal ausgerissene Anteil des ulnaren Seitenbandes identifiziert werden.
- Einsetzen eines kleinen Knochenankers palmar versetzt in die Daumengrundgliedbasis auf Höhe

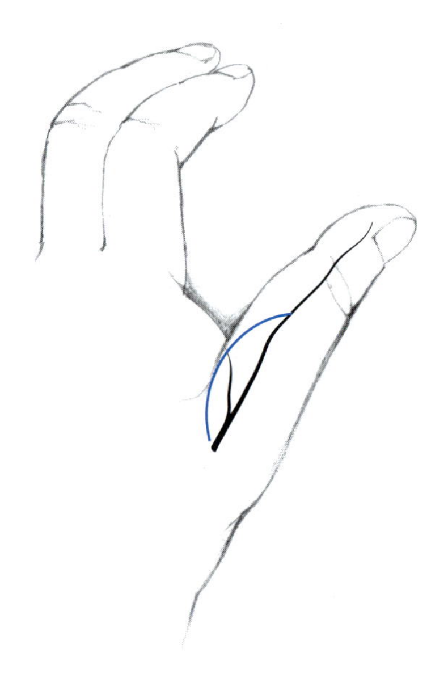

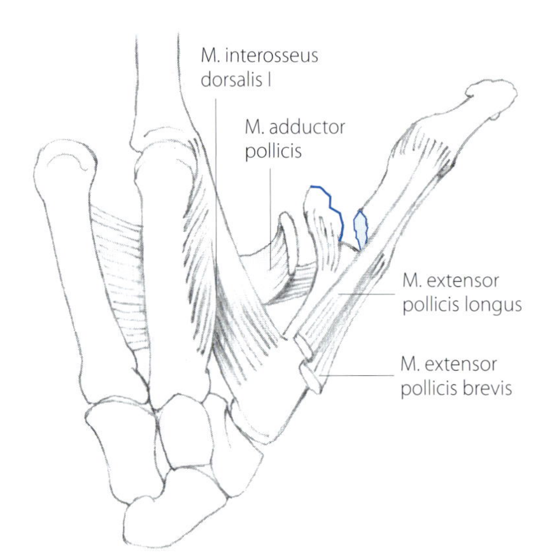

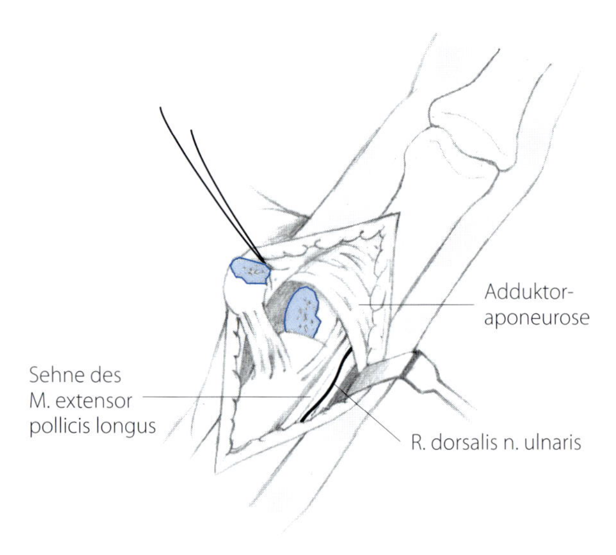

der ursprünglichen Bandinsertion und Refixation des Seitenbandes bei leichter Beugung und ulnarem Zuklappen im Grundgelenk.
- Die Verwendung eines Knochenankers erleichtert die Refixation des Seitenbandes deutlich. Dies gilt auch für den Fall eines kleinen knöchernen Ausriss.
- In seltenen Fällen kann das ulnare Seitenband proximal oder mittig gerissen sein. Die entsprechende Refixation oder Bandnaht ist dann erforderlich.
- Wenn notwendig, Naht der palmaren Gelenkkapsel.
- Überprüfen der Stabilität der Seitenbandnaht und der Grundgelenkbeweglichkeit.
- Naht der eingekerbten Adduktoraponeurose.
- Bewegungsprobe und Überprüfung der Stabilität.
- Hautnaht.

Komplikationen

Eine Beugehemmung im Grundgelenk kann durch eine zu dorsale Reinsertion des Seitenbands am Grundglied resultieren. Die Verletzung des dorsalen Hautnervs kann zu einer schmerzhaften Neurombildung führen.

Nachbehandlung

Ruhigstellung in einem Handschuhsoftcast mit Daumengrundgliedeinschluss für 4-6 Wochen.

Alternative Verfahren

Als Alternative zur Refixation des ulnaren Seitenbandes mit einem Knochenanker kann eine **Ausziehnaht nach Lengemann** verwendet werden. Hierbei wird der Faden transossär nach radial ausgeleitet und mit einer Kunststoffscheibe und der Bleikugel fixiert. Der Nachteil der Methode ist die Gefahr der Hautmazeration unterhalb der Kunststoffscheibe.

Ergebnisse

Nach Naht des ulnaren Seitenbandes verbleibt häufig eine endgradige Bewegungseinschränkung im Daumengrundgelenk, die insbesondere die Beugung betrifft. Hierfür verantwortlich ist insbesondere die Notwendigkeit der postoperativen Ruhigstellung.

Literatur

Goth D, Haussmann P (1979) Die operative Behandlung der ulnaren Seitenbandruptur des Daumengrundgelenkes. Handchirurgie, 11(1): 61-4

Martini, AK (2008) Orthopädische Handchirurgie –Manual für Klinik und Praxis. 2. Aufl. Steinkopff Verlag

7.3 Handwurzelluxationen, -kapselverletzungen

Prinzip

Luxationen des Karpus stellen schwerwiegende Verletzungen der Hand dar und bedürfen der raschen Reposition in Narkose. Da eine Zerreißung von wichtigen Bandstrukturen (SL- und LT-Band, extrinsische Bänder) immer vorhanden ist, bedarf eine Luxation des Karpus einer Bandrekonstruktion und temporären Transfixation.

7.3.1 SL-Bandruptur

Prinzip

Ein intaktes SL-Band ist für die Stabilität des Karpus Voraussetzung, da es ein Auseinanderweichen und Verkippen von Skaphoid und Lunatum verhindert. Die Folge der Zerreißung der proximalen, ligamentären Aufhängung des Skaphoids ist eine dorsale Subluxation des proximalen Kahnbeinpols einhergehend mit einer Flexionsfehlstellung des Skaphoids und einer Extensionsstellung des Lunatums (DISI-Deformität).

Indikation

Der radiologische Nachweis einer Aufweitung des SL-Spaltes >4 mm und einer Palmarverkippung des Skaphoids mit Siegelringzeichen weist nach entsprechender Verletzung auf eine akute SL-Bandruptur hin. In unklaren Fällen kann eine Kinematografie oder letztendlich die Handgelenkarthroskopie Aufschluss über das Ausmaß der SL-Bandläsion geben. Eine statische Deformität kann anhand der Aufweitung des SL-Spaltes, des Siegelringzeichens und des erhöhten skapho-lunären Winkels von >60° in der seitlichen Projektion leicht erkannt werden. Die wesentlich häufigere dynamische Instabilität kann hingegen nur diskrete Veränderungen aufweisen und daher leicht übersehen werden. Typisch für eine dynamische Instabilität ist, dass eine spontane Reponierbarkeit des Skaphoids durch eine ulnare Abduktion besteht.

Jede mechanisch relevante akute SL-Bandzerreißung mit statischer oder dynamischer Instabilität sollte operativ versorgt werden.

Der Zeitpunkt der Bandnaht sollte so früh wie möglich erfolgen, da nach 6-12 Wochen die Bandstümpfe zunehmend resorbiert werden und keine Naht mehr ermöglichen.

Kommentar

Die Ergebnisse der sekundären Versorgung einer skapholunären Dissoziation sind mäßig, weshalb der initialen Diagnostik und adäquaten Therapie eine große Bedeutung zukommt. Eine initial übersehene SL-Bandruptur führt nicht selten zu einer chronischen Instabilität des Handgelenks, die letztendlich in einer Handgelenkarthrose mündet (s. Martini, Orthopädische Handchirurgie, Kap. »Ersatz des SL-Bandes«).

Technik

- Dorsale leicht nach radial angulierte Inzision mit Scheitelpunkt über dem Tuberkulum listeri.
- Darstellung und Eröffnung des 3. Strecksehnenfachs.
- Kurze Längsinzision der proximalen Gelenkkapsel unter Schonung des dorsalen interkarpalen Bandes. Alternativ kann ein radial-basiger Kapsellappen entlang des Ligamentum radiolunatum und Ligamentum interkarpale dorsale nach radial zurückgeschlagen werden.
- Das in der Regel am Skaphoid ausgerissene SL-Band kann nun dargestellt werden.
- Einbringen von einem oder besser zwei Knochenankern in die Ausrissstelle.
- Nach exakter Reposition Transfixation des Skapoids an das Lunatum durch einen von radial-palmar eingebrachten 1,2 mm K-Draht.
- Wichtig ist es, vor dem Transfixieren die Palmarverkippung des Skaphoids und die Dorsalverkippung des Lunatums zu korrigieren; ggf. werden von dorsal in beide Knochen jeweils ein K-Draht als »joy stick« zur Reposition eingebracht.
- Teilweise führt das Vorbohren des transfixierenden K-Drahtes vom Skapoid in das Lunatum zu einer Aufweitung des SL-Spaltes. Zur Vermeidung kann ein schmaler Hohmannhaken ulnar neben das Lunatum als Widerlager eingesetzt werden.
- Transfixation des distalen Skaphoidanteils mit dem Kapitatum.
- Zum leichten Auffinden sollten die Drahtende aufeinander zugebogen werden.
- Subkutanes Versenken der Drähte.
- Radiologische Kontrolle der Reposition und Drahtlage.

- Naht des SL-Bandes an den Knochenanker.
- Zur Verstärkung des Bandes kann fakultativ ein Streifen des Ligamentum interkarpale auf das SL-Band aufgenäht werden (s. Martini, Orthopädische Handchirurgie »Kapsulodese«).
- Naht der Gelenkkapsel und des Retinaculums.
- Hautverschluss

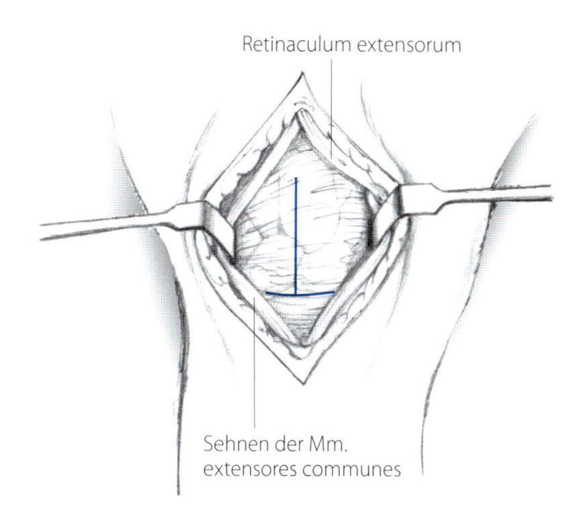

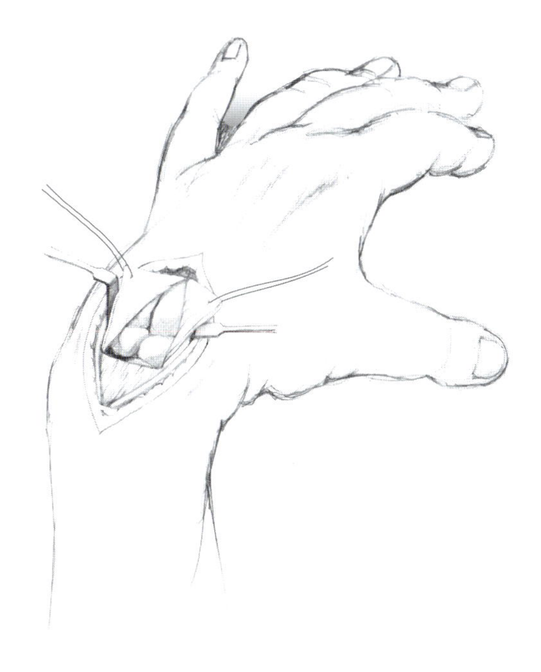

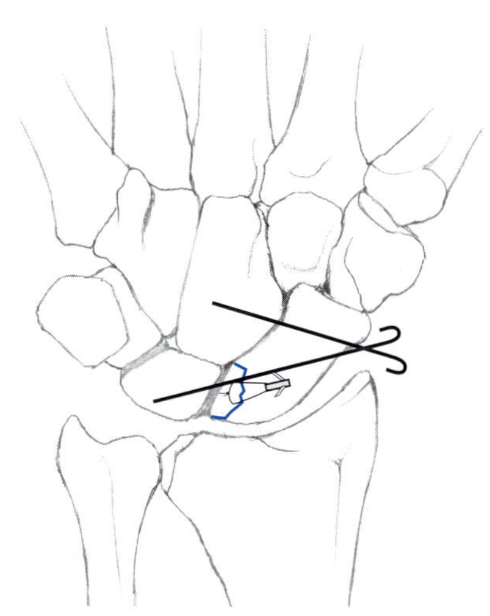

Alternative Verfahren

In akuten Fällen kann bei einer arthroskopisch gesicherten dynamischen Instabilität die Transfixation von Skaphoid und Lunatum sowie Skaphoid und Capitatum auch arthroskopisch gestützt perkutan erfolgen. Wichtig ist hierbei den Zug der Arthroskopieextension zu reduzieren, um keine Dehiszenz der Handwurzelknochen (z.B. mediokarpal) zu fixieren.

Findet sich intraoperativ keine ausreichender Stumpf des SL-Bandes, so muss eine Bandersatzoperation durchgeführt werden (s. Martini, Orthopädische Handchirurgie, Kap. »Ersatz des SL-Bandes«)

Komplikationen

Sowohl eine Bewegungseinschränkung als auch ein Fortbestehen der Instabilität kann verbleiben. Eine Lockerung der transfixierenden Drähte kann auftreten. Eine nicht seltene Komplikation ist eine Neurombildung des Ramus superficialis n. radialis. Zur Vermeidung der Nervenläsion sollten die K-Drähte erst nach Hautschnitt und Wundspreizung und nicht perkutan eingebracht werden. Aufgrund der langen Transfixationszeit sollten zur Vermeidung von K-Drahtinfektionen die Drähte subkutan versenkt werden.

Nachbehandlung

Die Transfixation ist für 8 Wochen notwendig, eine Gipsruhigstellung für 6 Wochen.

Ergebnisse

Bei früher Indikationsstellung und operativer SL-Bandnaht kann mehrheitlich die karpale Stabilität wieder hergestellt werden, wobei eine geringfügige SL-Spaltverbreiterung bleiben kann. Eine Verminderung der Handgelenkbeweglichkeit (Flexion) ist zu erwarten, insbesondere wenn der Eingriff mit einer Augmentation durch das Ligamentum intermetakarpale ergänzt wird. Die postoperative Patientenzufriedenheit liegt bei über 85%.

Literatur

Busse F, Felderhoff J, Krimmer H, Lanz U (2002) Die skapholunare Bandverletzung. Therapie durch dorsale Kapsulodese. Handchir Mikrochir Plast Chir, 34(3): 173-81

Martini, AK (2008) Orthopädische Handchirurgie –Manual für Klinik und Praxis. 2. Aufl. Steinkopff Verlag

Pomerance J (2006) Outcome after repair of the scapholunate interosseous ligament and dorsal capsulodesis for dynamic scapholunate instability due to trauma. J Hand Surg Am, 31(8): 1380-6

Nerven

8.1 Nervennaht

Prinzip

Wiederherstellung der Kontinuität eines verletzten peripheren Nervs (Neuroraphie) durch Approximation und Koaptation der Nervenenden.

Je nach Zeitpunkt der Versorgung wird unterschieden zwischen:

- primärer Naht, wenn die Operation zeitnah der Verletzung durchgeführt wird,
- verzögerter primärer Naht, einige Tage nach der Verletzung,
- frühsekundärer Naht, nach der Wundheilung, und
- spätsekundärer Versorgung, meist mittels Nerventransplantation.

Indikation

- Partielle oder totale Durchtrennung eines peripheren Nervs.
- Die Nervenverletzung kommt meist in Begleitung von Verletzungen weiterer anatomischer Strukturen wie Sehnen und Gefäße. Die globale Versorgung ist angezeigt, um die Rehabilitationszeit zu verkürzen. Voraussetzung für die Nervennaht ist die mikrochirurgische Erfahrung des Operateurs und das Vorhandensein entsprechender Instrumente.
- Kontraindikationen sind: schlechter Allgemeinzustand des Patienten, ausgedehnte und verschmutzte Wunden, schlechte Weichteildecke, schlechte Durchblutung des Wundbettes und schwere Quetschverletzungen, bei denen der Nervenzustand nicht richtig beurteilt werden kann.

Kommentar

Die mikrochirurgische Technik hat die Ergebnisse der Nervennaht deutlich verbessert. Hier gilt auch das atraumatische Vorgehen, um weniger Vernarbungen zu produzieren. Dies bedeutet, weniger Freilegen und weniger Fremdmaterial zu versenken.

Die primäre Nervennaht hat mehrere Vorteile:

- Die anatomischen Verhältnisse sind in der Regel übersichtlich,
- die Nervenenden liegen nah beieinander und können nach Überwindung der elastischen Retraktion leicht koaptiert werden und
- sie erspart dem Patienten einen zweiten Eingriff.

Sind die Voraussetzungen für den mikrochirurgischen Eingriff nicht vorhanden, so empfiehlt sich die sekundäre Versorgung. Je weniger Zeit verstreicht, desto besser sind die Ergebnisse. Ein mono- oder oligofaszulärer Nerv kann durch eine epineurale Naht mithilfe der Lupenbrille versorgt werden.

Für die Naht eines polifaszikulären Nervs ist die faszikuläre Koaptation unter OP-Mikroskop erforderlich. Wichtig ist eine genaue und spannungsfreie Koaptation der Nervenenden, um ein Einwachsen der aus dem zentralen Nervenstumpf aussprossenden Axone in die entsprechende Endneutralröhre des peripheren Nervenstumpfes zu gewährleisten.

Technik

- Plexusanästhesie und Oberarmblutleere.
- Erweiterung der Wunde und Freilegen der verletzten tief liegenden anatomischen Strukturen.
- Zunächst werden die Gefäße und Sehnen in mittlerer Beugestellung der benachbarten Gelenke versorgt.
- Die Nervenenden werden vorsichtig und sparsam freigelegt und mobilisiert, sodass eine Annäherung der Nervenenden ohne große Spannung möglich ist. Zur besseren Sicht wird eine Folie daruntergelegt.
- Eröffnung der Blutleere und Blutstillung. Die feinen blutenden Gefäße im Nervenstumpf werden vorsichtig koaguliert.

Perineurale Naht der oligofaszikulären Mittelhand- und Fingernerven

- Unter optischer Vergrößerung werden die Nervenenden betrachtet und beurteilt. Nur glatte und vitale Stümpfe werden miteinander vernäht. Die hervorquellenden endoneuralen Gewebeanteile werden mit der Mikroschere mit Wellenschliff abgetragen.
- Eine epineurale Naht 9/0 Nylon wird bei 6 Uhr angelegt. Die Approximation soll spannungsfrei erfolgen.
- Neue, hervorquellende, endoneurale Gewebeanteile werden wieder abgeschnitten.
- Weitere Einzelnähte; je nach Durchmesser des Nervs reichen in der Regel 3–4 Nähte aus.
- Die Nadel darf die Axone nicht verletzen.
- Die Nähte dürfen weder zu stramm noch zu locker sein, ein Spalt oder eine Verwerfung der Faszikel darf nicht entstehen.

Epiperineurale Naht der polyfaszikulären Nerven

- Das Epineurium wird einige Millimeter zurückpräpariert. Die hervorquellenden endoneuralen Gewebeanteile werden abgeschnitten.
- Zur Approximation der Nervenenden wird eine epineurale Naht mit 8/0 Nylonfaden bei 6 Uhr angelegt. Die im Epineurium längs verlaufenden Gefäße dienen der Orientierung, damit kein Verdrehen der Nervenenden gegeneinander entsteht.
- Inspektion der Faszikelanordnung in beiden Schnittflächen. Die korrespondierenden Faszikel bzw. Faszikelgruppen sollen miteinander koaptiert werden.
- Liegen im Nervenquerschnitt 4–5 Faszikel vor, wird mit dem Epineurium das oberflächlich gelegene Perineurium der randständigen Faszikel gefasst, um eine Verschiebung der Faszikel zu verhindern.

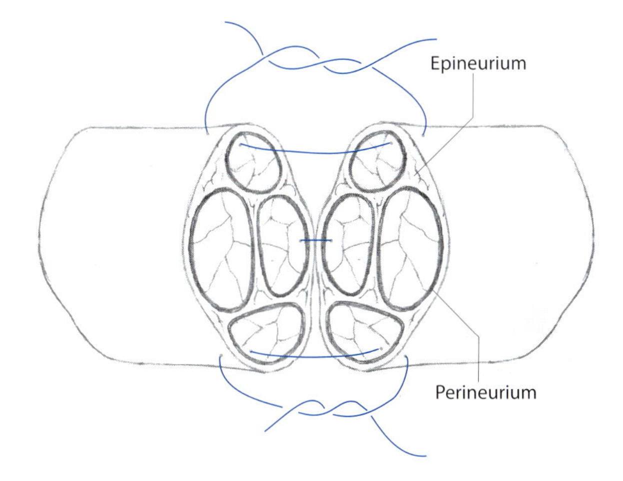

Epiperineurale faszikuläre Naht

- Nervenstramm mit mehreren gemischten sensiblen und motorischen Faszikeln bzw. Faszikelgruppen bedürfen einer exakten Koaption. Anlegen einer epineuralen Approximationsnaht bei 6 Uhr mittels 6/0 Nylonfaden.
- Das Epineurium wird zurückpräpariert und 3-4 mm reseziert. Große Faszikel oder Faszikelgruppen werden auf einer Strecke von wenigen Millimeter isoliert und mit den korrespondierenden Faszikeln mittels epiperineuraler Naht mit 10/0 Nylonfaden verbunden. 1-2 Nähte pro Faszikelgruppe sind in der Regel ausreichend.
- Versorgt werden erst die tiefer liegenden Faszikel, so wird von unten nach oben weiterverfahren.
- Naht des Epineuriums ist nicht erforderlich.
- Zur Sicherung der Nähte kann Fibrinkleber verwendet werden.
- Einlegen einer Silikondrainage und Wundverschluss.

Komplikationen

- Wird die Naht unter zu großer Spannung angelegt, droht entweder die Ruptur oder die Fibrose des Nervs und damit ein Wachstumsstopp der Axone.
- Bleibt eine Lücke zwischen den Nervenstümpfen, kann sich eine Narbe bilden, die das Weiterwachsen der Axone verhindert.
- Bei zu großer Freilegung der Nervenenden oder der Faszikel können komprimierende Narben entstehen.

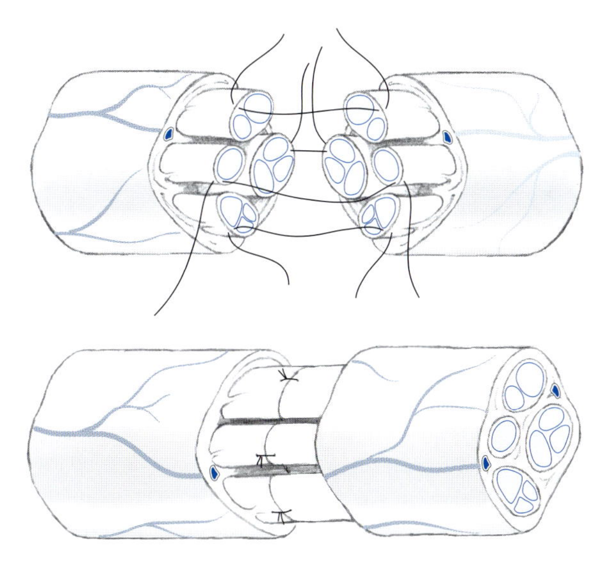

- Bei Verdrehen der Nervenenden entsteht eine fehlerhafte Koaptation. Das funktionelle Ergebnis bleibt bei gemischten Nerven aus.
- Ein Hämatom führt zur Vernarbung innerhalb oder außerhalb des Nervs.

Nachbehandlung

- Lockerer Kompressionsverband und dorsale Schiene in der Beugehaltung der benachbarten Gelenke wie bei der Operation. Nach 10 Tagen können die Gelenke langsam zunehmend gestreckt werden.
- Wurde die Approximation unter mäßiger Spannung bei gleichzeitiger Beugung der benachbarten Gelenke erreicht, muss die Ruhigstellung mindestens 3 Wochen aufrechterhalten werden.
- Wurden mit den Nerven auch die Beugesehnen versorgt, kann die dynamische Nachbehandlung für die Beugesehnen programmgemäß erfolgen.

Ergebnisse

Die Ergebnisse einer Nervennaht sind von vielen Faktoren abhängig:

- **Alter des Patienten**: je jünger der Patient desto besser die Prognose.
- **Art der Schädigung**: glatte Schnittwunden sind günstiger als Riss-/Quetschwunden.
- Je ausgedehnter die Gewebeschädigung, desto schlechter die Prognose.
- **Zeitabstand zwischen Verletzung und Versorgung**: Eine Resensibilisierung kann noch nach Jahren erwartet werden. Die Rückkehr der Motorik ist vom Zustand der betroffenen Muskeln abhängig.
- **Qualität der Versorgung und Erfahrung des Operateurs**: richtige Beurteilung der Nervenstümpfe, atraumatisches Vorgehen und richtige Koaptation der korrespondierenden Faszikel.

Die besten Ergebnisse werden bei der Versorgung des N. radialis erreicht, gefolgt vom N. medianus. Nach Naht des N. ulnaris ist die Prognose am schlechtesten.

Die Axone wachsen etwa 1 mm pro Tag. Die Rückkehr der Funktion dauert entsprechend der Strecke zwischen Nahtstelle und Erfolgsorgan. Das Fortschreiten der Resensibilisierung wird regelmäßig mittels Tinel-Hoffmann-Zeichen kontrolliert.

Laut Literatur ist mit der Resensibilisierung bei 60-70% der Fälle zu rechnen. Taktile Gnosis ist nur bei Kindern erreichbar. Die Motorik kann je nach Nerv und Lokalisation in 40-80% der Fälle wiederkehren.

Literatur

Fansa H, Keilhoff G (2003) Faktoren, die die Regeneration peripherer Nerven beeinflussen. Handchir Mikrochir Plast Chir 35: 72-82

Lundborg G (1988) Nerve Injury and Repair. Churchill Livingstone Edingburgh London Melbourne New York

Millesi H (1992) Chirurgie der peripheren Nerven. Urban & Schwarzenberg München Wien Baltimore

8.2 Nerventransplantation

Prinzip

Überbrückung von Nervendefekt durch ein Transplantat. Die günstigsten Ergebnisse können bei autogener Transplantation erwartet werden.

Bei längeren Defekten ist es empfehlenswert, ein vaskularisiertes Transplantat zu verwenden, da bei einfachen zu langen Transplantaten die Gefahr der Nekrose und Fibrorisierung relativ groß ist. Konservierte allogene und exogene Implantate verursachen keine immunologische Reaktion. Sie werden durch neuromatische Neurotisation mit Axonen auf einer kurzen Strecke durchwachsen. In der letzten Zeit werden Tuben als Bindegewebsgerüst mit durch Zellkultur gewonnenen Schwann-Zellen angereichert eingesetzt.

Indikation

- Defektverletzung eines Nervs.
- Sekundäre Versorgung eines verletzten Nervs. Bei älteren Verletzungen entsteht am proximalen Stumpfende ein Neurom und am distalen Stumpf Degeneration und Vernarbung. Diese Nervenanteile müssen reseziert werden, dazu kommt die fibröse Retraktion der Nervenenden.
- Nach Versagen einer primären Nervennaht. Die Nahtstellen mit dem Neurom und den narbig veränderten Anteilen müssen reseziert werden.
- Nach Resektion eines Nerventumors.
- Nach Resektion einer degenerierten Nervenstrecke, wie z.B. bei extrem langer Zeit bestehender Kompression.

Die Voraussetzungen sind:
Neben der Beherrschung der Mikrochirurgie sind ein gut durchblutetes Empfängerlager und eine einwandfreie Hautdecke erforderlich.

Kommentar

Bei Defektüberbrückung eines polyfaszikulären Nervenstammes empfiehlt es sich die Operation von 2 Teams vorzunehmen, um Zeit zu sparen. Je proximaler die Verletzung und je länger der Defekt, umso schwerer die Transplantation und umso schlechter die Prognose.

Die Faszikelanordnung ändert sich im Verlauf, sodass es kaum möglich ist, immer korrespondierende Faszikel miteinander zu verbinden. Außerdem ist der distale Nervenstumpf oft atrophisch und dünn im Verhältnis zum proximalen. Erfolgt die Operation, nachdem trophische Störungen und Muskelatrophien aufgetreten sind, so sind die Erfolgschancen relativ gering.

Technik

- Vollnarkose und Oberarmblutleere.
- Großzügige Hautinzision, um den betroffenen Nerv in gesunden Abschnitten aufsuchen zu können.
- Beide Nervenstümpfe werden vom Gesunden aus zur Verletzungsstelle freigelegt.
- Neurom und narbig veränderte Anteile werden reseziert, bis eine einwandfreie Schicht erreicht wird. Dies ist am weichen Epineurium, deutlichen Faszikelstrukturen und Hervorquellen der endoneuralen Substanz erkennbar (optische Vergrößerung!).
- Eröffnung der Blutleere und Blutstillung. Messen der Defektstrecke.
- Transplantatentnahme abhängig von Länge und Dicke des benötigten Transplantates: Das Transplantat muss länger als der Defekt sein.

Mono- oder oligofaszikulären Nerven der Mittelhand und Finger

- Zur Überbrückung einer kurzen Strecke kann der **N. interosseus posterior** entnommen werden. Längsschnitt dorsalseitig des distalen Unterarmes, Spaltung der Unterarmfaszie und Zur-Seite-Halten der Strecksehnen. Auf der Membrana interossea wird der Nerv dargestellt und von den begleitenden Gefäßen isoliert. Ein 3-4 cm langes Transplantat kann problemlos entnommen werden.
- Der **N. cutaneus antibrachii medialis** kann auf der Innenseite des Oberarmes lateral der V. basilica von einem Querschnitt freigelegt und mit einem Gummibändchen angeschlungen werden. Weiteres Freipräparieren nach proximal und distal. Am Oberarm ist die Entnahme eines ca. 20 cm langen Transplantates von mehreren Querinzisionen möglich.
- Am Unterarm können relativ dünne Transplantate aus dem **R. ulnaris oder anterior** von ca. 8 cm gewonnen werden.
- Die Nerventransplantate werden nach Abtragen des herausquellenden Endoneuriums durch 3-mal epineuralen Nähten mit 10/0 Nylon mit den Nervenstümpfen vernäht. Die Transplantation erfolgt bei gestreckten Gelenken spannungsfrei.

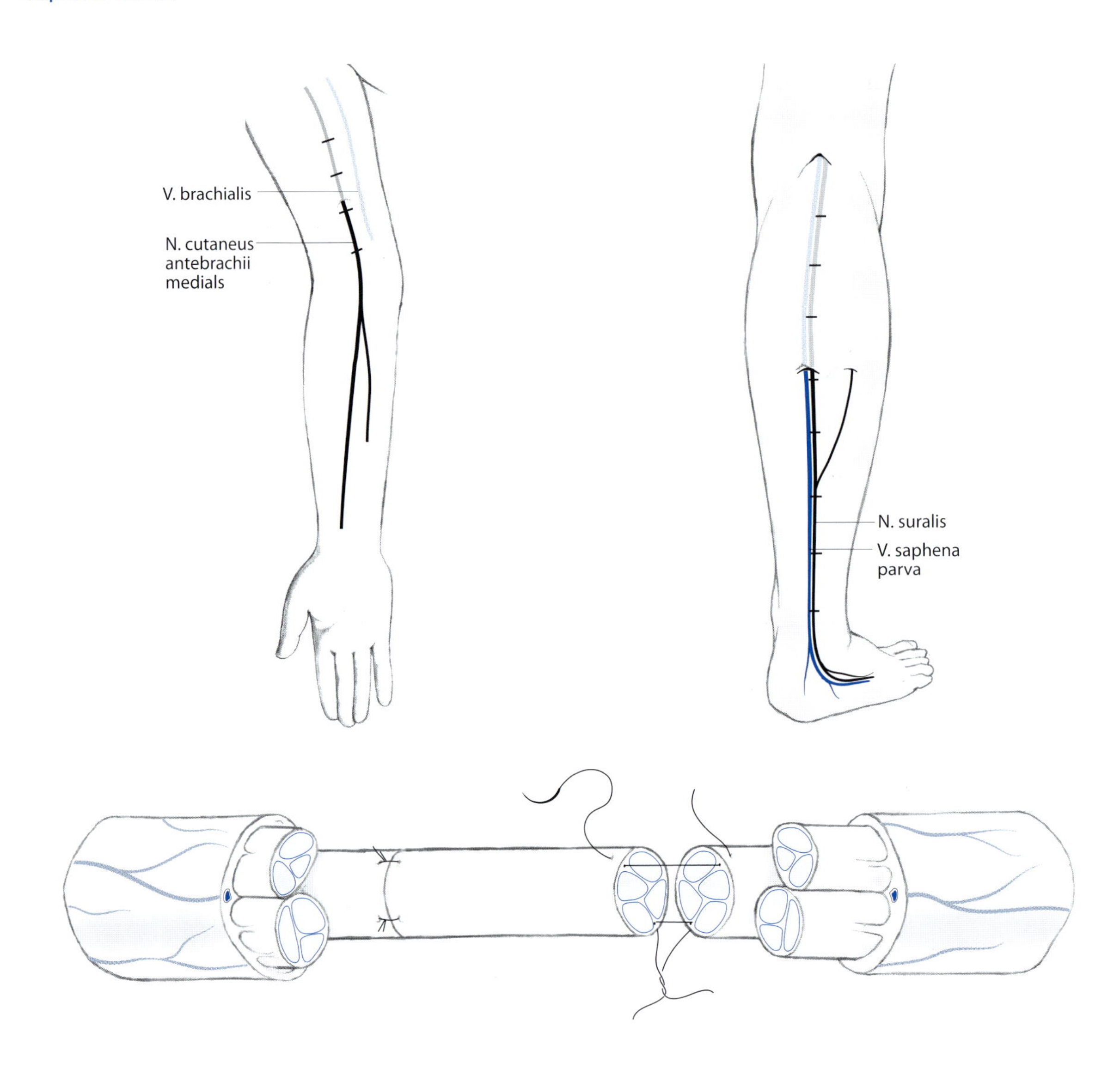

Polyfaszikuläre Nerven

Bei polyfaszikulären Nerven müssen mehrere Transplantate eingesetzt werden, um den gesamten Nervenquerschnitt zu überbrücken. Beim N. medianus sind im Allgemeinen 4-5 und beim N. ulnaris 3-4 N. suralis-Interponate notwendig.

Entnahme N. suralis

- Seitenlage und Oberschenkelblutleere.
- Querinzision zwischen Achillessehne und Außenknöchel.
- Neben der V. saphena parva wird der ca. 3 mm dicke N. suralis freigelegt, angeschlungen und nach proximal mobilisiert, weitere Inzisionen alle 4-5 cm zentralwärts. Der Nerv zieht zur Mitte der Wade, verläuft unterhalb der Unterschenkelfaszie bis zur Kniekehle. Durchtrennung des Nervs distal, schrittweise Mobilisation und Herausziehen bis zur Kniekehle. Der Nerv darf nicht durch zu starkes Ziehen oder durch Auffasern der Faszikel beschädigt werden.
- Während der Transplantatentnahme werden die Nervenstümpfe vorbereitet: Das Epineurium wird einige Millimeter reseziert. Zusammenhängende Faszikelgruppen, deren Durchmesser etwa dem des Transplantates entsprechen, werden isoliert und stufenförmig angefrischt. Nach Resektion des herausquellenden Endoneuriums werden die Transplantate mit den Faszikelgruppen jeweils mit 2-3 Epiperineuralnähten mit 10% Nylon vernäht.
- Um Zeit zu gewinnen, wird das erste tiefer gelegene Transplantat wie oben beschrieben ver-

ankert, die restlichen Transplantate daraufgelegt und mit Fibrinkleber mit den Nervenstümpfen koaptiert.
  - Wegen einer möglichen Schrumpfung sollte das Transplantat erst am Nervenstumpf fixiert und dann in der richtigen Länge abgeschnitten werden, damit das Transplantat spannungsfrei bleibt.
  - Die Transplantation erfolgt ohne Blutleere. Eine Redon-Drainage ist nicht erforderlich, eine oder mehrere Silikondrainagen reichen aus.

Komplikationen

- Die weiterwachsenden Axone müssen zwei Nahtstellen überwinden – mit der Gefahr der Blockade durch Narbenbildung.
- Bei langen Transplantaten besteht die Gefahr der Fibrose und dadurch eines Wachstumsstopps der Axone. Bei mangelhafter Nervenregeneration sollte das Transplantat revidiert werden. Eine Neurolyse oder Teilresektion mit erneuter Transplantation kann das Ergebnis verbessern.
- Bei gemischten Nerven und größeren Defekten können die korrespondierenden Faszikel nicht immer miteinander verbunden werden.

Nachbehandlung

- Leichter Kompressionsverband und dorsale Unterarmschiene in Mittelstellung der Gelenke für 10 Tage. Bei gleichzeitiger Rekonstruktion der Beugesehnen richtet sich die Mobilisation nach diesen Strukturen.
- Die Regeneration wird mittels Tinel-Hoffmann-Zeichen kontrolliert.
- Die Versuche, aktive Bewegungen der gelähmten Muskulatur durchzuführen, sollen die Regeneration fördern. Sobald die Motorik wiederkehrt, wird mithilfe einer regelmäßigen Übungstherapie die Muskulatur gekräftigt.
- Dynamische oder statische Schienen, wie z.B. Radialislähmungs-, oder Opponensschienen, verbessern die Gebrauchsfähigkeit der Hand. Die Elektrotherapie dient in erster Linie dazu, die Degeneration der gelähmten Muskulatur zu lindern.

Ergebnisse

Die Ergebnisse der Nerventransplantation sind in der Regel schlechter als die der Nervennaht, dabei spielen neben den zuvor erwähnten Faktoren die Länge des Transplantats und der zeitliche Abstand zwischen Verletzung und Transplantation eine große Rolle.

Alternative Technik

- Bei kurzen Defekten insbesondere im Mittelhand- und Fingerbereich können Nerventuben implantiert werden. Die sog. Conduits sind relativ teuer und die Regeneration ist nicht sicher. Zahlreiche Versuche sind im Gange, um das Weiterwachsen der Axone zu verbessern. Venen oder lyophylisierte homologe Nerventransplantate wurden mit mehr oder weniger Erfolg eingesetzt.
- Bei polyfaszikulären Nerven kann eine Kabeltransplantation nach Narakas durchgeführt werden. Die Nerventransplantate werden zurechtgeschnitten und die Enden als Bündel mit Fibrinkleber zusammengeführt, um eine Fläche zu bilden, die der Stumpffläche entspricht. Dieses Vorgehen erleichtert die Koaptation.
- Bei veralteten Fällen mit motorischen Ausfällen empfiehlt es sich zusätzlich zur Nerventransplantation gleichzeitig eine motorische Ersatzoperation vorzunehmen (► Martini, Orthopädische Handchirurgie). Dadurch kann die Rehabilitationsphase deutlich verkürzt werden. Außerdem ist mit der Rückkehr der Motorik nach so langer Zeit kaum zu rechnen.

Literatur

Alluin O et al (2009) Fuctional recovery after peripheral nerve injury and implantation of a collagen guide. Biomaterials 30: 363–373

Kalbermatten DF et al (2008) Fibrinmatrix erhöht Adhärenz von regenerativen peripheren Nervenzellen. Hanchir Mikrochir Plat Chir 40: 75–80

Kalbermatten DF et al (2008) Schwann cell strip for peripheral nerve repair. J Hand Surg Eur Vol 33: 587–594

Kanaya F (2002) Mixed nerve suture facilitated by enzyme-stainig techniques. Techniques Hand and Upper Extremity Surg 6: 140–144

Lohmeyer J et al (2007) Überbrückung peripherer Nervendefekte durch den Einsatz von Nervenröhrechen. Chirurg 78: 142–147

Lundborg G (2004) Alternatives to autologous nerve grafts. Handchir Mikrochir Plast Chir 36: 1-7

Lundborg G (2004) Tubular repair of the median or ulnar nerve in the human forearm: A 5 – year folo-up J. Hand Surg 29 B: 100-107

Martini, AK (2008) Orthopädische Handchirurgie –Manual für Klinik und Praxis. 2. Aufl. Steinkopff Verlag

8.3 Neurolyse

Prinzip

Unter einer **äußeren Neurolyse** ist die Befreiung eines Nervenabschnittes von dem umgebenden komprimierenden Narbengewebe zu verstehen. Nach der Lösung des Nervens bleibt dieser als eine Einheit intakt, zeigt sich als Epineurium fibrös und narbig verändert, dieses wird teilreseziert zur Druckentlastung der Faszikel (**innere Neurolyse**). Keine Skelettierung der einzelnen Faszikel!

Beim Vorliegen eines Neuroms in Kontinuität nach Teildurchtrennung wird das Neurom reseziert und der Defekt mittels Nerventransplantat überbrückt.

Indikation

- Bei ausgedehnter Verletzung mit nachfolgender Vernarbung. Der Nerv kann un- oder teilverletzt sein.
- Nach Nervennaht oder Transplantation, wenn die Regeneration ausbleibt.

Kommentar

Die Neurolyse sollte rechtzeitig erfolgen. Langes Warten führt zu ausgedehnter Degeneration des Nervs und der Erfolgsorgane, die Erfolgschance verringert sich. Die Operation muss unter optischer Vergrößerung vorgenommen werden, um das Perineurium und die Nervenfasern schonen zu können.

Zeigt sich die Verletzungsstelle massiv vernarbt und die Faszikelstruktur nicht identifizierbar, empfehlen sich die Resektion der betroffenen Strecke im Gesunden und die sekundäre Naht oder Nerventransplantation. Danach verschlechtert sich der klinische Befund, eine vorhandene Restfunktion geht vorübergehend verloren.

Technik

- Plexusanästhesie und Oberarmblutleere:
- Großzügige Hautinzision.
- Der Nerv wird von den gesunden Seiten zur Verletzungsstelle hin freigelegt und mobilisiert. Das Narbengewebe wird reseziert, das Epineurium bleibt erhalten.
- Findet sich eine umschriebene Einengung durch Fibrose und Schrumpfung des Epineuriums, wird das Epineurium unter dem Mikroskop längs gespalten, zirkulär von epifaszikulären Nervenstrukturen abgelöst und teilweise reseziert.
- Die Faszikel können optisch betrachtet und beurteilt werden. Sie müssen geschmeidig und vital erscheinen. Kein Skelettieren der Faszikel!
- Eröffnung der Blutleere und exakte Blutstillung, Drainage und Wundverschluss.

Komplikationen

- Eine ausgedehnte intrafaszikuläre Neurolyse induziert eine neue Fibrose.
- Weitstreckige Neurolyse insbesondere mit Epineurektomie zerstört die Blutversorgung des Nervens und führt zur Nekrose.
- Verletzung der Faszikel führt zur Neurombildung.

Nachbehandlung

Leichter Kompressionsverband. Eine Ruhigstellung ist nicht erforderlich.

Ergebnisse

Die Ergebnisse sind vom Zustand der Nervenfaszikel und vom atraumatischen Vorgehen abhängig.

Aspekte der Begleit – und Nachbehandlung von Verletzungen der Hand

9.1 Prinzip

Eine handtherapeutische Intervention kann bei allen Diagnosen von Schädigungen an den anatomischen Strukturen der Knochen, Sehnen, Muskeln, Bandstrukturen, Gelenke, Nerven, Gefäße oder des Hautmantels erforderlich werden und es ist selbstverständlich, dass angrenzende Gelenke wie Ellbogen, Schulter, Schultergürtel und Wirbelsäule auf die Gesamtverletzung Auswirkung haben können. Dieses setzt die Kenntnis der Biomechanik, der funktionellen Anatomie, der Pathophysiologie, konservativer und operativer Verfahren sowie eine professionelle Einschätzung des Zeitpunktes der Behandlungsmaßnahme, die exakte Evaluation und adäquate Auswahl der Methoden voraus, die im Behandlungsprozess durchaus parallel erforderlich werden können.

9.2 Methoden der Handtherapie

9.2.1 Evaluation

Die Ersterfassung gilt als richtungsweisendes Element der Behandlungsplanung und ist durch erneute Befundung zwischen einzelnen Behandlungsserien empfehlenswert, um die Effektivität der Maßnahmen zu dokumentieren.

Grundsätzlich wird zwischen subjektiven und objektiven Verfahren unterschieden und es ist ratsam, dem internationalen Standard aufmerksam zu folgen.

Die meisten Befunderhebungen erfolgen in einem standardisierten Schema wie zum Beispiel Cyriax oder Maitland. Folgende Untersuchungen können erforderlich werden:

- Die **Anamnese**, die sich in Familien- und Eigenanamnese sowie jetzigem Krankheitsverlauf, bzw. Unfallhergang aufgliedert.
- Die **symptomatische Begutachtung** der betroffenen Strukturen sowie des umliegenden Gewebes hinsichtlich Durchblutung, Wundheilung oder Ödem (verifiziert durch die Volumenmessung)
- **Inspektion** und **Palpation**
- **Aktive und passive Messung** der Gelenkbeweglichkeit und Überprüfung der Funktion angrenzender Gelenke
- **Feststellung möglicher Greifformen und Gebrauchsbewegungen**
- **Untersuchung der Sensibilität** (Semmes-Weinstein-Monofilamente, 2-Punkte-Diskriminierung)
- **Einschätzung der Schmerzempfindung** durch die visuelle Analogskala
- **Handfunktionstests** zur Überprüfung von Geschicklichkeit, Koordination und Schnelligkeit
- **Messung der Kraft** im Faustschluss- und Spitzgriff (■ Abb. 9.1)
- **Muskeltestverfahren**
- **Abklärung der Einschränkungen bei den Aktivitäten des täglichen Lebens**, inklusive Hobby und Freizeit
- **Abklärung der beruflichen Situation**, Anforderungsprofil und Status
- **Zielsetzung des Patienten**

Zum Abschluss einer jeden Evaluation sollte eine Formulierung der Nah- und Fernziele erfolgen, wobei die gesetzten Ziele für Patient und Therapeut erreichbar sein müssen.

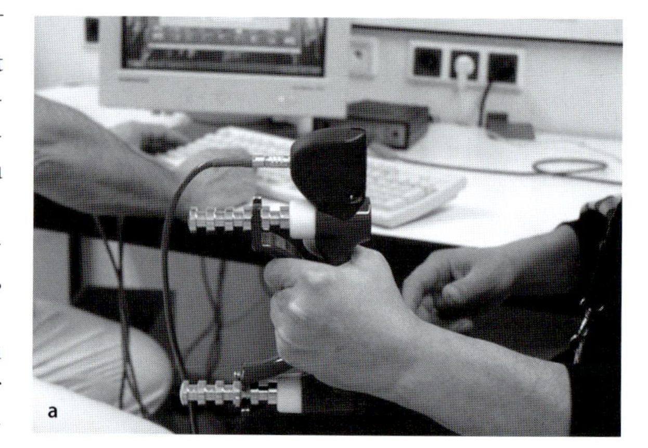

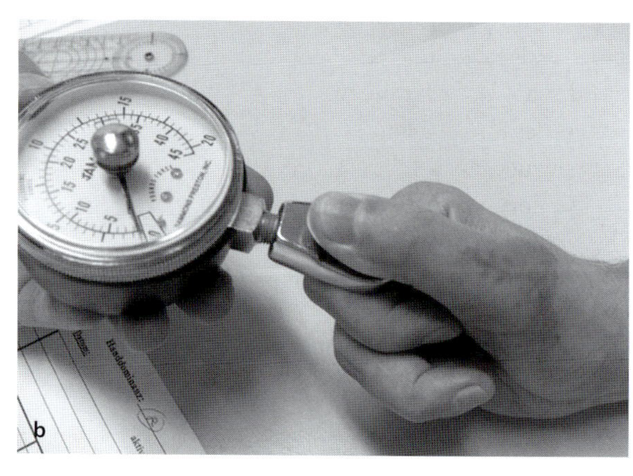

■ **Abb. 9.1** Messung der Kraft. **a** Im Faustschluss. **b** Im Lateralgriff

9.2.2 Schienenbehandlung

Funktionen/Aufgaben der Schienen:
- Lagern/ Immobilisieren
- Korrigieren (z.B. Antiulnadeviationsspange)
- Funktion ermöglichen (Radialisersatzschiene, Opponensschiene, Schwanenhalsring)
- Frühmobilisation (z.B. nach Beugesehnennaht, gängige Bezeichnung Kleinert- oder Washingtonschiene)
- Dehnen/Redressieren (dynamische Schienen)

Aus diesem sehr umfassenden Aufgabenbereich werden exemplarisch einige Beispiele dargestellt:

Die Gruppe der **frühfunktionellen Schienen** umfasst solche, die sich unmittelbar an eine operative Intervention anschließen, wie die dynamische Traktion bei gelenknahen Frakturen oder die Schienenversorgung nach Beuge- oder Strecksehnenverletzungen.

Die hohe Elastizität der Thermoplasten ermöglicht bei Zone II-Verletzungen die sehnenentlastende Flexionsstellung von jeweils 40° im Handgelenk und in den Grundgelenken. Von dieser Stellung weicht man nur bei Zone IV/V-Verletzungen ab, um die zu erwartenden peritendinösen Verwachsungen nicht zu begünstigen. Die aus Nylonschnur und Gummibändern bestehenden Zugsysteme und die palmare Umleitung durch das Öhr einer Sicherheitsnadel garantieren die differenziale Gleitbewegung der Sehnen gegeneinander. Beobachteten Nagelbettveränderungen oder -reizungen wird durch Unterbrechung des Dauerzuges mithilfe eines Nachtlagerungsteiles entgegengewirkt, das gleichzeitig die physiotherapeutisch durchgeführten Dehntechniken unterstützt. Der Patient wird angehalten, 10-mal pro wacher Stunde aktive Extensionsübungen unter passiver Rückholung des Gummibandsystemes durchzuführen – das Durchbewegen der betroffenen Finger sowie des Handgelenkes unter Berücksichtigung des Sehnenzuges bleibt der Therapie vorbehalten.

Analog zu der beschriebenen Vorgehensweise werden Strecksehnenverletzungen der Zone V-VII für die Langfinger oder den Daumen in einem zeitlich kürzer angelegten Programm nachbehandelt. Bei Verletzungen der Zone III und IV sichert eine Ruhelagerung in Neutral-Null-Stellung eine Entlastung des Mittelzügels. Eine wöchentlich adaptierte Übungsschale gewährleistet die Erweiterung des aktiven Bewegungsumfanges bis zur Freigabe nach 6 Wochen (Abb. 9.2).

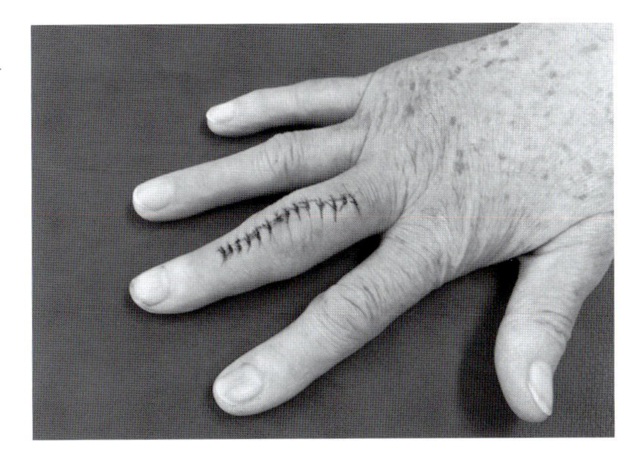

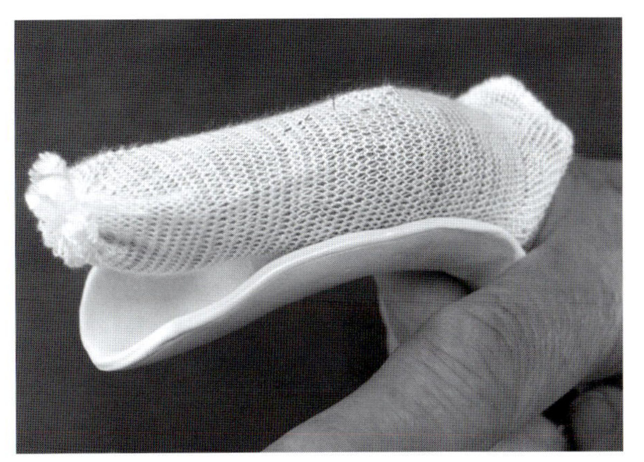

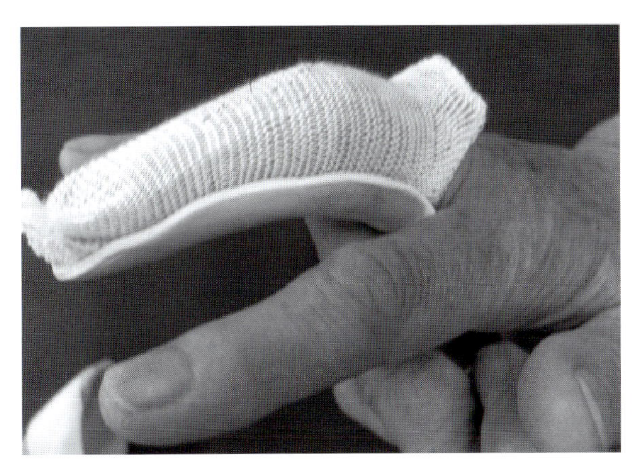

Abb. 9.2 Übungsschiene des Mittelzügelregimes

Die Aufgabe von **Lagerungsschienen** der Frühphase zeichnet sich durch ihre prophylaktischen Aspekte der Vermeidung sekundärer Fehlstellungen, Muskeldysbalancen und möglicher Kontrakturen der unterschiedlichsten Genese aus. Als Gipsersatz ermöglichen sie darüber hinaus eine frühzeitige physiotherapeutische Intervention oder Ödem reduzierende Maßnah-

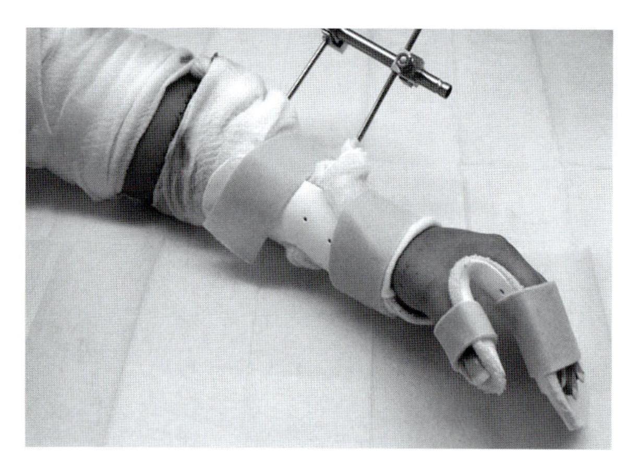

Abb. 9.3 Lagerung in der Intrinsic-Plus-Stellung

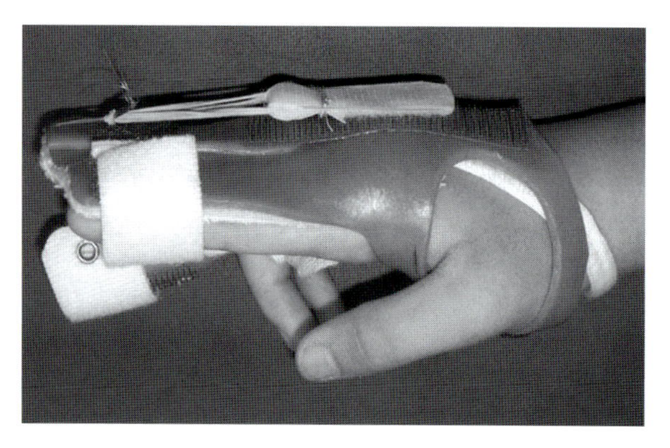

Abb. 9.4 Unterstützende Strecklagerungsschiene

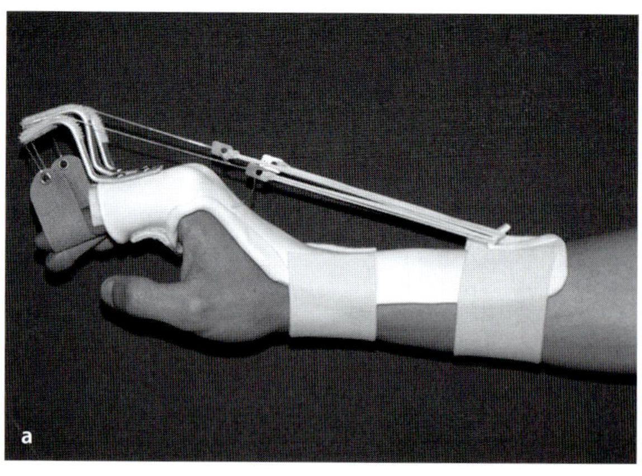

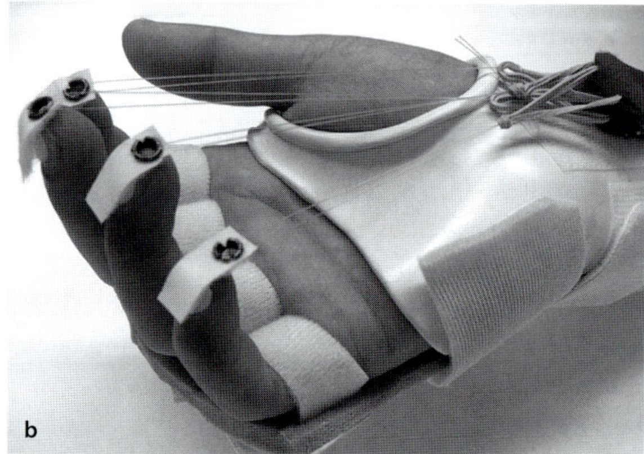

Abb. 9.5 **a** Dynamische Streckschiene. **b** Dynamische Beugeschiene

men. Um bei der Lagerung den Spannungsverhältnissen der Haupt- und akzessorischen Kollateralbänder der Grund- und Mittelgelenke gerecht zu werden, ist die »Intrinsic-Plus-Stellung« das Mittel der Wahl (Abb. 9.3). Ein sich davon abwandelndes Design ergibt sich, wenn die betroffene anatomische Struktur oder die operative Maßnahme dieses vorgibt und entsprechende Berücksichtigung finden muss.

Verfahren tagsüber praktizierter Mobilisierung erhalten oft erst ihre sinnvolle Ergänzung durch die den Prozess unterstützende Schienen in der behandlungsfreien Zeit eines Patienten oder zur nächtlichen Applikation (Abb. 9.4).

Soweit es die Verletzung erlaubt und es die operative Versorgung ermöglicht, strebt man nach heutigen Erkenntnissen eine minimal gelenkübergreifende Immobilisierung an, um negative Spätfolgen zu vermeiden. So ist es z.B. ausreichend, Verletzungen der Langfinger mit Einzelfingerlagerungsschienen zu versehen oder eine Mittelhandfrakturen mit zirkulären Kurzschienen zu versorgen. Eine köpfchennahe Lokalisation kann eine hohe Abstützung oder den Einschluss einzelner Langfinger erforderlich machen. Analog dazu erfolgt die Lagerung des Daumens unter Freilassung der Handgelenks- und Endgelenksbewegung.

Der Wirkungsmechanismus **korrektiv-dynamischer Schienen** beruht auf einer leichten prolongierenden Spannung, die eine Ausrichtung und Angleichung betroffener Strukturen zur Folge hat. Bei mäßigem, aber konstantem Dauerzug werden vernetzte kollagene Faserbündel und Fibroblasten in der Längsstruktur am besten parallel zur angewendeten Kraft ausgerichtet und in der Folge gegeneinander verschoben. Dabei ist nicht die Intensität des Zuges, die im Toleranzniveau des Patienten liegen muss, entscheidend, sondern die Länge der Applikation (Abb. 9.5).

Sind diese Prinzipien erkannt und technisch geschaffen, kann an den Einsatz dieser Schienen nach

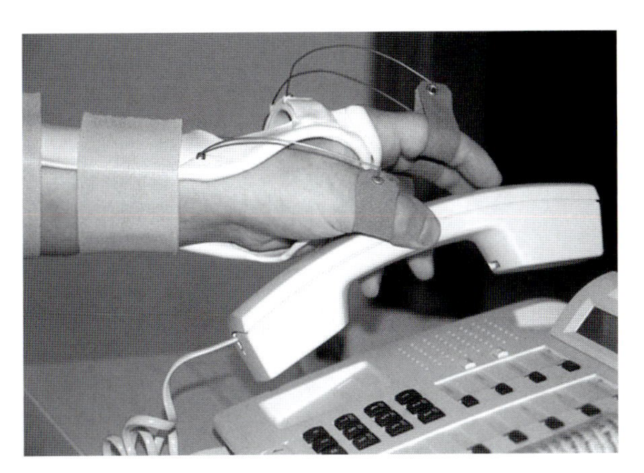

Abb. 9.6 Radialersatzschiene

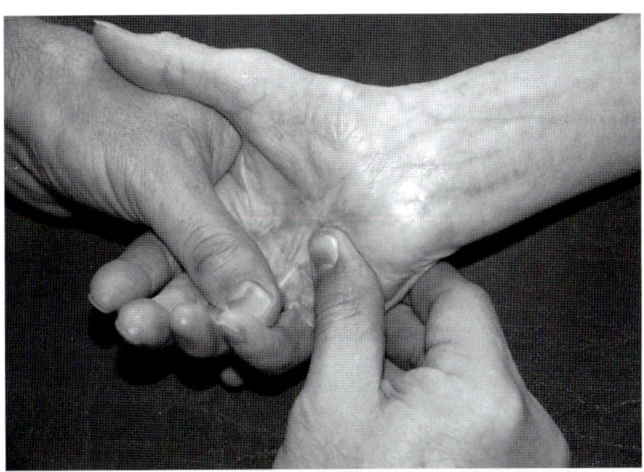

Abb. 9.7 Narbenmassage

Abklingen der entzündlichen Phase gedacht werden, um den Problematiken Fibrose, Sehnenadhärenzen, Steifheit und Funktionsschmerz zu begegnen.

Ungeachtet der individuellen Versorgung gibt es heutzutage eine große Palette von Fertigschienen auf dem Markt, die durchaus der Zeitersparnis dienen, soweit sie allen funktionalen Gesichtspunkten gerecht werden.

Terminieren sich motorische Ersatzoperationen auf einen späteren Zeitpunkt, was bei Polytraumapatienten durchaus der Fall sein kann, ermöglichen entsprechende **Ersatzschienen** funktionelle Bewegungsabläufe und präzisierte Greifformen, die bei einer Radialisparese, einer Ulnarisläsion oder beim Ausfall der Opponensfähigkeit erhebliche funktionelle Einbußen nach sich ziehen (Abb. 9.6).

Dem operativen Maßnahmen einer Radialisersatzoperation, einer Lasso-Operation oder einer Opponensplastik folgen wiederum Konzepte definierter Immobilisation und folgender Mobilisation.

9.2.3 Narbenbehandlung

Eng verknüpft mit den Prinzipien der Dehnung, kommt der Narbenbehandlung nach handchirurgischen Eingriffen eine besondere Bedeutung zu, da in der reparativen Phase der Wundheilung und Reifung einer Narbe bewegungseinschränkendes und limitierendes Gewebe mit funktionellen Einbußen, Schmerzen und Störungen des lymphatischen Abflusses einhergehen kann. Die Narbe besteht aus kollagenfa-

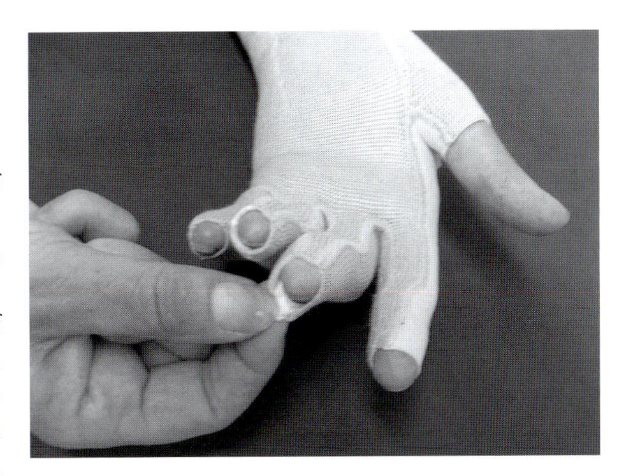

Abb. 9.8 Kompressionshandschuh mit Silikoninlet

serreichem Bindegewebe, sodass es wichtig ist, dass das Gewebe zwischen den einzelnen Hautschichten elastisch, gut verschieblich und gleitfähig bleibt.

Die Narbenbehandlung beginnt nach Fadenzug und umfasst verschiedene manuelle Behandlungstechniken wie Massage, Bindegewebsmassage, diverse Dehntechniken oder Stäbchenmassage (Abb. 9.7). Dabei kommt der ausreichenden Pflege durch Eincremen der Narbe eine hohe Bedeutung zu. Fester Bestandteil der Narbenbehandlung bildet der therapeutische Ultraschall.

Exakt angemessene Kompressionsbandagen führen zu einer deutlichen Verbesserung der Verschieblichkeit und Höhenangleichung einer Narbe. Durch Weiterentwicklung sind die Hersteller heute in der Lage, durch eingearbeitete Pelotten oder Zusatznäh-

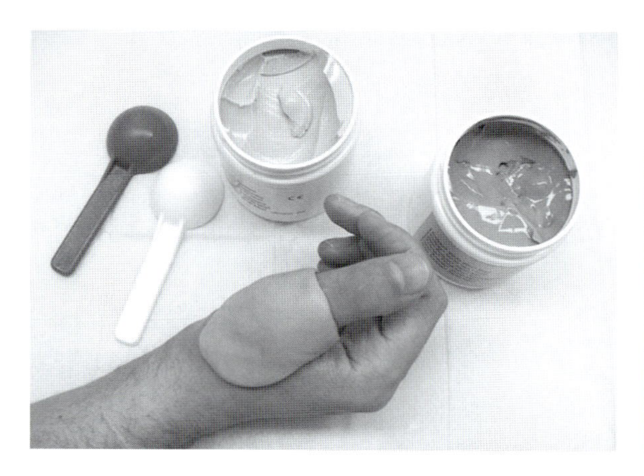

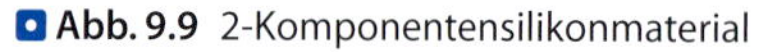

Abb. 9.9 2-Komponentensilikonmaterial

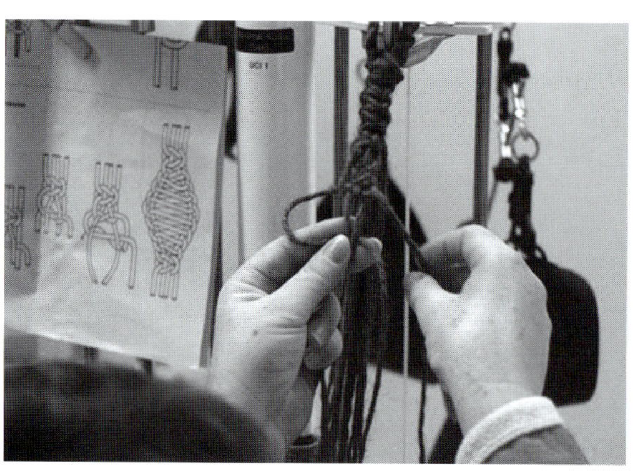

Abb. 9.10 Technik zur Reduktion eines Ödems in der Hand

te Konkavbereiche einem optimalen Druck aussetzen und diffizile Problematiken versorgen zu können. Bei Weichteilrekonstruktionen oder nach einer Stumpfbildung haben die Bandagen eine gewisse Konturierung zur Folge (Abb. 9.8).

Als mögliche Wirkungsweisen unterschiedlicher Silikon- oder Mineralölprodukte, die auf dem Markt in Form von Salben, Folien, ausgekleideten Fingerlingen, Handschuhen oder Bandagen erhältlich sind, werden die chemische Wirkung, die Hydration, die Okklusion oder die Temperatur diskutiert. Die Praxis zeigt, dass der individuelle Fall die Auswahl und oft eine Kombination der genannten Maßnahmen erfordert (Abb. 9.9).

9.2.4 Ödemprophylaxe/Ödembehandlung

Ein Ödem ist eine eindeutig unvermeidbare Reaktion auf eine Verletzung, die sich in einer erhöhten Ansammlung von Flüssigkeit in den interstitiellen Räumen äußert und in der Regel nach drei bis fünf Tagen nachlässt. So unterscheidet man zwischen den primären und zahlreichen sekundären lymphatischen Ödemen.

Bei den primären Ödemen stellt die **Prävention** sicher die Methode der Wahl dar. Sie besteht beispielhaft in Maßnahmen einer atraumatischen OP-Technik, einer konsequenten Überwachung, einer Lagerung über Herzhöhe, Lagerung in einer Intrinsic-Plus-Stellung und der Einbindung des Patienten in aktive, kontrollierte Übungen, um einen möglichen negativen Kreislauf zu verhindern.

Hat sich ein Ödem jedoch manifestiert oder zeigt es sich als belastungsbedingt, ist die manuelle **Lymphdrainage** indiziert (Abb. 9.10). Ziel der Lymphdrainage ist es, die Lymphvasomotorik anzuregen und somit den Abtransport der vermehrten Lymphflüssigkeit zu beschleunigen. Nach der Lymphdrainage ist eine Bandagierung des behandelten Gebietes wichtig, um den Rückfluss, bzw. eine erneute Flüssigkeitsanreicherung zu vermeiden. Die Einbindung des Patienten in ein unterstützendes Programm sollte als obligat betrachtet werden.

Im Rahmen der allgemeinen defizitbezogenen Mobilisierung stellen zudem aktive Maßnahmen ein wirksames Mittel dar, wie ergotherapeutische Techniken, die ein Arbeiten über Herzhöhe, kombiniert mit Koordinationsbewegungen der Langfinger erfordern. Der Erfolg dokumentiert sich durch die Volumenmessung vor und nach der Therapie. Gilt eine Zunahme des ermittelten Volumens um 30 ml bereits als signifikant für eine Schwellung, kann durch die Auswahl der therapeutischen Medien, die auch unterstützend in Form provisorischer Handschuhe oder Armbandagen zum Einsatz kommen, eine ebenso hohe und höhere Reduktion erzielt werden.

9.2.5 Kälte- und Wärmeapplikation

Kälte- und Wärmeapplikationen zählen zu den ältesten Maßnahmen der physikalischen Therapie, die auch heute noch als gleichwertige Verfahren gesehen werden und als vorbereitende Maßnahme vor einer funktionellen Behandlung geeignet sind. Ihr Einsatz ist von verschiedenen Faktoren wie beispielsweise dem Kälte/Wärmegrad der Applikation und deren Intensität, der Einwirkungszeit, der Fläche und der Empfindung des Patienten abhängig und sollte stets individuell angewendet werden.

Wirkungsweise lokaler Kälte

- Ödemreduktion
- Entzündungshemmung
- Durchblutungsförderung
- Schmerzlinderung
- Verbesserung der Gelenkmobilität/Aktivität der Muskulatur/
- *Bindegewebsextension*

Kontraindikationen:

- Sensibilitätsstörungen
- Durchblutungsstörungen
- Trophische Störungen
- Replantationen
- Kälteintoleranz

Indikation: akute Beschwerden am Bewegungsapparat nach Luxation, Quetschungen, Distorsion, Kapsel-Band-Läsionen, Schwellung oder Überwärmung. Die Anwendung kann durch Eispackungen, Tauchbäder, kalte Rapsbäder, tiefgekühlte Frotteetücher oder »Eislollys« erfolgen.

Wirkungsweise lokaler Wärme

- Schmerzlinderung
- Verbesserung von Gelenksteifen/Durchblutung/Nervenleitgeschwindigkeit

Kontraindikationen:

- akute Entzündungen
- Störungen der Sensibilität/Durchblutung

Indikation: Einschränkungen der Gelenkbewegung, Narbenbildung, degenerative Veränderungen an den Gelenken, chronische Formen aus dem rheumatischen Formenkreis. Die Anwendung kann durch »Hotpacks«, Parafin/Fango/Moorpackungen oder in angewärmten Sand- oder Kiesbädern durchgeführt werden.

9.2.6 Elektrotherapeutische Behandlungstechniken

Ein gezieltes Einsetzten von Elektrotherapie kann zu einem Durchbrechen des Circulus vitiosus (Schmerz – Tonuserhöhung – Minderdurchblutung – Schmerz) führen und somit für einen günstigen Ansatzpunkt für die Handtherapie sorgen. Ein weiterer Schwerpunkt liegt im Bereich der Muskelstimulation.

Ziele der Elektrotherapie sind neben der Schmerzlinderung, Durchblutungsförderung und Detonisierung quergestreifter Skelett- und Gefäßmuskulatur die Muskelkräftigung und die Resorptionsförderung von Ödemen und Gelenkergüssen.

Erkrankungen des Bewegungsapparates, Durchblutungsstörungen, Erkrankungen des Nervensystems sowie Funktionsstörungen der Inneren Organe sind allgemeine **Indikationen für Elektrotherapie**. Als absolute **Kontraindikationen** gelten metastasierende Tumore, Hämophilie, schwere Arteriosklerose, hochakute und fieberhafte Krankheitsprozesse, Herzrhythmusstörungen, Herzschrittmacher und nach Analgetikagabe.

In der Elektrotherapie unterscheidet man folgende Stromformen:

- Gleichstrom: Galvanischer Strom Iontophorese
- Niederfrequenz (<1.000 Hz): z.B. Faradischer Strom, Expotenzialstrom
- Mittelfrequenzstrom (100 Hz-1.000 kHz): Interferenzstrom
- Hochfrequenzstrom (über 1.000 kHz): z.B. Ultraschall, Ultraschall mit Diadynamik

Als exemplarische Beispiele werden im Folgenden kurz die Transkutane Elektrische Nervenstimulation (TENS) und die Ultraschallbehandlung erläutert:

Die **TENS-Behandlung** wird überwiegend als eine Methode der Schmerztherapie verstanden und basiert auf der bekannten »Gate-Control«-Theorie (Melzack u. Wall 1965). Es ist ein Analgesieverfahren durch niederfrequente Impuls- und Gleichströme und eignet sich zur Heim- und Selbstbehandlung. Wie bei allen Reizströmen wird der »Verdeckungseffekt« über die Reizung von Vibrationsrezeptoren zur Linderung von Schmerzen ausgenutzt.

Die **Ultraschallbehandlung** basiert auf mechanischen Longitudinalwellen, die zum einen Druckwechsel (mechanische Vibrationswirkung) erzeugen und zum anderen wird ein Teil der Schallenergie in Reibungsenergie umgewandelt (thermische Wirkung mit Vasodilatation). Dadurch entsteht im Weichteilgewebe eine Mikromassage und eignet sich damit hervorragend zur Behandlung von Verklebungen und hypertrophen Narbenkontrakturen.

9.2.7 Motorisch-funktionelles Übungsprogramm

Die motorisch-funktionelle Behandlung setzt sich aus dem Training der Fein- und Grobmotorik, der Koordination, dem Muskelaufbau und dem der Ausdauer zusammen. Sie strukturiert sich analog zu denen in der Evaluation ermittelten Defiziten und der aktuellen Belastbarkeit der betroffenen anatomischen Struktur. In der Handtherapie steht dazu eine reiche Palette verschiedenster aktiver, assistiver und passiver Behandlungstechniken aus dem physio- und ergotherapeutischen Repertoire zur Verfügung (Abb. 9.13). Die Aufgabe besteht darin, die funktionell zu trainierenden Defizite mit der Motivation des Patienten zu verbinden. Der Muskelaufbau kann durch Behandlungstechniken wie zum Beispiel PNF (Propriozeptive neuromuskuläre Fazilitation), Manuelle Therapie, Vojta/Bobath oder FBL (Funktionelle Bewegungslehre) aus Sicht der Physiotherapie gezielt gesteuert werden (Abb. 9.11). Funktionelle Spiele mit unterschiedlichsten Adaptationen und handwerkliche ergotherapeutische Techniken verlangen eine Vielzahl von Bewegungsmodalitäten und Anforderung an Feinmotorik, Koordination und zunehmender muskulärer Beanspruchung, die entsprechend der Verlaufsdokumentation adaptiert und gesteigert werden (Abb. 9.12).

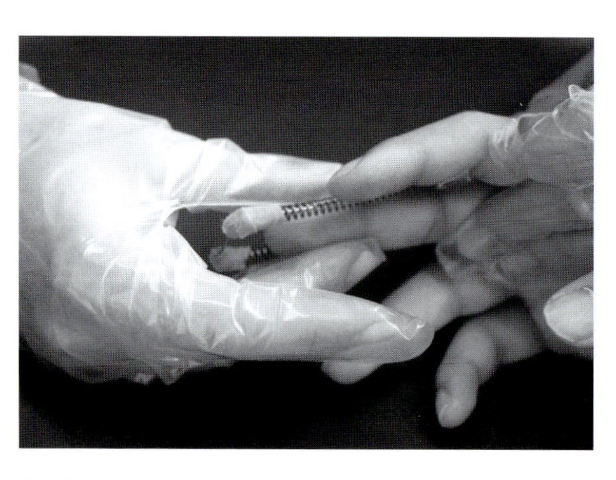

Abb. 9.11 Manuelle physiotherapeutische Technik

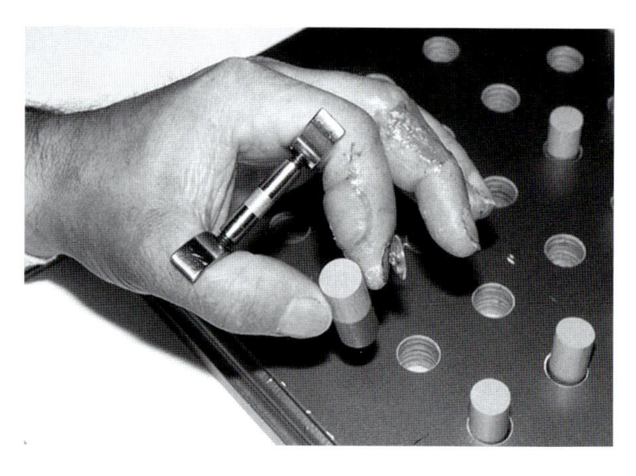

Abb. 9.12 Motorisch-funktionelles Spiel

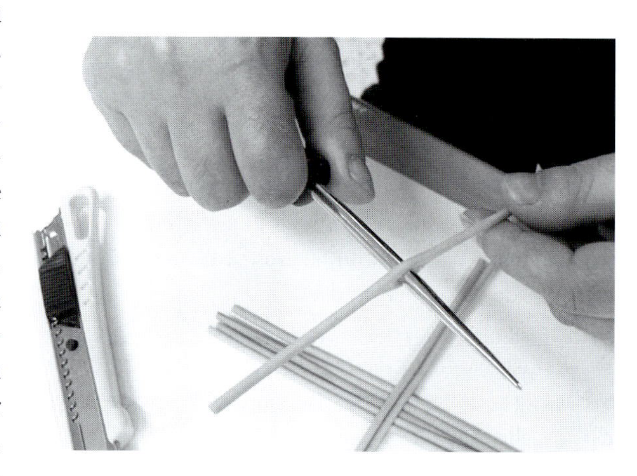

Abb. 9.13 Ergotherapeutisch handwerkliche Technik ohne Belastung

9.2.8 Sensibilitätstraining

Der sinnvolle Einsatz eines Sensibilitätstrainings nach Verletzung und Naht peripherer Nerven terminiert sich in der Regel außerhalb des klinischen Aufenthaltes und u.U. lang in die Zeit der Regeneration eines Nervens. So liegt der Schwerpunkt zunächst in der Durchführung eines gezielten **Hand-/Augenkontrolltrainings**, um den Patienten vor möglichen Verletzungen zu schützen und die motorische Funktion über die Regenerationsphase genähter Stamm- und peripherer Nerven hinaus zu erhalten. Die Bedeutung dieses Trainings konnte durch Nachweis der kortikalen Plastizität

Tab. 9.1 Sensiblitätstraining

Lokalisationstraining	Diskriminationstraining
Erkennen (lernen) des Areals durch Applikation verschiedener statischer/ bewegter Reize mit/ ohne Sichtkontakt	Erkennen (lernen) verschiedener Formen, Texturen mit/ohne Sichtkontakt. Manipulation von Gegenständen unter Einbeziehung motorischer Funktionen
Prinzip: Konzentration Feedback durch Therapeut Visuelle/ sensorische Information Gedächtnisleistung Verstärkung durch Wiederholung	
Folge: Beginn eines Kompensationsprozesses/ einer Reorganisation in der Kortex	

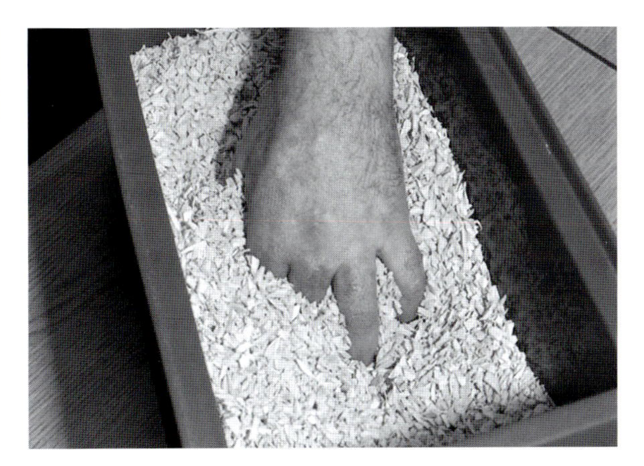

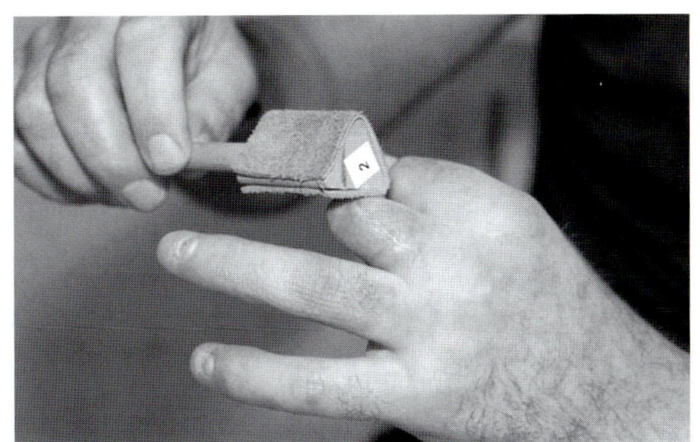

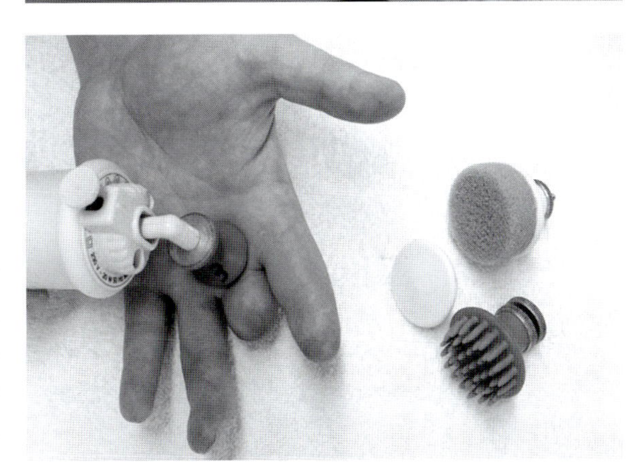

Abb. 9.14 Desensibilisierung mit Materialien, Druckstäben und Vibration

unterstrichen werden. Als unterstützende Maßnahme gilt heute auch die **Spiegeltherapie**.

Zu gegebenem Zeitpunkt, der nachvollziehbar sehr unterschiedlich sein kann, zielt eine Sensibilitätsschulung auf das Erlernen und Trainieren von Kompensationsfähigkeiten für den verloren gegangenen Schutzmechanismus der Sensibilität ab – kombiniert mit der Schulung sensorischer Diskriminationsfähigkeit, die der Tabelle zu entnehmen sind.

9.2.9 Desensibilisierung

Hypersensibilität, in der Literatur als ein Zustand extremen Unwohlseins oder als die Reaktion auf eine normalerweise nicht als unangenehm empfundene Wahrnehmung taktiler Reize beschrieben, kann zu einer Beeinträchtigung der sensorischen Handlungsfähigkeit führen. Primär besteht zunächst nicht unbedingt ein kausaler Zusammenhang zwischen dem Ausmaß des Traumas und der sensorischen Überreaktion. Es scheinen jedoch dahin gehend Zusammenhänge zu bestehen, dass die Hypersensibilität durch oder bei einem Unfall durch Quetschung, Zerrung oder Zerreißung entsteht – entgegen dem eher generalisierten Schmerz einer Kausalgie, der CRPS oder dem Schulter-Arm-Syndrom. Als ein effektiv zu beurteilendes therapeutisches Mittel hat sich ein Desensibilisierungsprogramm erwiesen, das in seiner Beschaffenheit unterschiedliche Materialien (10), Druckstäbe (10) und Vibration dreistufiger Frequenzzahl einsetzt (Abb. 9.14). Nach Selektion der Toleranzhierarchie auf die unterschiedlichen Stimuli erfolgt die Desensibilisierung standardisiert, unterstützt durch ein Heimprogramm. Erfolgreich zeigt es sich in der Regel bei hypersensiblen Stümpfen, übersensiblen Narben und umgebende Bereiche, bei Nervenverletzungen (auch digitaler), die mit Missempfindungen einhergehen oder diffuse, neuromartige Beschwerden. Ein de facto vorhandenes Neurom reagiert auf das Desensibilisierungsprogramm natürlich nicht.

9.2.10 Therapeutische Aspekte bei Schmerzpatienten

Patienten mit Schmerzproblematiken in den Extremitäten verlieren sehr häufig die Fähigkeit für die Wahrnehmung ihrer linken oder rechten Körperseite, was zu einer verzögerten Funktionsverbesserung führen kann. Das sogenannte »**graded motor imagery programm**« (GMI) nimmt sich dieser Problematik an. Nachdem es bei chronischen Schmerzen nicht nur zu körperfernen, sondern auch zu zentralen Veränderungen auf Hirnniveau kommt, dient diese Behandlungsform dazu, die Präsenz der betroffenen Extremität in der Hirnrinde zu erhalten, bzw. wieder auszuprägen.

1. Der erste Schritt mehrerer Imaginationsstrategien besteht darin, dass die Erkennung der Lateralität wieder hergestellt wird. Der Patient schaut sich dazu eine Serie unterschiedlicher Hände (oder Füße) in Bildform an und bestimmt, ob es sich um die rechte oder linke Extremität handelt (◘ Abb. 9.15).
2. In einem zweiten Schritt geht es darum, sich eine Bewegung vorzustellen, ohne sie aktiv auszuführen. Ca. 25% der Neurone in unserem Gehirn werden »Spiegelneurone« genannt und werden aktiviert, wenn man eine Bewegung sieht oder sich vorstellt, diese durchzuführen. Daraus folgert ein Training des Gehirns ohne erforderliche Bewegung der betroffenen Extremität (◘ Abb. 9.16).
3. Den dritten Part dieses Programms nimmt die Spiegeltherapie ein. Während die betroffene Extremität hinter dem Spiegel gelagert ist, führt der Patient mit seiner gesunden Hand Bewegungen durch. Der Spiegel bildet die Möglichkeit, eine schmerzfreie Bewegung der betroffenen Seite im Spiegel zu sehen und der Patient empfindet dadurch die Illusion einer gesunden, normal beweglichen und schmerzfreien Extremität (◘ Abb. 9.16).

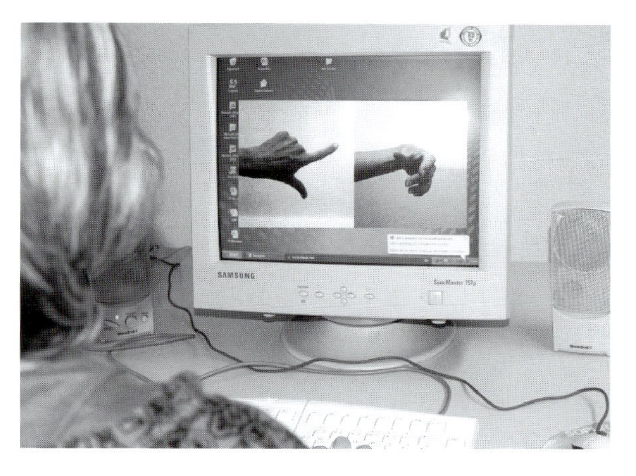

◘ **Abb. 9.15** Erkennen der Lateralität einer Extremität

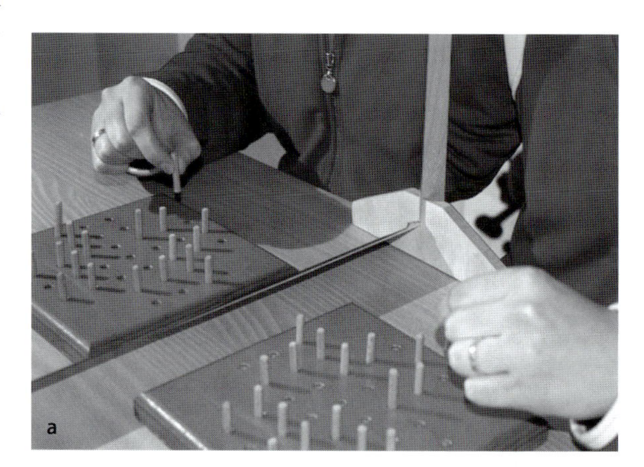

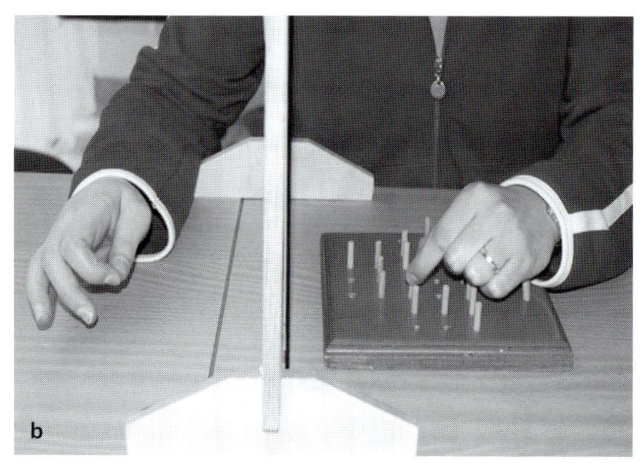

◘ **Abb. 9.16** **a** Spiegeltherapie ohne Aktivität der betroffenen Extremität. **b** Spiegeltherapie mit Umsetzung von Aktivität

Diese Techniken scheinen bestimmte Hirnareale zu aktivieren, die einen positiven Einfluss auf den Schmerz, auf das Körperschema und die Bewegungsprogrammierung haben. Diese Vorgehensweise bildet Gegenstand vieler aktueller wissenschaftlicher Untersuchungen und es wird sich zeigen, ob das GMI eine weit größere Rolle in der Rehabilitation von chronischen Schmerzen darstellt.

9.2.11 Training der Aktivitäten des täglichen Lebens

Essenziell für den Einzelnen werden im Rahmen des Selbsthilfetrainings Aspekte der Einschränkungen bei den Aktivitäten des täglichen Lebens und der allgemeinen Teilhabe in der Gewichtung des Patienten angegangen, erforderliche Hilfsmittel hergestellt oder adaptiert (◘ Abb. 9.17). Dieser Prozess beginnt bereits nach der Erstversorgung und setzt sich bis zu den Belangen, die bei Hobby oder Freizeit bis hin zu beruflichen erforderlich werden können, fort. So kann es beispielsweise ratsam sein, Patienten mit eingeschränkter Pronationsbewegung nach distaler Radiusfraktur oder anderen Verletzungen hinsichtlich einer adaptierten Tastatur oder Armauflage zu beraten, um Überlastungsproblematiken zu vermeiden (◘ Abb. 9.18).

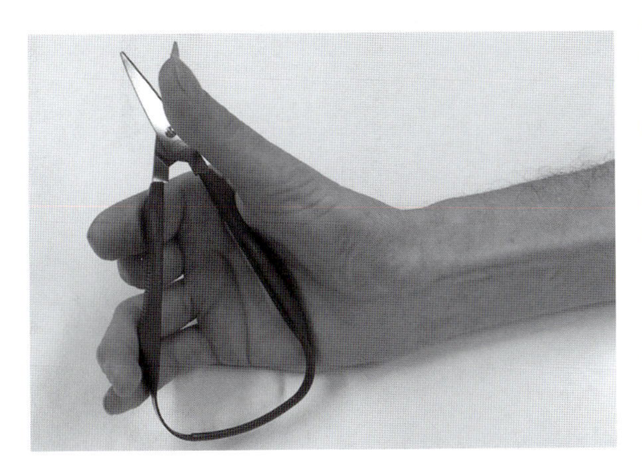

◘ Abb. 9.17 Ergonomische Lösung beim Bedienen einer Schere

9.2.12 Belastungstraining und berufsspezifische Behandlungsmaßnahmen

Analog zum Zeitraster erstellter Behandlungskonzepte erfolgt eine Steigerung therapeutischer Aktivitäten zur Verbesserung eingeschränkter Bewegungsfunktionen und zur Maximierung der Muskelkraft und Ausdauer. Intra- und intermuskuläre Koordination werden sowohl durch den Einsatz der medizinischen Trainingstherapie oder dem therapeutischen Klettern als auch durch Steigerung handwerklicher Techniken im Bereich Holz- und Metallverarbeitung erzielt. In dieser Art der Beanspruchungsphase kommen durchaus auch Maschinen und andere Arbeitsmittel zum Einsatz, die hinsichtlich der Toleranz gegen Vibration oder Erschütterung vielen Patienten nicht nur bei Verletzungen der Handwurzel Schwierigkeiten bereiten und einer gewissen Rekonditionierung bedürfen (◘ Abb. 9.19).

Ein computergesteuerter Arbeitssimulator ermöglicht nicht nur das Training verletzungsspezifischer Defizite – auch berufsrelevante Beanspruchungen können selektiert und mithilfe reproduzierbarer Daten hinsichtlich Muskelleistung und Ermüdung ausgewertet werden.

Die Problemlage verzögerter Heilverfahren oder gescheiterter Arbeitsversuche, aber auch die Komplexität mancher Verletzung in Bezug auf die berufliche Reintegration erbrachte die Notwendigkeit, eine **medizinisch-beruflich orientierte Rehabilitation** (MBO) zu implementieren, um neben möglichen Grenzen

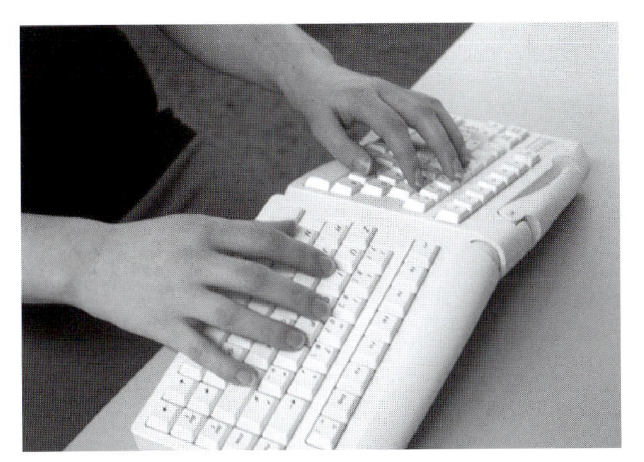

◘ Abb. 9.18 Adaptierte Tastatur nach distaler Radiusfraktur

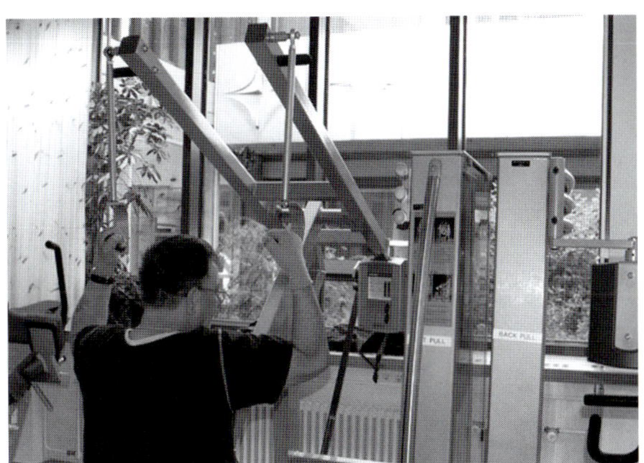

◘ Abb. 9.19 Medizinische Trainingstherapie (MTT)

auch ein positives Leistungsbild erstellen zu können. Der gesetzliche Auftrag zur MBO-Rehabilitation ist durch das SGB IX, §4 »Leistungen zur Teilhabe« gegeben und zielt darauf, die verschiedenen Bereiche einer Tätigkeit strukturiert und messbar abzubilden und zu beüben.

Dazu gehören die verschiedenen Kerntätigkeiten, die in den meisten Berufen zu finden sind wie:

- Heben/Tragen,
- Ziehen/Schieben,
- Klettern/Balancieren,
- Knien/Arbeit in Vorneigung des Rumpfes,
- Arbeit mit Vibration oder Erschütterung oder
- Arbeit in Zwangshaltung mit/ohne Sichtkontakt.

Ergänzt werden diese Behandlungsschritte durch Arbeitsproben, die die genauen Anforderungen der jeweiligen Tätigkeit integrieren.

9.3 Schlussbemerkung

Im Rahmen immer enger werdender Ressourcen, die an den Parametern Effektivität und Wirtschaftlichkeit gemessen werden, stellt die Selektion adäquater und effektiver Maßnahmen zum richtigen Zeitpunkt in der Rehabilitationskette die Herausforderung, aber auch die Verantwortung für den verordnenden Arzt dar.

Ausgehend von den Entwicklungstendenzen und Strömungen anderer Länder wurde im Rahmen der Effizienzoptimierung sehr früh erkannt, dass eine Kombination physio- und ergotherapeutischer Maßnahmen, mit den Möglichkeiten der klassischen physikalischen Therapie, der Bedarfssituation bei Handverletzungen gerecht wird. Es versteht sich von selbst, dass die Komponenten der Gesundheit – basierend auf dem konzeptionellen Modell der Internationalen Klassifikation für Funktionsfähigkeit, Behinderung und Gesundheit (ICF, WHO 2001) integriert und eine biopsychosoziale Perspektive auf die Behandlungsmaßnahmen und das Management der Rehabilitation adaptiert werden müssen.

Literatur

Barber L (1995) Desensitization of the traumatized hand. In: Hunter J, Mackin E, Callahan A. Rehabilitation of the H: Surgery and Therapy. London: Mosby

Bell-Krotoski J (1995) Light touch – deep pressure testing using Semmes – Weinstein Monofilaments In: Hunter J, Mackin E, Callahan A. Rehabilitation of the H: Surgery and Therapy. London: Mosby

Cambridge-Keeling C (1995) Range of motion measurement of the hand In: Hunter J, Mackin E, Callahan A. Rehabilitation of the H: Surgery and Therapy. London: Mosby

Kloster B, Ebelt-Paprotny G, Hirsch M (1994) Leitfaden Physiotherapie, Jungjohann, Kitteltaschenbuch

Lundborg G, Rosén B (2001) Sensory relearning after nerve repair. Lancet

McCabe CS, Haigh RC ,Ring EF, Halligan PW, Wall PD, Blake DR (2003) A controlled pilot study of the utility of mirror visual feedback in the treatment of complex regional pain syndrom (type 1). Rheumatology. 42:97

Mustoe TA (2008) Evaluation of silicone therapy and mechanism of action in scar management Aesthetic Plast Surg 32 (1):82-92

De Giorgi V, Sestini S, Mannone F, Papi F, Alfaioli B, Gori A., Lotti T (2009) The use of silicone gel in treatment of fresh surgical scars: a randomized study Clin Exp Dermatol 34 (6): 688-93

NOI – Group Internet graded motor imagery programm 2010

Ramachandran VS, Hirstein W (1998) The perception of phantom limbs The D.O. Hebb Lecture. Brain 121.1603

Rosén B (2005) Training with a mirror in rehabilitation of the hand. Scand J Plast reconstr Surg Hand 39:104

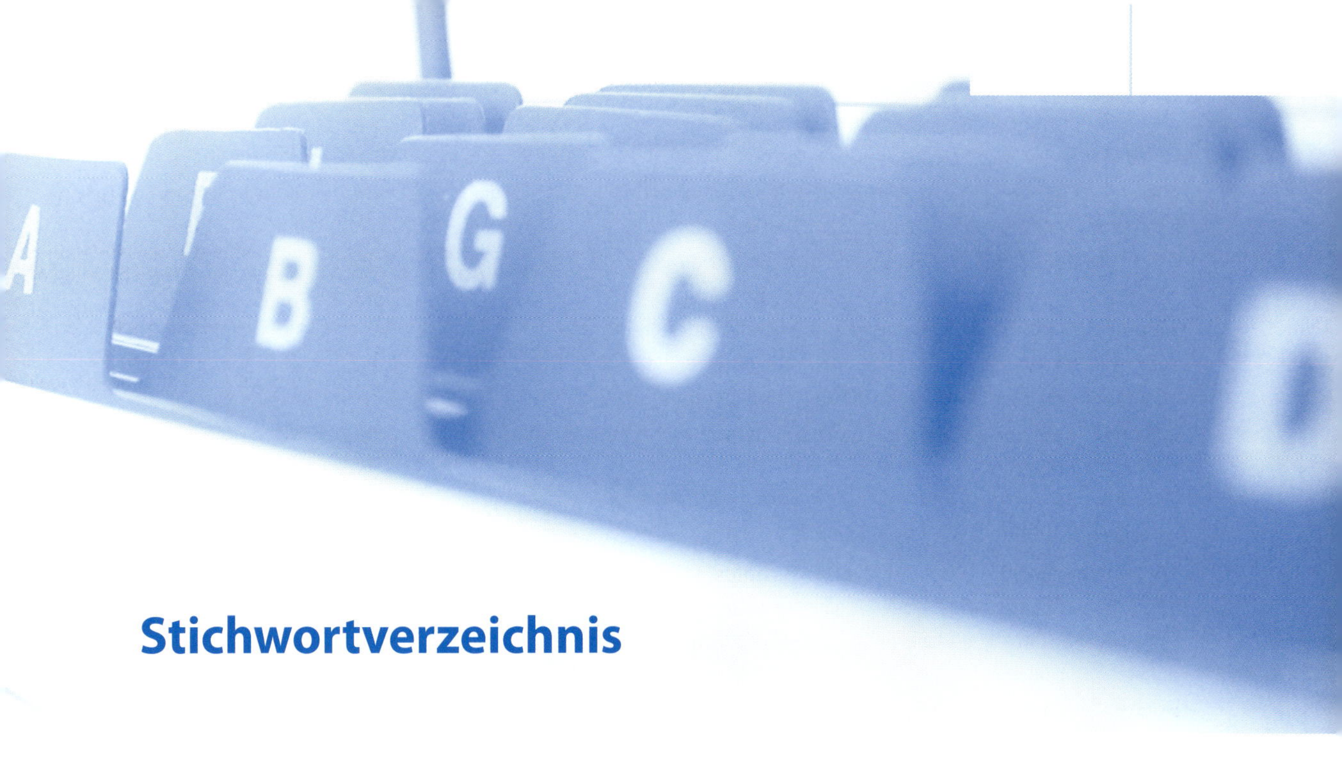

Stichwortverzeichnis

A

B

C

D

E

F

G

H

L

M

N

O

P

R